Témoignages de lecteurs

« Le 10 avril, mon médecin m'apprenait que mon taux de cholestérol était élevé : lipoprotéines de très basse densité à 319, lipoprotéines de haute densité à 83, triglycérides à 93. Il y a environ un mois, j'achetais votre livre. Et le 23 mai 1987, on vérifiait une nouvelle fois mon taux de cholestérol, qui s'établissait à *142*. Incroyable, non ? J'étais si heureuse. Je vous remercie d'avoir écrit un ouvrage aussi lisible, instructif et pratique. »

> Frieda A. Jenkins
> Miller Woods, Illinois

« Ce que vous avez fait pour moi est inestimable ! ! ! Mon taux de cholestérol est passé de 225 à 162. Je vous suis infiniment reconnaissant de m'avoir indiqué la voie de la santé. »

> Dr Ian Brown
> Beverly Hills, Californie

« En retour d'un investissement minime… à l'achat de votre livre, et d'une fidélité (presque) scrupuleuse à votre programme, il semble que j'aie pu ramener à 188 mon taux de cholestérol dangereusement élevé (308)… en seulement 6 semaines ! »

> J. Keith Shackelton
> Rancho Palos Verdes, Californie

« En avril, mon taux s'établissait à 263. Le compte à rebours s'est terminé il y a deux semaines et je suis aux anges. Grâce à vous, mon rapport cholestérol total/HDL est passé de 4 à 1. Je me sens comme si on avait soulagé mes épaules d'un poids de mille livres et je ne vous en remercierai jamais assez. »

> Barbara Mraz
> Strongsville, Ohio

ii

« De 289, mon taux de cholestérol est tombé à … 174. Mon docteur
était aussi incrédule que moi ! « Absolument remarquable », me dit-il.
Comme vous l'aviez promis, j'ai aussi perdu du poids : je pesais
201 livres ; j'en suis actuellement à 180 et il semble bien que ce ne soit
pas terminé. »

P. Del Giudice
Convent Station, New Jersey

« Le 9 mai, jour de mon (soixante et unième) anniversaire de naissance,
on m'a offert votre livre… En avril, mon taux de cholestérol s'établissait
à 310… En juillet, à 141. Une baisse de 54,5 % ! ! ! Encore une fois,
merci du fond du cœur ! »

Adam J. Herman
Cumberland Center, Maine

« Je suis votre traitement depuis trois mois et mon taux de cholestérol
a diminué de 32 %. Il s'établit maintenant à 202 et il s'était toujours
situé aux environs de 300. Je vous remercie grandement de m'avoir permis d'atteindre un objectif que je n'aurais jamais cru accessible. »

Robert E. Kushell
Glen Cove, New York

« Merci beaucoup de m'avoir aidée à réduire mon cholestérol. »

Virginia Picard
Lawrence, Massachusetts

« J'ai lu l'ouvrage de Robert Kowalski et j'ai suivi son traitement. En
huit semaines, mon cholestérol est passé de 284 à 182. Je mesure 5'8" ;
je pesais 168 livres et j'en pèse aujourd'hui entre 150 et 155, poids que
je réussis à maintenir. »

Robert W. Marling
Libertyville, Illinois

« Merci beaucoup pour votre livre, véritable bénédiction dans mon cas.
Avant que je n'entreprenne votre traitement, à la mi-avril, mon cholestérol s'établissait à 250 et mes lipoprotéines de haute densité, à 42 : soit
un rapport d'environ 6. Il y a trois jours, je recevais mes nouveaux
résultats : cholestérol à 204, lipoprotéines de haute densité à 73 : un

rapport de 2,8. Encore une fois, mille mercis pour votre ouvrage. J'ai la certitude qu'il a grandement amélioré mon espérance de vie. »

Fred P. Kreis, Jr
Treasure Island, Floride

« Je viens tout juste de compléter votre traitement de 8 semaines et je suis ravi de vous annoncer que *ça marche*. Mon taux de cholestérol a chuté de 54 points. »

M. C. Ellis
Birmingham, Alabama

« J'ai religieusement suivi vos conseils. En trois semaines exactement, mon cholestérol total a baissé de 40 points. Mais le plus important dans mon cas tient à l'amélioration simultanée de mes taux de cholestérol total, de lipoprotéines de haute densité et de basse densité, de même que de leur rapport, passé de 6,2 à 3,6. Je suis vraiment transportée de joie. Le régime, qui ne pose *aucune* difficulté, est on ne peut plus sensé et *donne vraiment des résultats* ! Je voulais seulement partager avec vous mon bonheur et vous *remercier* sincèrement. Je recommande à tous la lecture de ce livre ! Je me sens en pleine forme. »

M. Yvonne Thomas
Hillsboro Beach, Floride

« Depuis que je connais mon état, mon cholestérol se maintenait en moyenne aux environs de 360. En huit semaines, il a diminué de 140 points ! Je parle à tous de votre livre. J'ai même dit à mon médecin qu'il devrait en prendre connaissance et en prescrire la lecture à tous ses patients. Vous avez écrit un ouvrage remarquable… que j'appelle ma bible de santé ! Ce livre vaut son pesant d'or. »

Sybil B. Ibey
Enfield, New Hampshire

« Je me suis procuré votre livre récemment, après avoir passé un examen et découvert qu'à l'âge vénérable de 30 ans je me retrouvais avec un taux de cholestérol total de 261. Aux dernières nouvelles, ce taux s'établissait à 161, une baisse renversante d'environ 36 %, en seulement iv

sept semaines. Votre ouvrage contribue grandement à la santé de notre peuple. Merci de l'avoir écrit. »

> Charles R. Cross
> Seattle, Washington

« J'ai 49 ans et, le 3 juin 1987, mon taux de cholestérol était de 276. La semaine dernière, plus précisément le 23 juillet, il s'établissait à 204 ! Je ne suivais votre traitement de « 8 semaines » que depuis *2 semaines*. Je suis convertie ! »

> Sue Genter
> Bradenton, Floride

« Je n'ai commencé à me préoccuper de mon taux de cholestérol (à 286) qu'il y a cinq ou six ans et j'ai cherché depuis lors à remédier à cette situation. J'ai tout essayé : la lécithine, l'huile de lin, la vitamine C et le reste, en suivant toujours en plus une diète pauvre en graisses. Même la cholestyramine a lamentablement failli dans mon cas. Rien de tout cela n'a donné de résultats et mon cholestérol s'est maintenu au-dessus de 200 points. C'est donc avec un certain scepticisme que j'ai lu votre livre. Mais que je suis heureux de l'avoir fait. J'ai entrepris le traitement à la fin de mai et, dès le début d'août, les résultats dépassaient mes espérances. Mon cholestérol, que l'analyse la plus récente situait à 250, est tombé à 181. Mes lipoprotéines de haute densité étaient en hausse, passant de 37 à 48, et mon rapport cholestérol total/HDL était de 3,8. Mes lipoprotéines de basse densité s'établissaient à 92 et mes triglycérides, autrefois à 236, se retrouvaient à 203. Ai-je besoin de vous dire à quel point je vous suis reconnaissant ? »

> Bill Manor
> Wyandotte, Michigan

« J'ai acheté votre livre, je l'ai lu et j'ai suivi votre traitement de 8 semaines. Les résultats ont dépassé mes espérances. En 8 semaines, mon cholestérol a chuté de 44 % : de 277 mg à 155 mg. Et j'ai maigri : de 173 à 155 livres… poids que je réussis à maintenir sans me priver de nourriture. Je recommande chaudement la lecture de ce livre à tous mes amis et compagnons de travail. Ne vous arrêtez pas là, vous avez transformé ma vie et m'avez permis d'espérer vivre plus longtemps. »

Ralph E. Dinsman
Las Vegas, Nevada

« J'ai lu votre livre avec intérêt et suivi vos conseils. En sept semaines, mon taux sanguin de cholestérol est passé de 288 à 150. Quand j'en ai informé mon cardiologue, il a tout naturellement répondu : « Incroyable. Je n'ai jamais entendu parler de rien de comparable. Comment m'avez-vous dit y être arrivé ? » Pour cet apport formidable, l'humanité vous est grandement redevable. J'apprécie sincèrement votre travail. »

David B. Boller
Los Angeles, Californie

« Depuis quinze ans, mon mari a tout essayé, jusqu'à la diète Pritikin, après avoir observé sans succès la diète de l'American Heart Association. La diète Pritikin lui réussissait un peu mieux, mais après vous avoir entendu à la radio, il y a quelques mois, il s'est procuré votre ouvrage et il a entrepris sur-le-champ votre traitement. Les résultats n'ont pas tardé ! Son cholestérol se situe bien en-dessous de 200. Il est même descendu jusqu'à 125. Merci pour votre travail, votre livre et votre bulletin ! À ce jour, c'est ce que nous ayons trouvé de mieux. »

Ramona Taylor
Tucson, Arizona

« J'ai obtenu des résultats incroyables, spectaculaires : mon taux de cholestérol est passé de 293 à 101 ! J'ai parlé à toutes mes connaissances de *Comment réduire votre taux de cholestérol en 8 semaines*. Mon médecin en distribue même des exemplaires à ses patients. Et, pour la première fois de ma vie, je n'ai pas de problèmes de digestion. À mes yeux, votre livre est une merveille : intelligent, honnête, personnel sans impudicité et extrêmement utile. »

Michael Padnos
Cambridge, Massachusetts

vi

« Je suis depuis maintenant trois mois le traitement que vous suggérez et j'en tire de bons résultats. Autrefois à 265, mon cholestérol s'établit maintenant à 183. »

Josephine Dinsmore
Lake Charles, Louisiane

« En 1978, j'ai subi un pontage coronarien en raison de graves problèmes artériels. Je n'arrivais pas à réduire sensiblement mon taux de cholestérol. Le 7 mars 1987, j'ai lu votre livre. J'ai demandé une analyse de mon sang le 5 mai de la même année. Le résultat était spectaculaire : de 245 à 165. Les mots ne sauraient exprimer mon bonheur. Pour la première fois, je sens que ma santé et ma vie ne m'échappent pas. Merci de m'avoir révélé ce qui pourrait bien me sauver la vie et en sauver d'autres. Et de m'avoir redonné espoir. »

George D. White
Oceanside, Californie

« Après mon triple pontage, je me sentais en pleine forme ; mais à 250, compte tenu de mon âge et de mon état de santé, mon cholestérol était encore trop élevé. Quelques jours plus tard, je suis tombé par hasard sur votre ouvrage. Aujourd'hui, comme je complétais les huit semaines du traitement (moins deux jours), je me suis prêté à une analyse de mon sang dans le cadre d'un congrès médical. J'ai retenu mon souffle jusqu'au moment où l'ordinateur a rendu son verdict : 184, une baisse de 66 points. »

Earl E. Lane
Alexandria, Virginie

« Il y a quelques mois j'ai acheté votre ouvrage. Merci de l'avoir écrit ! Qui sait, il m'a peut-être sauvé la vie ? Dans mon cas, votre méthode a réussi – il n'y a pas de doute à ce sujet ! Aujourd'hui, mon taux se maintient à 182, un niveau sans risque qui représente une baisse de 30 %, en seulement 8 semaines. »

Bob Payne
Incline Village, Nevada

« 11 juillet 1987 : j'achète votre livre… cholestérol à 286, lipoprotéines de basse densité à 207, lipoprotéines de haute densité à 58, triglycérides à 106. 27 juillet 1987 : cholestérol total à 189 ! Lipoprotéines de basse densité à 103, lipoprotéines de haute densité à 70, triglycérides à 81. Peut-on considérer cela comme un record ? »

Barbara Vance, R.N.
Seattle, Washington

« Ces dernières années, [mon taux de cholestérol] a étrangement augmenté même si je respectais un régime pauvre en graisses depuis déjà longtemps. Mais parlons plutôt des bonnes nouvelles : immédiatement après avoir lu votre livre, je me suis mis à manger trois muffins de son d'avoine chaque jour. J'ai fait vérifier mon cholestérol lundi dernier et je viens de recevoir les résultats : une baisse formidable de 35 points *en moins de deux semaines*. Mille mercis pour votre livre. »

Tony DiMarco
Los Angeles, Californie

COMMENT RÉDUIRE VOTRE TAUX DE CHOLESTÉROL EN 8 SEMAINES

Conception graphique : Deval Concepts

Titre original : *The 8-Week Cholesterol Cure*
              Harper & Row, Publishers, New York

Copyright© Robert E. Kowalski, 1987
Copyright© pour la traduction française,
              Éditions du Roseau, Montréal, 1990

ISBN : 2-920083-44-9

Dépôt légal : 2e trimestre 1990
              Bibliothèque nationale du Québec
              Bibliothèque nationale du Canada

Distribution : Diffusion Raffin
              7870, rue Fleuricourt
              St-Léonard (Québec)
              H1R 2L3

Robert E. Kowalski

COMMENT RÉDUIRE VOTRE TAUX DE CHOLESTÉROL EN 8 SEMAINES

Traduit de l'anglais par :
Jean Chapdelaine Gagnon

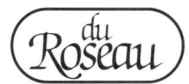

À la douce mémoire de mon père et à mes
enfants, Ross et Jenny, pour les joies
et les souvenirs présents et futurs.

Remerciements

Il serait impossible de remercier ici tous ceux qui ont contribué à la naissance de ce livre puisqu'y devraient figurer mes éducateurs et mentors au fil des ans, les médecins et les infirmières qui m'ont aidé à rester de ce monde pour l'écrire et tous ceux que le hasard a mis sur ma route et dont ces pages font état. Je tiens toutefois à exprimer tout particulièrement ma reconnaissance au docteur Albert A. Kattus, tant pour ses soins que pour la confiance et l'aide qu'il m'a prodiguées dans la recherche qui devait servir de prémisse à cet ouvrage. Merci également aux infirmières du Santa Monica Hospital Medical Center qui ont contribué à notre projet de recherche. Que soient aussi grandement remerciés pour leur dévouement tous ceux qui ont participé à la publication de ce livre et m'ont ainsi permis de réaliser un rêve.

Préface

Au siècle dernier, la notion de médecine préventive a connu son premier triomphe d'importance lorsqu'on est parvenu à endiguer les maladies bactériennes infectieuses. Pasteur nous a enseigné à éliminer les germes de la tuberculose et de la fièvre typhoïde ainsi que d'autres micro-organismes diarrhéiques présents dans le lait. L'épuration des eaux, la décontamination des aliments, la vaccination et, enfin, les antibiotiques ont eu raison de plusieurs des grandes épidémies qui décimaient les populations, et ont sauvé d'innombrables vies.

Les statistiques de mortalité concernant les maladies cardio-vasculaires entre 1950 et 1980 mettent en lumière le récent pas de géant accompli dans la lutte à ces maladies. Aux États-Unis, le taux de mortalité dû aux maladies du cœur et des vaisseaux sanguins a connu une baisse de 40 % au cours des trente dernières années. Si les maladies infectieuses étaient la principale cause de mortalité dans la première moitié de ce siècle, elles ont été remplacées à ce titre, dans la seconde moitié du siècle, par les maladies artérioscléreuses du cœur, du cerveau et d'autres organes vitaux.

On ne peut toutefois pas conclure, du seul fait que ce taux de mortalité ait été réduit de 40 %, que l'« épidémie » est maintenant enrayée. En réalité, les maladies cardio-vasculaires (l'obstruction des artères du cœur et d'autres organes vitaux) restent encore aujourd'hui la principale cause de mortalité. Pour vaincre totalement cette maladie, il faudra que toute la population collabore et adopte un mode de vie susceptible de réduire au minimum les risques que ne se déclenchent des processus chimiques qui se concluent par l'obstruction des artères.

Comment le taux de mortalité de ces maladies a-t-il pu diminuer de 40 % entre 1950 et 1980 ? Une analyse de ce qui s'est produit au cours de ces années permet de comprendre cette baisse importante. La Seconde Guerre mondiale venait tout juste de se terminer lorsqu'on enregistra le plus haut taux de mortalité dû aux maladies cardiaques. Les Américains aspiraient à une existence meilleure. Les vétérans avaient droit à des avantages : éducation, taux hypothécaires réduits, soins de santé, etc. Mais un nombre étonnant d'entre eux étaient victimes de crises cardiaques et plusieurs, qui avaient survécu aux balles, aux obus et aux grenades, tombaient alors, victimes de cardiopathie.

À peu près à la même époque, le gouvernement fédéral prenait en partie sous sa responsabilité la santé de ses commettants en créant les National Institutes of Health qui devaient veiller à la comestibilité des aliments, à l'innocuité des médicaments, à la vaccination et à la qualité de l'eau potable. Comme on tenait la preuve que les maladies du cœur et des vaisseaux sanguins tuaient plus d'Américains que toute autre maladie, il s'écoula peu de temps avant que ne soit créé le National Heart Institute. Cet organisme a conçu et financé des projets de recherche dans les universités, dans les laboratoires d'écoles de médecine et dans des centres médicaux importants non affiliés à des universités.

Presque au même moment, l'American Heart Association commençait à promouvoir la recherche sur la cardiopathie en subventionnant, à l'aide de dons de l'entreprise privée, des chercheurs, dont plusieurs éminents hommes de science, de jeunes assistants de recherche prometteurs et des professeurs.

Ainsi s'amorça un vaste effort scientifique en vue de cerner les principales causes des maladies du cœur et les façons d'atténuer leurs terribles conséquences, surtout parmi les jeunes gens encore dans la fleur de l'âge. Parmi les fruits de cet effort, mentionnons la mise au point d'unités de soins coronariens, le cœur-poumon artificiel pour les chirurgies à cœur ouvert, la réanimation cardio-respiratoire, les médicaments qui corrigent les anomalies létales du rythme cardiaque, anomalies qui conduisent souvent à l'arrêt du cœur et à la mort subite, et les stimulateurs cardiaques électroniques qui empêchent le cœur de battre trop lentement. On a ainsi sauvé la vie à plusieurs patients souffrant de cardiopathie. On a aussi pu réduire sensiblement le taux de mortalité dû à une crise cardiaque (infarctus du myocarde). Mais il fallut y consacrer des sommes énormes et la maladie des artères responsable de cet état n'avait pas été vaincue et on pouvait vraisemblablement s'attendre à ce qu'elle frappe une nouvelle fois. Il était trop tôt pour parler de guérison. On n'avait toujours pas découvert le « Drano magique » qui nettoierait les artères.

Il fallait comprendre de toute urgence le phénomène chimique qui provoque la formation de la plaque athéroscléreuse et, ce faisant, obstrue les artères et mène à la crise cardiaque ou à l'accident cérébrovasculaire. On se disait que si on pouvait identifier et comprendre ce phénomène, il pourrait devenir possible de prévenir ce processus morbide et d'agir avant même qu'il ne se manifeste. Le patient pourrait ainsi plus facilement se prémunir contre cette maladie souvent mortelle et il en coûterait vraisemblablement moins cher de la prévenir que de la traiter après qu'elle eut gravement altéré la santé et la longévité d'un individu.

La recherche menée pendant les années cinquante et soixante aura tracé la voie à la cardiologie préventive. La découverte des trois plus importants facteurs de risque, qui sont aussi les indices les plus sûrs de coronaropathie, nous a donné les clefs de la prévention. Ces facteurs sont l'hypertension artérielle, la cigarette et l'hypercholestérolémie. Chez un individu qui présente ces trois caractéristiques, le risque de coronaropathie est dix fois plus élevé que chez celui qui n'en présente aucune.

Les épidémiologistes se sont penchés sur le taux décroissant de cardiopathies et ils en sont venus à la conclusion que cette remarquable diminution du nombre de décès dus à une cardiopathie ne pouvait être le fruit de meilleurs soins dispensés par les médecins qui traitent la maladie après l'avoir diagnostiquée. Ce phénomène s'explique plutôt par l'adoption, par un large segment de la population, d'un mode de vie plus sain. Le public a appris l'existence des facteurs de risque et il a pris lui-même la décision de trouver des moyens pour s'éviter, dans l'avenir, une cardiopathie.

Nous savons que, de 1963 à 1977, l'usage du tabac a connu une baisse de 30 % et que quarante millions d'Américains ont renoncé à la cigarette. Ces dernières années, la consommation de graisses et d'huiles animales a chuté de 47 % et l'apport en matières grasses du beurre a, quant à lui, diminué de 37 %. Ces données démontrent que le public prend des mesures pour adopter des habitudes plus saines et qu'il y réussit remarquablement.

Pour arrêter de fumer, il suffit d'un acte de volonté. Rien de compliqué : c'est une question de choix.

Pour stabiliser sa pression sanguine, il faut parfois d'abord maîtriser son poids, éviter l'excès de sel et, si nécessaire, faire usage de médicaments destinés à réduire la tension artérielle.

Agir sur la cholestérolémie est plus difficile. Le chimisme corporel, propre à chaque individu, détermine la quantité de cholestérol que produit son organisme. Nous savons que certains individus ont la capacité de réduire leur production de cholestérol et leur taux de cholestérol dans le sang en consommant moins de graisses. Par ailleurs, certaines gens font de l'hypercholestérolémie même si elles mangent peu de graisses. Il est des personnes qui réagissent positivement à certains médicaments alors que d'autres n'en tirent aucun profit. La difficulté consiste à s'assurer que le cholestérol, qui joue un rôle si important dans la formation de dépôts et l'obstruction des artères, puisse être ramené à un niveau assez bas dans le sang, pour éviter qu'il ne s'accumule dans les artères, mais tout de même suffisant pour remplir ses fonctions essentielles : aider à la constitution des membranes qui forment les parois des cellules du corps et participer à la synthèse d'un certain nombre d'hormones vitales. Jusqu'ici, nos efforts s'étaient avérés infructueux.

Monsieur Kowalski nous fournit enfin l'information nécessaire pour abaisser le cholestérol. Son livre se veut un « guide pratique ». Un guide pour identifier les aliments les moins susceptibles de provoquer un excès de cholestérol. Un guide pratique pour éviter les aliments les plus susceptibles de provoquer un excès de cholestérol. Un guide sur l'usage de certains aliments aux propriétés spéciales, qui réduisent le cholestérol. Un guide sur l'usage des vitamines qui contribuent à abaisser le cholestérol.

Voici un ouvrage détaillé et complet sur le moyen d'agir sur le chimisme du cholestérol, pour mener une vie plus saine et éviter les maladies provoquées par des artères obstruées.

En se soumettant au traitement décrit dans ce livre, un groupe de sujets volontaires a réussi à réduire son taux sérique de cholestérol. Fait étonnant, ces sujets en ont aussi retiré le bénéfice d'une hausse substantielle de leur taux de lipoprotéines de haute densité, un composant du cholestérol dont l'action protectrice réduit les risques de cardiopathie ischémique (coronaropathie).

J'ai surveillé de près le déroulement du traitement et j'ai pu constater une réduction appréciable des risques de maladie cardiaque chez la plupart des participants à cette recherche clinique. Ces résultats font la preuve que l'adoption d'une diète à faible teneur en graisses, combinée à la consommation de son d'avoine et à l'absorption de niacine (ou acide nicotinique, un composant du complexe vitaminique B), est sans danger et efficace. Je crois que ce traitement sera utile au patient qui cherche à maîtriser son taux sérique de cholestérol et qui, par ces mesures préventives, réduira du même coup ses risques de coronaropathie.

Dr Albert A. Kattus
Directeur, Réadaptation des cardiaques
Santa Monica Hospital Medical Center
Santa Monica, Californie

Professeur honoraire de médecine
University of California School of Medicine
Los Angeles, Californie

Introduction à la nouvelle édition

Le lundi 5 octobre 1987, six mois après la parution de la première édition de ce livre, le gouvernement fédéral américain et plus de vingt organismes de la santé déclaraient la guerre au cholestérol et à la cardiopathie. Dans le cadre d'une conférence de presse largement diffusée, ils publiaient les premières directives nationales détaillées à l'intention des médecins et du grand public.

Ils affirmaient sans équivoque que les concentrations sériques de cholestérol ne devraient jamais dépasser 200 mg/dl, quels que soient l'âge et le sexe des individus. Ce qui est considérablement inférieur aux concentrations jusque-là tenues pour acceptables – et concorde avec les recommandations que je mets de l'avant dans mon ouvrage.

La presse et d'autres médias d'information entreprenaient ainsi une importante campagne pour aider tant les médecins que le public à reconnaître l'hypercholestérolémie et à la traiter. Les experts affirmaient que les personnes dont les taux excédaient le point critique devaient de toute urgence repenser leur régime alimentaire. Et, si nécessaire, elles pourraient avoir recours à des médicaments pour venir à bout de ce facteur de risque. Fait intéressant, plusieurs rapports publiés après cette mémorable conférence de presse suggéraient l'usage de son d'avoine et de la niacine comme moyens efficaces pour réduire les taux de cholestérol. En d'autres mots, l'opinion générale entérinait largement les idées avancées dans cet ouvrage.

La réaction à la publication de *Comment réduire votre taux de cholestérol en 8 semaines* fut impressionnante. Chaque fois que j'accordais une entrevue à la télévision ou à la radio, dans le cadre d'une émission à laquelle le public pouvait participer en communiquant par téléphone ses commentaires et questions, le standard de la station fonctionnait à pleine capacité. Les producteurs et les animateurs me répétaient invariablement que jamais une entrevue n'avait suscité autant d'appels. Quand le docteur Art Ulene commenta le livre et le traitement au *Today Show* de la chaîne NBC et invita les spectateurs à lui écrire s'ils désiraient qu'on leur adresse un résumé de son commentaire, NBC reçut 25 000 demandes en ce sens – un record dans les annales de cette station. Il fallut avoir recours à des surnuméraires pour répondre à la demande.

De toute évidence, le public attendait depuis longtemps des conseils pratiques pour lutter contre cet important facteur de risque d'une maladie responsable de la moitié des décès aux États-Unis. Les recommandations diffusées par le passé n'avaient pas donné les résultats escomptés, comme l'ont confirmé les milliers de lettres que j'ai reçues depuis la publication de mon ouvrage.

D'innombrables lecteurs m'ont écrit qu'ils avaient été étonnés de se retrouver en butte à un problème de cholestérol parce que, comme on le leur avait conseillé, ils avaient réduit leur apport en graisses et en cholestérol dans leur régime alimentaire. Le choc n'en avait été que plus grand lorsque des analyses leur avaient révélé qu'ils souffraient d'hypercholestérolémie. Et bien trop souvent, ils avaient été stupéfaits de constater que leur médecin ignorait l'extrême danger d'un tel état de fait. On comprendra qu'ils aient été transportés d'aise, après avoir mis en pratique les simples conseils de ce livre, lorsque leur cholestérolémie revint à des taux absolument inoffensifs, ce qui éliminait du même coup le principal facteur de risque de cardiopathie.

Ce livre fut un succès de librairie dans tous les États-Unis, et ce, pendant des mois. Mais le grand public ne fut pas seul à le lire ; par bonheur, la communauté médicale l'a accueilli très favorablement. La plupart des médecins et des autres professionnels de la santé le considèrent comme une étape importante dans la lutte contre la cardiopathie. Plusieurs m'ont écrit pour me dire l'usage qu'ils faisaient de ce livre et du traitement qu'il propose, tant pour se soigner eux-mêmes que pour soigner leurs patients. Certains médecins obtinrent ainsi de meilleurs résultats auprès de leurs clients : ils leur en prescrivaient la lecture, puis continuaient à surveiller leurs progrès et à répondre à leurs besoins spécifiques.

Bien sûr, certains experts n'étaient pas totalement en accord avec les conseils dispensés dans ce livre. Ils s'inquiétaient, par exemple, de ce que je recommande l'usage de niacine pour réduire les taux de cholestérol. En fait, leur inquiétude, disaient-ils, venait de ce que des hommes et des femmes en absorberaient de fortes doses sans surveillance médicale, même si j'avais écrit – et souligné en italique – qu'une telle surveillance était tout indiquée. J'explore d'ailleurs plus en détail cette question dans le chapitre sur la niacine, complètement mis à jour. Mais je le répète encore une fois : personne ne devrait entreprendre sans surveillance médicale un traitement pour réduire son cholestérol. Ne serait-ce que parce que le patient doit se prêter à des analyses pour connaître ses taux de cholestérol, avant et après le traitement. Et cela vaut tout autant pour ceux qui *ne font pas usage* de niacine.

Depuis la première parution de *Comment réduire votre taux de cholestérol en 8 semaines*, d'innombrables progrès ont été enregistrés et j'ai rassemblé toute cette information dans la présente édition.

À ce jour, beaucoup de femmes ont lu mon livre. Si la plus grande partie de la recherche en ce domaine a porté exclusivement sur les hommes, la maladie coronarienne ne frappe pourtant pas qu'eux. Depuis la première publication de mon ouvrage, un article paru dans le *New England Journal of Medicine* a jeté un nouvel éclairage sur la relation entre la ménopause et le risque de coronaropathie. Le nombre de femmes souffrant de crises cardiaques augmente et les facteurs de risque identifiés pour les hommes doivent être également considérés dans le cas des femmes, tout spécialement après la ménopause.

J'ai ajouté des précisions, tirées de cette étude sur les femmes, dans le chapitre 2. J'ai également remis à jour d'autres parties du livre en faisant état des nouveaux progrès de la recherche, d'aliments dont on a découvert qu'ils abaissent la cholestérolémie, de nouveaux produits disponibles sur le marché et d'un certain nombre de faits récemment mis en lumière.

Dans le cadre d'une étude menée par Louis Harris et Associés pour le compte de Bristol-Myers en 1987, on demanda à plus de deux cents hommes de science et médecins quel serait le plus grave problème de santé aux États-Unis et dans les autres pays occidentaux en l'an 2000. Tous répondirent sans hésiter : la maladie cardio-vasculaire. Tout en se montrant optimistes quant aux perspectives de progrès médi caux et chirurgicaux, ces experts estimaient que beaucoup restait à faire pour l'éducation des hommes et des femmes en ce sens et que tous devraient apporter des modifications à leur mode de vie pour réduire les risques de maladie cardiaque.

Dans une très large mesure, votre santé ne dépend que de vous. Vous êtes maître de votre destin. Et vous avez déjà fait un pas dans la bonne direction en entreprenant la lecture de ce livre. J'espère sincèrement que vous adopterez mon traitement et qu'ainsi vous réduirez sensiblement vos risques de cardiopathie. Vous *pouvez* faire mentir les statistiques!

Introduction

LES BIENFAITS DU TRAITEMENT

En entreprenant la lecture de cet ouvrage, vous avez déjà fait le premier pas d'une démarche qui devrait améliorer grandement votre santé et votre vitalité. Les avantages que vous tirerez du régime de vie idéal décrit dans ces pages sont impressionnants. Songez seulement aux bienfaits suivants :

- Vous parviendrez à maîtriser votre poids sans éprouver le moindrement la faim.

- Vous éliminerez un important facteur de risque de cardiopathie. Votre cholestérolémie diminuera de façon spectaculaire, sans médicaments ni diètes sévères.

- Vous multiplierez vos chances de vivre beaucoup plus longtemps. Si la fontaine de Jouvence est pure fiction, sachez que cette promesse de longévité n'a rien de fantaisiste.

Le plus étonnant à propos de ce traitement, c'est sans doute qu'il est vraiment facile de s'y conformer. Il vous permet tout ce que les autres vous interdisent. Vous pouvez manger à satiété en sachant que vous n'engraisserez pas. Oui, vous pouvez dîner au restaurant. Oui, vous pouvez vous régaler de plats qui vous font réellement envie. Oui, vous pouvez y associer vos amis et tous les membres de votre famille – qui peut vivre comme un moine et se contenter de regarder tourner la planète ?

Vous aurez l'air en grande forme et vous le serez. Depuis combien de temps voulez-vous perdre ces livres superflues ? Vous tenez maintenant l'assurance d'y arriver. Et vous vous découvrirez une vitalité et un entrain que vous ne vous soupçonniez même pas. Chaque matin, vous vous réveillerez prêt à affronter une journée de travail et à relever tous les défis.

Vous vous souvenez de Ponce de León et de sa quête de la légendaire fontaine de Jouvence? Presque tous les humains voudraient vivre jusqu'à un âge vénérable. Les livres de biologie prétendent que l'espérance de vie des humains devrait avoisiner cent ans. La Bible précise que la vie d'un homme est de «trois fois vingt plus dix», mais plusieurs hommes et femmes n'atteignent jamais l'âge de 70 ans. Pourtant la science vous offre des moyens de vivre jusqu'à cet âge et vous *pouvez* les mettre à profit.

Personne ne peut vous promettre que vous ne serez pas écrasé demain par un camion. Ou frappé par la foudre. Mais vous *pouvez* diminuer les risques de cardiopathie ou d'autres maladies qui abrègent la vie. C'est un fait indubitable. Les chapitres qui suivent vous expliqueront comment vous nourrir pour mieux vivre, en adoptant ce régime de vie idéal, conçu pour assurer votre longévité et maîtriser votre cholestérol.

Comme le dit M. Spock dans *Star Trek* : «Longue vie et prospérité. »

LA PROMESSE DE JOURS MEILLEURS – UN MOT SUR MON EXPÉRIENCE PERSONNELLE

À 41 ans, j'avais déjà subi une crise cardiaque et deux pontages coronariens. Des années durant, j'avais refusé d'admettre que j'avais un problème, mais j'étais soudain forcé de reconnaître qu'il me fallait faire quelque chose pour améliorer mes chances de survie. Je me mis en quête de traitements et de moyens non reconnus par la médecine officielle qui me conduisirent finalement à définir un mode de vie parfaitement agréable et sans interdits qui, j'en suis convaincu, me permettra de vivre encore des décennies en jouissant pleinement de tout ce que la vie peut offrir. Dans mon malheur, j'ai tout simplement trouvé une promesse de jours meilleurs que je veux partager avec vous.

J'espère sincèrement que vous tiendrez compte des suggestions proposées dans ce programme de vie et que vous en retirerez tous les bienfaits. Avant de vous expliquer ce programme et comment il pourrait vous rendre la vie meilleure, j'aimerais me présenter et vous raconter *mon* histoire plus en détail.

Au cours des dernières années, j'ai surtout exercé la profession de journaliste d'information médicale. J'ai obtenu un baccalauréat et une maîtrise en journalisme d'information scientifique à l'Université d'État de l'Iowa où j'ai également suivi quelques cours d'appoint en physiologie pathologique. Puis, pendant quelques années, j'ai eu l'occasion de travailler pour l'industrie pharmaceutique, pour une association médicale et pour l'industrie de l'alimentation. En 1980, je devenais finalement journaliste d'information médicale à la pige.

Mais pendant que j'écrivais sur la santé des gens, la mienne s'altérait. Rapidement.

La cardiopathie avait fait des victimes dans ma famille. Mon père est décédé d'une crise cardiaque en 1969. Et je n'avais que 29 ans quand je découvris, en faisant analyser gratuitement mon sang au cours d'un congrès médical, que mon taux de cholestérol s'établissait à 250 milligrammes par décilitre. Aux États-Unis, ce taux est en moyenne de 210 mg chez les adultes et les experts commençaient alors à dire que même un taux de 200 mg était trop élevé. Mais je ne tins aucun compte de ces faits.

Puis, le Jour du Souvenir 1978, je subis un infarctus du myocarde. Une crise cardiaque. Des examens ont ensuite révélé que mes artères étaient gravement obstruées et que le temps était venu pour moi de subir un premier pontage coronarien. Un triple pontage.

Mais je niais encore l'existence d'un problème. Je disais à mes amis que tout allait bien, que ma « nouvelle tuyauterie » était aussi propre que celle d'un bébé. Je n'ai guère fait de gestes pour endiguer ou ralentir l'évolution de la maladie qui avait déjà provoqué l'obstruction de mes artères.

Bien entendu, les médecins m'avaient recommandé de réduire ma consommation de graisses et de cholestérol. Mais quand je suivis leur conseil, en me conformant aux directives émises à l'époque par l'American Heart Association, mon taux de cholestérol ne s'améliora que très peu. De plus, je me répétais que la théorie associant cholestérol et cardiopathie était encore «controversable». Aussi ai-je cessé de faire analyser mon sang et passé les six années suivantes dans une attitude de bienheureuse insouciance.

Puis vint le réveil brutal.

Après m'être soumis à une épreuve d'effort sur tapis roulant, un cardiologue m'annonça que les résultats n'étaient guère encourageants. Comment expliquer ça? demandai-je. Je nageais régulièrement un mille à la piscine, généralement de trois à cinq fois par semaine. Je maîtrisais parfaitement mon poids. Je ne fumais plus. Mais le médecin proposa une nouvelle angiographie.

Comme le type qui referme la porte de l'écurie après que le cheval s'est enfui, je me mis soudain à surveiller de très près mon alimentation. Après tout, cette hypothèse n'était peut-être pas si farfelue. Mon taux de cholestérol était alors de 284 mg. Guère rassurant.

Je me conformai rigoureusement à une diète pauvre en cholestérol et en graisses pendant les deux mois qui suivirent. L'American Heart Association aurait été fière de moi. Mais même après que j'eus totalement renoncé aux jaunes d'œufs et aux viandes rouges, que j'eus pratiquement éliminé les fromages (et tous les autres produits dont je raffolais), un examen révéla que mon taux de cholestérol n'avait diminué que de 13 points. De quoi se décourager, pour ne pas dire plus.

Puis on enfonça le dernier clou : l'angiographie révéla la nécessité d'un nouveau pontage coronarien, quadruple cette fois. Le chirurgien confirma le diagnostic, mais il n'était pas très encourageant. Le taux de mortalité, me dit-il, dans les cas de « récidive », était de 5 % à 6 %. Je rentrai chez moi et pleurai comme un enfant.

J'avais tellement de raisons de vivre! J'adorais mes tout jeunes enfants : Jenny avait alors 3 ans et Ross en avait 6. Ils avaient besoin de moi! Jamais auparavant n'avais-je autant voulu vivre.

La chirurgie fut particulièrement bien réussie. Je ne figurai pas parmi les statistiques de décès. En fait, cette seconde expérience fut même moins pénible que la première. Ma guérison fut spectaculaire et, en moins de deux semaines, je me retrouvais devant ma machine à écrire.

Mais cette fois, j'en étais vraiment venu à la conclusion que la mesure était comble. Il fallait tenter *quelque chose* pour régler ce problème de cholestérol. J'avais l'absolue certitude qu'il s'agissait d'un facteur de risque et j'étais résolu à m'en débarrasser. Mais comment?

Les régimes n'avaient pas donné de résultat et la littérature médicale que j'avais consultée corroborait l'hypothèse que certaines personnes – comme moi – ne peuvent tout simplement pas transformer adéquatement le cholestérol. Même si elles n'en consomment qu'une infime quantité, il semble que leur concentration sanguine de cholestérol reste élevée.

Je n'entrevoyais que deux solutions et aucune d'elles ne m'enthousiasmait.

Il y avait d'abord la Méthode Pritikin. J'avais lu les livres de Nathan Pritikin et entendu parler des bons résultats qu'avaient obtenus certains de ses patients en suivant scrupuleusement son régime de vie strict. Si j'ai beaucoup de considération pour cette méthode et son auteur, ils me semblent proposer une vie de privations.

J'aime manger au restaurant et Pritikin dit qu'il faut y renoncer. Je raffole d'un tas d'aliments et il recommande de se limiter presque exclusivement aux légumes et au riz cuits à la vapeur. Voici ce qu'écrit Pritikin dans un chapitre intitulé « Au restaurant, soyez sur vos gardes », en page 196 de l'édition de poche : « Hors de la maison, on ne peut éviter les tentations, mais on peut les vaincre. Devant cette forme de terrorisme, certains rendent simplement les armes. Ne prenez donc pas l'habitude de manger souvent à l'extérieur. Songez que vous pouvez épuiser vos forces à vous nourrir dans le camp ennemi. »

La lecture de ces phrases m'a découragé. J'ai toujours considéré comme un des grands plaisirs de l'existence de goûter des plats délicieux dans les restaurants les plus variés, par tout le pays. Mais j'étais prêt à y renoncer s'il le fallait pour réduire mon cholestérol et me donner une chance de vaincre.

L'autre solution consistait à prendre des médicaments pour abaisser mon taux de cholestérol. On avait déjà fait la preuve de leur efficacité. Mais vous êtes-vous déjà arrêté à leurs conséquences sur votre existence ? D'abord, ils coûtent une fortune. Il faut compter 100 $ US pour l'approvisionnement mensuel en cholestyramine, l'un des médicaments de ce type les plus populaires. Je n'ai pas de mal à imaginer des tas de moyens plus agréables de dépenser les 1 200 $ US qu'il me faudrait ainsi débourser annuellement. Mais acheter le médicament n'est pas tout, encore faut-il l'absorber. Je n'ai jamais été un patient modèle en ce sens, même enfant. Et je le serais sans doute encore moins aujourd'hui. Ce médicament semble sortir tout droit d'un scénario de film d'horreur. On le trouve sous la forme de sable abrasif qu'on vend en petits sachets. On verse les granules dans un verre de jus d'orange ou d'eau que l'on agite et qu'on avale avant que le mélange ne soit dissous. Et ce, quatre fois par jour. Mais ça n'est que le début. En parcourant la liste d'effets secondaires énumérés dans le *Physicians' Desk Reference*, j'ai appris que la constipation était la conséquence la plus courante. Mais on peut aussi souffrir « de maux de ventre, de flatulences, de nausées, de vomissements, de diarrhées, d'aigreurs d'estomac, d'anorexie, de malaises digestifs et de stéatorrhée ». Dans ce dernier cas, vos selles auront la consistance d'un corps gras, ce qui s'explique du fait que le médicament a pour fonction de fixer les graisses qui traversent l'appareil digestif. Rien qui ne rende cette solution très attrayante.

Mais quelle autre solution s'offrait à moi ?

Puisque je suis journaliste d'information médicale, j'ai directement accès à la littérature médicale. Jamais ne me suis-je montré aussi empressé à « faire mes devoirs ». Et j'en ai été pleinement récompensé. Il y avait tout de même une solution supportable. Trois causes provoquent un taux de cholestérol élevé et dangereux. D'abord, les régimes alimentaires qui comportent trop de graisses et de cholestérol que l'organisme ne peut transformer adéquatement. En deuxième lieu, l'incapacité des acides biliaires présents dans le côlon à excréter des quantités suffisantes de cholestérol. Et en troisième lieu, la surproduction de cholestérol par le foie. La combinaison de ces trois facteurs fait monter en flèche le cholestérol. Il fallait donc logiquement s'attaquer à ces trois aspects du problème.

Vous avez sans doute déjà entendu l'expression : « le tout est plus grand que la somme de ses parties ». Eh bien, j'avais pris connaissance de trois méthodes assez différentes pour abaisser le cholestérol et toutes trois s'étaient avérées efficaces d'une certaine manière, mais aucune d'elles ne réglait totalement le problème. J'émis l'hypothèse que, si je les combinais toutes trois, elles agiraient en synergie pour produire l'effet que j'espérais.

Eurêka !

Mon taux sérique de cholestérol dangereusement élevé passa de 284 (il s'agit du nombre de milligrammes par décilitre, méthode de mesure communément utilisée en cette matière) à 169, un taux rassurant et sans danger ! En huit semaines seulement. Mes médecins et mes infirmières en furent ravis et renversés. Jamais on n'avait jusque-là obtenu des résultats pareils en si peu de temps, surtout pas sans médicaments ni diète extrêmement sévère. Il semblait que je tenais la solution magique tant recherchée : une céréale de petit déjeuner tout à fait banale, des vitamines en vente libre et un régime alimentaire équilibré et raisonné, combinés à un programme d'exercices. Et le plus excitant, c'est qu'il n'existait aucune raison pour que tous et chacun ne puissent en éprouver les bienfaits. Pas le moindre interdit alimentaire impossible à supporter. Aucun médicament désagréable à consommer. Aucune exigence physique surhumaine.

Puis, avec la collaboration de mon cardiologue, j'ai mis à l'épreuve ma méthode pour vérifier si d'autres hommes et femmes en tireraient autant de bénéfices. Ce fut aussi leur cas. On trouvera dans un autre chapitre les résultats assez impressionnants de cette étude.

Inutile de dire que j'étais transporté par mes résultats. Maintenant que mon taux de cholestérol s'établissait à seulement 169, j'avais éliminé l'un des principaux facteurs de risque. Je n'avais plus à craindre que mes artères s'obstruent aussi rapidement.

Il en découla d'autres bénéfices que je n'avais pas escomptés. J'avais perdu vingt livres pendant et après mon hospitalisation pour le pontage ; je m'attendais à les regagner dès que je pourrais me nourrir normalement et que j'aurais retrouvé l'appétit.

De fait, je retrouvai l'appétit et je mangeai à satiété, jour après jour. Mais je ne repris pas de poids. Aussi mangeai-je davantage. *Toujours* sans gagner du poids. Ma méthode semblait avoir en plus la propriété toute spéciale d'aider à stabiliser le poids.

En poursuivant mes recherches dans la littérature médicale, je découvris une explication scientifique à ce phénomène. L'un des éléments de mon traitement consistait à inclure du son d'avoine, sous forme de muffins et dans la préparation d'autres plats, dans le régime alimentaire du patient. Non seulement cette céréale accélère-t-elle l'assimilation des graisses et du cholestérol dans l'appareil digestif, mais elle procure aussi une indubitable sensation d'être rassasié – pas cette sensation de ballonnement que provoquent certaines préparations diététiques à la mode, mais une agréable sensation de satisfaction. Vous ne ressentez pas de fringale entre les repas. Vous n'éprouvez pas le besoin de collations. Les hommes de science appellent ça, dans leur jargon, la « satiété ». Moi, j'appelle ça un miracle.

Mais les bonnes nouvelles ne s'arrêtèrent pas là. En raison de mes habitudes alimentaires, j'avais dû souvent avoir recours par le passé à l'antiacide Alka-Seltzer pour soulager des problèmes d'indigestion et d'aigreurs. Grâce à mon nouveau régime alimentaire, j'ai pu jeter à la poubelle ces antiacides ou les offrir à des amis qui ne s'étaient pas encore convertis à mon traitement.

Ce qui m'amène à parler des amis. Nous connaissons tous des gens qui plaignent leurs semblables à la diète. On croit que les gens à la diète n'ont aucun plaisir dans la vie, qu'ils doivent se sentir privés et constamment affamés. Pourtant mes amis, même ceux qui n'avaient pas de problème de poids, désiraient vivement faire l'essai de mon programme alimentaire, voulaient connaître mes recettes et goûter mes muffins. Je suis l'incarnation même d'un homme *en pleine forme*!

Pour terminer, un mot sur la longévité. Pour tout dire, je ne pensais jamais à l'avenir lointain. Mon père et plusieurs membres de ma famille sont morts jeunes et je présumais avoir hérité d'eux ce lot. Aujourd'hui, mon taux de cholestérol a beaucoup diminué, ma pression sanguine est normale, je maîtrise parfaitement mon poids et j'envisage une longue existence.

Cette méthode protège contre la cardiopathie, mais ce n'est pas tout. Dans les chapitres suivants, je vous expliquerai ce que les experts en médecine ont appris sur la longévité et comment ma méthode vous assure une longueur d'avance en ce sens.

Lisez ce livre, suivez les conseils qu'il vous prodigue et optez dès aujourd'hui pour une longue vie en santé. À ce jour, on n'a jamais offert rien de comparable au grand public. Comme il s'agit d'une méthode nouvelle et révolutionnaire, j'aimerais que vous me communiquiez les résultats que vous en tirerez. J'apprécierais grandement que vous preniez quelques minutes de votre temps pour me parler de vous et de ce que votre adhésion à ce régime de vie vous a apporté.

En attendant, bonne chance et à votre santé !

1

Finie la controverse sur le cholestérol

Assez ironiquement, le cholestérol a maintes fois menacé ma vie au cours des vingt dernières années.

C'est à l'université que j'ai entendu parler pour la première fois du cholestérol ; le professeur l'a décrit simplement, comme toute autre substance chimique au programme. Le cholestérol, fit-il alors observer, et cela reste encore vrai aujourd'hui, est un élément chimique organique de la famille des alcools. À l'œil comme au toucher, il ressemble à de la cire molle. Le cholestérol n'est qu'un représentant d'un groupe d'éléments composés, présents dans l'organisme, que l'on désigne sous le nom de stérols et qui sont tous essentiels à la vie. Le cholestérol s'introduit dans l'organisme par le truchement des aliments que nous ingérons, tout spécialement les produits d'origine animale. Il est aussi fabriqué dans l'organisme par le foie. Si, d'une part, l'organisme n'en fabrique pas une quantité suffisante pour produire les hormones vitales et les substances métaboliques, nous ne pouvons pas survivre. D'autre part, s'il en fabrique trop, l'excédent commence à s'agglutiner aux artères, ce qui mène à l'athérosclérose.

Depuis longtemps, les hommes de science avaient constaté que la cardiopathie frappe moins les sociétés où l'on consomme très peu de graisses saturées et de cholestérol. Mais pouvait-on en conclure que la consommation d'aliments riches en cholestérol *conduit* à la cardiopathie ou fallait-il chercher le coupable parmi les autres aspects de notre mode de vie moderne ? Ainsi s'engagea une controverse qu'on a surnommée le débat ou la polémique sur les liens possibles entre le régime alimentaire et le cœur, qui perdura des années.

Pendant mes études universitaires, un jour que j'étais en congé à la maison, mon père mentionna que son médecin l'avait prévenu contre un taux élevé de cholestérol et lui avait conseillé d'éviter certains aliments riches en cholestérol. En 1965, on connaissait bien peu de choses des mesures diététiques de nature préventive. Papa et moi avons eu plusieurs discussions sur le cholestérol. Je lui fis remarquer que les Esquimaux consommaient de grandes quantités de graisses et qu'ils ne souffraient pourtant pas de cardiopathie. Rien ne confirmait cette hypothèse. Pour plus de sûreté, papa renonça aux huîtres, que l'on croyait alors riches en cholestérol, lorsqu'il mangeait au restaurant. Il commandait du poisson, parce qu'il préférait le poisson au steak. Mais laissé sans directives précises, il continua de consommer beaucoup de fromages et de boire du lait entier et son taux de cholestérol ne s'améliora guère. Un jour, en 1969, on m'apprit par téléphone que papa était décédé d'une insuffisance coronarienne massive. Il avait 57 ans.

Le cholestérol était-il responsable de sa mort? En fait, papa souffrait aussi d'hypertension. L'année de sa mort, il avait été soumis à un formidable stress. Et la maladie cardiaque avait déjà frappé dans la famille. Je me suis même dit que c'était trop bête qu'il se soit privé d'huîtres.

Deux ans plus tard – je travaillais alors pour une association médicale de Chicago –, j'assistai à un congrès médical au cours duquel on dévoila un nouvel ordinateur capable d'analyser le sang. Tous les participants pouvaient faire analyser gratuitement leur sang et j'appris ainsi que, si je me maintenais dans la moyenne dite « normale », mon taux de cholestérol n'en était pas moins un peu élevé. Et l'un des médecins membres de l'association précisa alors qu'un taux de 250 mg était trop élevé pour un individu de 29 ans.

Je n'ai pas tenu compte de son avis et je n'ai aucunement modifié mes habitudes alimentaires d'Américain moyen. Après tout, me disais-je, rien ne prouvait qu'un régime alimentaire modifié réduirait mon taux de cholestérol.

En 1973, mon cheminement professionnel m'a conduit à occuper un poste de journaliste d'information scientifique pour le compte du National Dairy Council. Au cours des sept années qui ont suivi, j'y suis devenu directeur des communications et, à ce titre, j'ai été responsable de plusieurs projets destinés à améliorer le régime alimentaire du grand public et à encourager la consommation de produits laitiers, en faisant valoir en particulier la haute teneur en calcium de ces produits.

Pendant ces sept années, j'ai lu tout ce qu'on publiait sur le cholestérol et j'ai fait la connaissance de la plupart des hommes de science qui menaient des recherches sur le sujet. Comme on peut le deviner, je consacrais la plus grande partie de mon temps à défendre les produits laitiers contre les attaques répétées de ceux qui soulevaient le problème du cholestérol. Même si je savais déjà que je souffrais moi-même d'hypercholestérolémie, rien ne m'avait encore convaincu que l'alimentation pouvait avoir un effet sur le taux de cholestérol et qu'il fallait recommander à la nation entière de modifier ses habitudes alimentaires. On en était encore à l'époque de la « controverse ». Il y avait encore place pour la « polémique ».

D'ailleurs, plusieurs recherches conduites au cours de ces années induisaient de nombreuses personnes, et j'en étais, à croire que l'adoption de nouvelles habitudes alimentaires n'était pas la solution indiquée pour réduire le taux de cholestérol. Tout d'abord parce que ceux qui avaient modifié leur régime alimentaire n'avaient pas obtenu une réduction sensible de leur taux de cholestérol. En deuxième lieu, parce que les taux « moyens » – inférieurs et médians – de cholestérol chez l'homme adulte se situaient entre 200 et 250 mg par 100 centimètres cubes de sang. Si c'était là la moyenne, par conséquent la « norme », alors pourquoi chercher à réduire son taux de cholestérol ? En troisième lieu, des études démontraient que, même en consommant de très grandes quantités de cholestérol, des individus au faible taux de cholestérol n'avaient pas vu grimper leur cholestérolémie. Et même l'American Medical Association, après avoir analysé toutes ces données, en était venue à la conclusion que rien ne l'autorisait à recommander au grand public de modifier ses habitudes alimentaires. Plusieurs autres associations médicales et scientifiques abondèrent dans le même sens.

Puis, en 1978, je subis ma première crise cardiaque. Je n'avais que 35 ans. Après que je me fus remis de cette crise, les médecins prescrivirent un triple pontage coronarien ; en effet, trois artères apportant le sang au cœur étaient obstruées et il fallait les remplacer par des segments de veines que l'on prélèverait dans mes jambes.

Bien entendu, on procéda à des analyses de mon sang. Évidemment, mon taux de cholestérol était élevé. Mais je n'en ai pas pour autant modifié mon régime alimentaire. Vous vous demandez sans doute pourquoi.

La réponse est très simple, ou du moins me parut telle à l'époque. Après des tentatives pour modifier quelque peu mon alimentation en supprimant le beurre, le lait entier, les steaks et autres produits semblables, mes résultats furent minimes et j'en conclus que j'étais un de ces individus malchanceux qui ne tirent aucun profit d'une alimentation plus raisonnée. Il me fallait me résigner à ce taux de cholestérol que mon organisme avait « choisi » de maintenir, peu importent les quantités de cholestérol que je consommerais. D'ailleurs, la chirurgie avait « récuré » mes artères, désormais comme neuves. C'était du moins ce que je pensais. Six ans plus tard, je subissais un second pontage, quadruple cette fois. Je n'avais que 41 ans. Un dossier pas très reluisant, qui ne laissait présager rien de bon.

L'heure était venue de réévaluer la situation. L'alimentation ne semblait pas la clé du problème dans mon cas. Juste avant la chirurgie, mon taux de cholestérol s'établissait à 284 mg. Malgré une diète plutôt stricte au cours des deux mois suivants, mon taux ne diminua qu'à 271. Pendant tout ce temps, je n'avais bu que du lait écrémé, je n'avais mangé ni beurre ni viande rouge et j'avais totalement renoncé aux œufs.

Et, cependant, l'hypothèse que le taux sanguin de cholestérol est un important facteur de risque de cardiopathie se confirmait plus rapidement que jamais. En 1984, même le magazine *Time* annonçait en couverture un article sur le cholestérol, illustré par une assiette contenant un déjeuner type – des œufs et du bacon qu'on avait disposés de façon à dessiner une moue menaçante. Finie la controverse, affirmait l'article. Pour atténuer les risques de cardiopathie, il fallait donc réduire le taux de cholestérol. Fruit d'années de recherche, un dossier capital et bien documenté venait d'être porté à l'attention de la communauté scientifique. Il n'y avait désormais plus de doute : en abaissant sensiblement le taux de cholestérol, on réduisait l'incidence de cardiopathie.

C'est alors qu'assez tardivement je résolus de passer en revue toute la littérature médicale et scientifique sur le cholestérol, la cardiopathie et les moyens de les combattre. Le réveil fut brutal. Et j'aimerais vous faire connaître les plus importantes données et recommandations que j'ai découvertes dans la nombreuse documentation disponible. Je pense que vous serez d'accord avec moi pour dire qu'il faut lutter contre le cholestérol – et que, jusqu'à maintenant, l'outil nécessaire pour y parvenir nous manquait. Nous avons besoin d'un moyen nouveau, sûr, efficace et agréable pour réduire le cholestérol.

L'ALIMENTATION ET LES CORONAROPATHIES

L'hypothèse que l'alimentation pouvait avoir des liens avec les cardiopathies aussi bien que d'autres maladies a d'abord fait son apparition dans des publications consacrées à des études sur les habitudes alimentaires de diverses populations. On a procédé, par exemple, à des comparaisons entre des Japonais vivant dans leur pays et leurs proches émigrés aux États-Unis. Au fil des ans, on a mené plus de trente études du genre qui ont toutes abouti aux mêmes conclusions. Les groupes de populations qui consomment moins de graisses saturées et de cholestérol sont moins souvent victimes de coronaropathie [1*].

Incidemment, on a aussi procédé à des recherches similaires sur la consommation de sel. Et les résultats ont été tout aussi concluants. Plus le régime alimentaire est riche en sel et en sodium sous ses autres formes, plus élevée est l'incidence d'hypertension artérielle [1].

Puisque dans le monde de la science et de la médecine aucune vérité n'est absolue, il faut de toute évidence tenir compte d'autres facteurs. On a par exemple constaté, dans une étude sur les comptables, que leur taux de cholestérol grimpait considérablement pendant les mois précédant la production des déclarations d'impôt sur le revenu et qu'il baissait après la date limite fixée par les gouvernements. En conséquence, le stress exerce une grande influence sur le taux de cholestérol. En fait, le docteur Meyer Friedman a le premier émis l'hypothèse que l'individu de type A – nerveux et inquiet – est plus sujet à la cardiopathie et à l'hypercholestérolémie que celui du type B, plus détendu. Friedman et son partenaire, le docteur Ray Rosenman, recommandent d'ailleurs dans leur ouvrage *Type A Behavior and Your Heart* [2] de trouver des moyens de modifier le comportement – d'éviter l'irascibilité et les facteurs de stress liés au rythme de vie trépidant – de manière à réduire le taux de cholestérol.

On sait aussi que certains individus sont génétiquement prédisposés à des concentrations lipidiques élevées. Cela semblerait s'expliquer

* Pour les notes, voir à la fin du livre.

simplement par l'incapacité génétique de leur métabolisme à transformer les graisses et le cholestérol présents dans les aliments. Des recherches menées sur les animaux ont démontré que certains d'entre eux pouvaient consommer d'importantes quantités de cholestérol sans connaître de problèmes, alors qu'une infime quantité de cholestérol pouvait avoir des conséquences catastrophiques chez d'autres animaux. Le nœud du problème semble tenir au fait que plusieurs personnes, *mais pas toutes*, éprouvent des difficultés de cet ordre. Bien qu'elles se gavent de sucreries, certaines personnes n'en maintiennent pas moins leur cholestérol à un taux inférieur. Mon frère fait partie de ces heureux hommes. Tom mange tout ce qui lui plaît, sans avoir à s'inquiéter des conséquences. Il ne prête attention qu'aux calories, mais seulement pour rester assez mince. Tom adore fréquenter les meilleurs restaurants et il ne mange jamais de pomme de terre au four sans crème sure ni beurre. Et il en redemande. Pourtant, toutes ses analyses de sang à ce jour ont révélé que son taux de cholestérol se situait sous la normale!

Nous avons pourtant grandi ensemble. Ma mère nous a servi les mêmes repas. Nous avons mené des existences presque identiques. Et, malgré cela, son organisme assimile parfaitement les graisses d'origine animale tandis que le mien s'emballe dès qu'il en consomme. Mais qui a jamais prétendu que la vie était juste.

Revenons donc à la littérature médicale.

Dans le cadre de recherches conduites à l'Université de l'Illinois et ailleurs, on a soumis des porcs à différents régimes alimentaires. On utilise des porcs parce que leur système vasculaire est très semblable à celui des humains. L'aorte du porc, cette grosse artère qui sort du cœur, est pratiquement identique à la nôtre. On a prouvé hors de tout doute que l'alimentation pouvait avoir un effet sur l'accumulation de la plaque dite athéroscléreuse qui adhère aux parois de l'aorte et d'autres artères. Les artères des porcs prédisposés à l'hypercholestérolémie et soumis à un régime riche en cholestérol s'obstruent assez rapidement. Plusieurs études en ont fait la preuve.

Certains groupes de personnes, même s'ils habitent un pays d'abondance comme les États-Unis, sont très peu touchés par la cardiopathie. Leur régime alimentaire y est pour quelque chose. Parmi ces groupes se trouve celui des Adventistes du Septième Jour qui préconisent et respectent un régime végétarien [3]. Mais ces données n'expliquent pas tout. Il est exact que l'incidence de cardiopathie y est peu élevée. Il est aussi exact que ces gens ne consomment pas de viande. Mais ils ont adopté ce qu'on pourrait appeler un régime ovo-lacto-végétarien qui comporte presque chaque jour des œufs et des fromages. Or, c'est justement dans les œufs et les fromages que l'on retrouve une grande partie du cholestérol d'origine alimentaire. Pour ma part, je crois que d'autres facteurs doivent jouer dans le cas des Adventistes du Septième Jour. Et peut-être s'agit-il, une fois encore, d'une simple question de gènes. Ils forment un groupe plutôt fermé sur lui-même et ne contractent de mariages qu'avec des coreligionnaires. La capacité d'assimiler les graisses alimentaires a pu ainsi se transmettre de génération en génération. Par ailleurs, si les Adventistes du Septième Jour souffraient d'un problème génétique, il serait important pour eux d'éviter les viandes rouges et de réduire ainsi leur apport en graisses saturées et en cholestérol.

Ce sont des données et des études semblables, contradictoires et déconcertantes, qui ont alimenté une controverse au fil des ans. Mais, comme nous le verrons bientôt, le débat présente peu d'intérêt pour ceux qui sont *vraiment* prédisposés à un taux élevé de cholestérol.

La controverse en ce domaine persiste-t-elle ? Pour répondre à cette question, le docteur Kaare Norum, de l'Université de Norvège, à Oslo, a adressé un questionnaire à plus de deux cents experts parmi les plus renommés du monde entier. Il s'agit d'hommes et de femmes engagés dans des recherches de première ligne sur les graisses alimentaires et la coronaropathie. Il leur a demandé s'ils croyaient qu'existait un lien entre le régime alimentaire et l'évolution d'une coronaropathie ; 97 % d'entre eux ont répondu par l'affirmative. À la question : croyez-vous à l'existence d'un lien entre le régime alimentaire et la cholestérolémie, 98 % ont répondu oui. Et à la question : existe-t-il un lien entre les taux plasmatiques de cholestérol et l'évolution d'une coronaropathie, 98 % d'entre eux ont encore répondu oui. Une conclusion s'impose : la controverse n'existe plus.

En 1984, un sondage commandé par la Food and Drug Administration révélait que la population américaine considérait le cholestérol et le sel comme les deux plus graves menaces à la santé. Le sondage de la Roper Organization démontrait que, pour 65 % des répondants, le cholestérol était un important sujet d'inquiétude. Par rapport à l'année précédente, il s'agissait d'une augmentation de 10 %.

Un mois avant la publication du sondage de 1984, les National Institutes of Health recommandaient vivement aux Américains de réduire leur consommation de graisses et de cholestérol parce qu'on avait établi un lien direct entre ces substances et l'incidence de crises cardiaques. Le comité d'experts fédéraux déclarait que 60 % des Américains souffraient d'hypercholestérolémie et devaient consentir à des efforts pour réduire sensiblement la teneur en graisses et en cholestérol de leur régime alimentaire.

Toutefois, le problème restait entier, car si on avait clairement établi un lien entre hypercholestérolémie et insuffisance cardio-vasculaire, on n'avait pu relier hors de tout doute ces deux états au régime alimentaire. En d'autres mots, s'il était exact qu'une réduction du taux de cholestérol dans le sang pouvait atténuer la menace de cardiopathie, une consommation moins grande de graisses et de cholestérol produirait-elle le même résultat? Pour l'essentiel, la difficulté venait de ce que les tentatives de réduction du cholestérol et des graisses dans l'alimentation ne s'étaient pas traduites par des baisses sensationnelles des taux de cholestérol dans le sang. En réalité, les premières études en ce sens ne s'intéressaient qu'au cholestérol consommé, pas le moins du monde aux graisses. Plus tard, on soupçonna que les graisses étaient tout aussi responsables que le cholestérol des fortes concentrations sériques de cholestérol. Et, avec le temps, on en vint à la conclusion que les graisses saturées exerçaient une plus profonde influence sur le cholestérol sérique que le cholestérol d'origine alimentaire lui-même.

Pour faire le point sur l'intervention de nature alimentaire indiquée dans le cas d'individus à haut risque de cardiopathie, les National Institutes of Health commandèrent une étude, intitulée « Multiple Risk Factor Intervention Trials » (MR FIT) [4], qui dura quatre années. La cholestérolémie des personnes considérées par cette étude devait s'établir à 220 mg/dl ou plus. Les abréviations « mg/dl » désignent le nombre de milligrammes de cholestérol par décilitre de sang ; on en mesurait auparavant la quantité en milligrammes par centimètre cube. Le régime alimentaire recommandé aux participants se limitait à 300 mg ou moins de cholestérol et seulement 35 % de leurs calories devaient provenir de graisses.

Quels en furent les résultats? À la fin de la première année, on ne constata qu'une baisse moyenne de 6 % ou 7 % du taux de cholestérol. Dans les meilleurs cas, ceux chez qui on avait pu aussi constater une perte de poids pendant l'année, les réductions atteignaient parfois jusqu'à 10 %. Après une période de quatre années, le programme MR FIT n'avait produit qu'une baisse moyenne de 6,7 %.

Ce taux de succès n'est évidemment pas satisfaisant. Pour ces hommes et ces femmes à risque, dont la cholestérolémie oscille aux environs de 250 mg/dl ou même plus, même une baisse de 10 % ne suffit pas.

Toujours en 1984, le National Heart, Lung, and Blood Institute publia lui aussi une étude. Il s'agissait des résultats de l'enquête intitulée « Lipid Research Clinics Coronary Primary Prevention Trial » [5]. Dans le cadre de cette enquête, les hommes de science avaient tenté de vérifier si le fait d'abaisser les taux de cholestérol pouvait réellement réduire l'incidence des coronaropathies.

Reconnaissant qu'une diète ne pouvait à elle seule abaisser sensiblement les taux de cholestérol, les chercheurs décidèrent d'améliorer leurs chances de succès en ajoutant à leur programme l'administration d'un hypocholestérolémiant. Le médicament retenu, la cholestyramine, était fréquemment prescrit par les médecins qui voulaient agir sur des taux de cholestérol dangereusement élevés.

Ce médicament abaisse la cholestérolémie en fixant les graisses pendant leur séjour dans l'intestin, ce qui permet de les excréter dans les selles. Pour obtenir des résultats, il faut souvent prendre ce médicament trois ou quatre fois par jour. On le trouve sous forme de granules en sachets que l'on peut diluer dans de l'eau ou du jus d'orange. Ce médicament n'est guère agréable à avaler et tous les patients ne sont pas disposés à en faire régulièrement usage.

On demanda aux participants de cette étude d'adopter un régime alimentaire modifié, à faible teneur en cholestérol et en graisses. On leur administra aussi le médicament ou un placebo, mais sans les informer de la nature de la substance qu'on leur administrait.

Les résultats furent publiés dans le *Journal of the American Medical Association*. Les participants soumis au seul régime modifié ne connurent qu'une baisse de 3,4 % de leur taux de cholestérol. Ceux qui recevaient aussi de la cholestyramine obtinrent de meilleurs résultats :

une réduction de 14 % la première année. Comme on pouvait s'en douter, le placebo ne produisit que peu d'effet, sinon aucun. Au cours des années subséquentes de l'étude, les taux de cholestérol des participants augmentèrent graduellement de sorte que la réduction, en bout de ligne, ne fut que de 6,5 %. L'observance des exigences du programme posait des difficultés.

Certains sujets réussirent toutefois à s'y conformer. Ils obtinrent ainsi une baisse appréciable de leur taux de cholestérol au cours des huit années que dura l'étude. Et ils diminuèrent d'autant leur risque de coronaropathie.

Les autorités en la matière croient que, si le taux de cholestérol total fournit un indice non négligeable du risque encouru par un individu, le taux des lipoprotéines de basse densité en donne une mesure bien plus précise. On trouvera plus loin, dans ce chapitre, des explications plus complètes sur ce type de cholestérol.

Chez les patients traités à la cholestyramine, le taux de lipoprotéines de basse densité baissa de 22,3 mg/dl. Ce qui se traduisit dans les faits par une réduction de 17,2 % de l'incidence de coronaropathie.

En d'autres mots, les individus qui réussirent à réduire notablement leur taux de cholestérol furent beaucoup moins touchés par la maladie cardiaque. Inversement, ceux qui, pendant cette période de huit années, ne parvinrent pas à diminuer leur taux de cholestérol furent beaucoup plus victimes de cardiopathie.

En outre, les auteurs du document précisaient que, dans le cas des sujets qui avaient absorbé la dose suggérée de cholestyramine, on avait constaté une baisse de 35 % du taux de lipoprotéines de basse densité. Et une baisse de 25 % du taux de cholestérol total. Pareille diminution, affirmaient-ils, signifierait une réduction de l'ordre de 49 % de l'incidence de coronaropathie. Réfléchissez bien à l'incroyable portée de cette affirmation : *Une baisse de 35 % du taux de lipoprotéines de basse densité réduit de moitié le risque de maladie coronarienne!*

Une commission des National Institutes of Health proposa une autre interprétation de ces données. Les experts en question ont unanimement affirmé que toute réduction de 1 % de la cholestérolémie signifiait une baisse de 2 % du risque de maladie coronarienne. Ainsi, une diminution de 5 % du taux sanguin de cholestérol réduirait de 10 % l'incidence de cette maladie. Une diète combinée à la prise de médicaments et à l'élimination d'autres facteurs de risque pouvait, selon eux, diminuer jusqu'à 50 % l'incidence de cette maladie. Forts de ces conclusions, les National Institutes of Health entreprirent une campagne d'information auprès des médecins et leur firent connaître l'importance, pour leurs patients, de réduire leur taux de cholestérol.

Mais il restait encore un problème : comment obtenir cette réduction de 35 % des lipoprotéines de basse densité? Les auteurs de l'étude signalaient que cela était possible à l'aide d'un régime et de médicaments. Mais pouvait-on raisonnablement espérer que l'Amérique toute entière adopterait ce traitement? Des millions de gens sont des candidats aux maladies cardiaques, mais on peut vraisemblablement douter que ces millions d'individus acceptent de prendre les médicaments utilisés dans l'étude en question, ou puissent le faire.

L'adoption d'une diète très stricte serait-elle la solution? Nathan Pritikin a publié plusieurs livres qui exposent en détail sa méthode diététique pour stabiliser le cholestérol [6]. Son traitement est efficace. Pour réduire sensiblement le cholestérol, la Méthode Pritikin propose que les graisses et le cholestérol ne comptent que pour 10 % des calories consommées. L'American Heart Association, on se le rappellera, suggère quant à elle de limiter l'absorption de graisses à 30 %, ou même 20 %. Quant aux viandes, au poisson et à la volaille, on ne devrait pas en consommer hebdomadairement plus d'une livre au total. En somme, il s'agit pratiquement d'un régime végétarien. On comprendra donc que peu d'individus puissent se conformer à ces exigences – surtout pas pour le reste de leur vie.

Telles étaient les solutions qui s'offraient à moi quand je résolus de réduire coûte que coûte mon taux de cholestérol. Ni la diète sévère ni les médicaments ne m'attiraient. C'est pourquoi j'ai mis au point ce traitement qui m'a permis de réduire mon taux de cholestérol non pas seulement de 30 %, ni même de 35 %, mais bien de 40 %.

Maintenant que vous savez que réduire la cholestérolémie diminue grandement l'incidence de maladie cardiaque et que vous avez un moyen *vraiment* efficace et sûr d'obtenir ce résultat, examinons de plus près le chimisme du cholestérol. Vous avez sans doute déjà entendu les expressions et les noms qui suivent, mais il importe que vous en compreniez bien le sens si vous voulez vraiment devenir maître de votre existence.

LE CHOLESTÉROL ET LES LIPIDES

En réalité, le cholestérol n'est qu'une des nombreuses graisses, appelées aussi lipides, qu'on trouve dans le sang. Lorsque leur concentration est trop élevée, certaines de ces graisses deviennent nocives. Certains autres lipides, comme les stérols ou graisses neutres, n'ont pas d'effets préjudiciables, même s'ils sont de la même famille que le cholestérol. Enfin, le cholestérol est aussi un terme générique qui sert à désigner diverses fractions du plasma sanguin.

Le plus souvent, lorsque l'on utilise le mot *cholestérol*, on fait référence au *cholestérol total*, soit la somme de tous les cholestérols présents dans le sang. On mesure ces quantités en milligrammes par décilitre dont l'abréviation s'écrit mg/dl ou mg/dL. C'est à cette mesure que se reportent la plupart des gens et des médecins lorsqu'ils s'efforcent de « maintenir un faible taux de cholestérol ».

Il y a déjà plusieurs années, les chercheurs ont découvert qu'on pouvait décomposer le cholestérol présent dans le sang en plusieurs fractions, caractérisées par leurs lipoprotéines, qui servent de véhicule au cholestérol : ce sont les lipoprotéines de basse densité, les lipoprotéines de très basse densité (ou prébêtalipoprotéines) et les lipoprotéines de haute densité.

On tient généralement *les lipoprotéines de basse densité (LDL)* pour les vraies responsables de la maladie coronarienne [7]. Ces lipoprotéines transportent le cholestérol dans le sang et le fixent dans les artères sous la forme de concrétions de calcium, de fibres et d'autres substances qu'on désigne sous l'appellation de plaque. La formation de cette plaque s'appelle athérome et la maladie qui en résulte, athérosclérose. Cette athérosclérose qu'on appelle communément maladie cardiaque. En réalité, le cœur est généralement sain, mais ses artères sont obstruées. Aussi est-il plus exact de parler de maladie coronarienne ou coronaropathie, puisque l'adjectif coronarien qualifie les artères qui approvisionnent en sang le cœur. Plus est élevé dans le sang le taux de lipoprotéines de basse densité (LDL), plus grand est le risque de cardiopathie.

Les lipoprotéines de très basse densité (VLDL) sont la substance utilisée par le foie pour produire les lipoprotéines de basse densité (LDL). Les hommes de science qualifient les lipoprotéines de très basse densité (VLDL) de précurseurs des lipoprotéines de basse densité

(LDL). En d'autres mots, plus le taux de lipoprotéines de très basse densité (VLDL) est élevé, plus le foie produit de lipoprotéines de basse densité (LDL).

Les lipoprotéines de haute densité (HDL) constituent la fraction protectrice ou bénéfique du cholestérol. Les lipoprotéines de haute densité (HDL) éloignent en fait le cholestérol des parois des artères. Plus le taux de lipoprotéines de haute densité (HDL) est élevé, meilleure est la protection contre la cardiopathie.

Le rapport cholestérol total/lipoprotéines de haute densité (HDL), ou lipoprotéines de basse densité (LDL)/lipoprotéines de haute densité (HDL), est d'une extrême importance. Plus ce rapport est élevé, plus grands sont les risques de cardiopathie puisqu'alors les lipoprotéines de basse densité (LDL), qui tentent de s'accrocher aux artères, sont beaucoup plus nombreuses que les lipoprotéines de haute densité (HDL), qui s'efforcent d'éloigner le cholestérol des parois des artères.

Les résultats d'analyses sanguines demandées par les médecins incluent généralement de l'information sur les taux de *triglycérides*. Ces graisses présentes dans le sang sont d'un type assez différent. Certaines personnes peuvent avoir en même temps des taux normaux de cholestérol et des taux très élevés de triglycérides, ou vice versa. Les hommes de science s'entendent généralement pour dire qu'il existe toutefois un lien entre des taux élevés de triglycérides et l'hypercholestérolémie. En agissant pour réduire les triglycérides, on peut du même coup aider à diminuer le cholestérol.

En résumé, il vaut donc mieux avoir de faibles taux de cholestérol total, de lipoprotéines de basse densité (LDL), de lipoprotéines de très basse densité (VLDL) et de triglycérides de même que de faibles rapports de cholestérol, tout en maintenant un taux élevé de lipoprotéines protectrices de haute densité (HDL).

QUAND LA MESURE EST-ELLE DÉPASSÉE?

Jusqu'à tout récemment, la majorité des médecins ne s'inquiétait pas si le taux de cholestérol de leurs patients se situait dans les limites de la normale ou de la moyenne établie pour l'adulte américain. Mais le problème avec cette «moyenne», c'est que la plupart des Américains – et même plusieurs enfants – ont des taux de cholestérol beaucoup trop élevés. En conséquence un taux « normal » pourrait bien ne pas être sans danger. Et cette crainte se confirme dès qu'on compare ces taux aux résultats obtenus par d'autres groupes ethniques. Des dizaines d'études ne laissent pas de doute sur les conclusions qui s'imposent : les groupes culturels aux plus faibles taux de cholestérol sont aussi les moins frappés par les maladies cardiaques.

En 1983, après la publication d'un article des docteurs Basil Rifkind et Pesach Segal dans le *Journal of the American Medical Association* [8], les médecins ont commencé à repenser leurs attitudes face au cholestérol et à réviser leur définition d'un taux trop élevé. Dans l'étude en question, on mesura les taux plasmatiques de cholestérol et de triglycérides de plus de soixante mille Américains d'origines diverses et de dix régions différentes. On put ainsi redéfinir l'hyperlipidémie (que caractérisent des taux élevés de graisses dans le sang) et l'hypercholestérolémie (marquée par des taux élevés de cholestérol).

Les tableaux présentés à la fin de ce chapitre, extraits de l'article des docteurs Rifkind et Segal, établissent des échelles de taux de cholestérol pour les hommes, les femmes et les enfants. À titre d'exemple, dans le tableau 1, on remarque que seulement 5 % de la population masculine du groupe de 40 à 45 ans jouit d'un taux de cholestérol de 150 mg/dl ou moins. Et réciproquement, si l'on considère la colonne des 75 %, on constate que 25 % de la même population a un taux de 230 mg/dl ou plus. Le taux moyen pour ce groupe s'établit à 205 mg/dl. De plus en plus d'experts concèdent aujourd'hui que les taux sans danger sont de loin bien inférieurs à ceux qu'on avait tenus pour tels au cours des vingt dernières années et qu'il faut intervenir de quelque manière dès que ce taux excède 200 mg/dl. Il faut donc en conclure que l'adulte américain *moyen*, et de nombreux autres Américains des deux sexes et de tous les groupes d'âge, doivent agir pour réduire leur taux élevé de cholestérol.

Et les enfants ? Comme le montrent les tableaux, leur taux de cholestérol varie également. Et dans leur cas, le régime alimentaire semble donner des résultats. Une étude menée auprès d'enfants de la campagne guatémaltèque a démontré qu'une augmentation de leur consommation de cholestérol pendant un seul mois s'était traduite par une importante hausse de leur taux sanguin de cholestérol [9]. Selon une étude sur des enfants américains, quand on réduit à 380 milligrammes la consommation quotidienne de cholestérol qui s'établit en moyenne à 720 milligrammes et qu'on fait passer de 38 % à 33 % le total des calories tirées des graisses, on constate une baisse moyenne de 15,6 %. des taux de cholestérol [9]. Plus le taux est élevé au point de départ, plus importante est la baisse. En conséquence, certains enfants sont très tôt prédisposés à l'hypercholestérolémie et ce sont eux qui profitent le plus des modifications apportées à leur régime alimentaire.

De nos jours, de nombreux enfants des écoles primaires des États-Unis apprennent qu'un régime pauvre en graisses est meilleur pour leur santé. Mon fils, par exemple, a appris dès la première année que le lait écrémé est meilleur pour lui que le lait entier. Il n'est pas facile de modifier radicalement les habitudes alimentaires des jeunes. Ils adorent toujours prendre de temps à autre un repas au restaurant McDonald. Mais la modération devrait être leur mot d'ordre.

Il ne fait aucun doute que l'adoption d'un régime équilibré est la première étape pour réduire les taux sanguins de cholestérol. Ce qui, en retour, peut aider à retarder l'évolution de l'athérosclérose et l'apparition d'une cardiopathie. Mais quel est le rôle en ce sens des taux des lipoprotéines protectrices de haute densité (HDL)?

On a clairement établi que le diagnostic des taux de lipoprotéines de haute densité (HDL) pouvait aider à identifier les personnes qui présentent un risque de cardiopathie. Une étude menée en ce sens a révélé que la très grande majorité des hommes atteints de maladie coronarienne avaient des taux de cholestérol total six fois plus élevés que leur taux de lipoprotéines de haute densité (HDL), et même davantage [10].

Mais peut-on agir sur les lipoprotéines de haute densité (HDL) pour améliorer le rapport entre les deux types de cholestérol? Il semble qu'on puisse y arriver par une diète et de l'exercice. Les taux de lipoprotéines de haute densité (HDL) augmentent quand le régime d'un individu est pauvre en graisses et en cholestérol, réduit en calories et qu'il comporte une quantité modérée d'alcool [11]. Alors que personne ne songerait à encourager la consommation d'alcool à seule fin d'augmenter la production de lipoprotéines de haute densité (HDL), on a maintes fois démontré qu'une petite quantité d'alcool – disons un verre ou deux, chaque jour – a pour effet d'augmenter le taux des HDL. À l'inverse, un régime riche en sucres raffinés peut provoquer une baisse du taux des HDL [11].

Plusieurs études ont démontré que ceux qui s'adonnent régulièrement à un programme assidu d'exercice physique ont un taux plus élevé de HDL. Reste à prouver, toutefois, que l'exercice peut avoir un effet bénéfique sur ce taux.

Toutes les autorités en ce domaine s'accordent pour dire qu'il faut d'abord s'attaquer au régime alimentaire. L'objectif : un rapport cholestérol total/cholestérol HDL inférieur à 4,5. On peut améliorer ce rapport ou en augmentant les HDL ou en diminuant les LDL. La dernière solution est plus réaliste. On a associé un rapport de 4,5 au taux de risque moyen chez les femmes, beaucoup moins touchées par la cardiopathie que les hommes. On juge plus souhaitable un rapport de 3,5 qui correspond à la moitié du taux moyen de risque chez les hommes [12].

Voici quelques exemples précis de rapports :

$$\frac{200 \text{ mg/dl de cholestérol total}}{50 \text{ mg/dl de cholestérol HDL}} = \text{rapport de } 4,0$$

$$\frac{175 \text{ mg/dl de cholestérol total}}{55 \text{ mg/dl de cholestérol HDL}} = \text{rapport de } 3,0$$

$$\frac{250 \text{ mg/dl de cholestérol total}}{40 \text{ mg/dl de cholestérol HDL}} = \text{rapport de } 6,0$$

$$\frac{210 \text{ mg/dl de cholestérol total}}{60 \text{ mg/dl de cholestérol HDL}} = \text{rapport de } 3,5$$

En examinant les possibilités d'équations de ce type, on en vient rapidement à la conclusion que le meilleur moyen d'obtenir un rapport acceptable consiste à diminuer le cholestérol total. Un individu qui aurait un taux de cholestérol fort élevé, de 300 mg/dl par exemple, aurait en effet très peu de chances de parvenir à un rapport salutaire en augmentant son taux de HDL, sans diminuer également son taux de cholestérol total.

Il n'est toutefois pas toujours possible d'abaisser suffisamment ses taux de cholestérol total et de cholestérol LDL en recourant uniquement à une diète. Voici ce qu'en dit le Council on Scientific Affairs de l'American Medical Association : « Pratiqué sous étroite surveillance en clinique, un régime plus pauvre en cholestérol et en graisses saturées, mais inchangé pour ce qui est de l'apport énergétique (en calories), peut se traduire par une réduction de 30 % des concentrations sériques de cholestérol. Dans les cas, plus fréquents, d'individus qui vaquent librement à leurs affaires, on constate une diminution beaucoup moins importante des concentrations plasmatiques de cholestérol » [13]. En d'autres mots, la plupart des gens ne réussissent pas, à l'aide d'une diète seulement, à réduire suffisamment leurs taux sériques de cholestérol. Ce qui ne veut pas dire pour autant que l'on puisse se passer d'une diète. Le même Conseil ajoute : « On a de bonnes raisons de croire que le taux moyen de cholestérol parmi la population américaine est peut-être plus élevé qu'il ne le faudrait, en bonne partie à cause de son régime alimentaire type. »

Dans les sociétés orientales et primitives, le taux moyen de cholestérol total s'établit entre 150 et 200 mg / dl, chez les adultes. Rappelez-vous qu'on a invariablement pu relier des taux de cholestérol total de 140 à 180 mg / dl aux plus faibles incidences d'athérosclérose et de maladie coronarienne [13].

Dès que le taux moyen de cholestérol total franchit la barre des 200 mg / dl, l'incidence de coronaropathie s'accroît proportionnellement. Le Conseil conclut donc que « des taux plasmatiques moyens de cholestérol total oscillant entre 180 et 200 mg / dl dans les populations adultes semblent être associés à une faible incidence de maladies cardio-vasculaires et d'autres maladies et devraient vraisemblablement être considérés comme un objectif ultime ».

Par où commencer ? L'American Heart Association a déjà recommandé de modifier en trois étapes le régime alimentaire. Chacune d'elles est plus exigeante que la précédente et augmente les chances de succès du sujet.

À la première étape, ce régime limite le cholestérol à 300 milligrammes par jour. L'apport en graisses ne devrait pas représenter plus de 30 % des calories totales et devrait se composer à parts égales de graisses et d'huiles saturées, polyinsaturées et monoinsaturées. Chez les individus dit « normaux », cette méthode réduit habituellement le taux de cholestérol de 10 % à 15 %.

À la deuxième étape, l'apport quotidien en graisses et en cholestérol ne doit pas excéder 30 % des calories *et* 250 milligrammes. Enfin, à la troisième étape, seulement 20 % à 25 % des calories proviendront de graisses, et moins de 10 % seront d'origine animale. Quant à l'apport quotidien en cholestérol, il devra être inférieur à 100 milligrammes.

En 1986, l'American Heart Association clarifiait et précisait son point de vue sur l'apport en cholestérol pour la population en général. Tout en maintenant la limite quotidienne à 300 milligrammes, l'AHA recommandait d'en consommer au maximum 100 milligrammes par 1 000 calories. Pour une personne qui consomme 3 000 calories par jour, la limite serait donc de 300 milligrammes ; pour une autre qui consomme quotidiennement 2 000 calories, la limite ne serait que de 200 milligrammes.

En conséquence, il fallait revoir à la baisse, toutes proportions gardées, les recommandations édictées pour les étapes 2 et 3, ce qui n'a toujours pas été fait à ce jour. Fait intéressant à noter, l'AHA semble toutefois étrangement incapable d'accepter l'évidence, de plus en plus confirmée, que le fait de limiter l'apport en graisses à 20 % des calories est la meilleure solution pour tous et que cet objectif est *accessible*. Un éminent porte-parole de l'AHA, qui participe à l'élaboration de ses politiques, m'a confié que le grand public mettrait des années à réduire son apport en ce sens au niveau de l'étape 1. Les plus perspicaces agiront sans plus tarder.

Il semble logique de commencer par la première étape. Ce point de vue est d'ailleurs partagé par plusieurs spécialistes de la médecine et de la santé. En 1980, le U.S. Department of Agriculture et le U.S. Department of Health, Education and Welfare publiaient conjointement le très officiel « Guide alimentaire à l'usage des Américains » [14]. Ce document suggère de consommer une grande variété d'aliments, d'éviter les produits trop riches en graisses, en graisses saturées et en cholestérol en leur préférant des aliments plus équilibrés en fibres et en féculents et de consommer moins de sucre et de sodium. Sage conseil que tous peuvent suivre sans pour autant se sentir des martyrs. Ensuite, selon ses besoins, on pourra même réduire davantage son apport en graisses.

FINIE LA CONTROVERSE SUR LE CHOLESTÉROL

Les autorités médicales et scientifiques des États-Unis en vinrent finalement à un consensus en 1987 et publièrent leurs premières directives concernant le cholestérol. Une commission parrainée par le gouvernement décréta que le taux sérique maximal de cholestérol acceptable était de 200 mg/dl, sans égard au sexe ni à l'âge. Un taux bien en deçà de ce que les médecins jugeaient « normal ».

Les membres de cette commission disaient espérer qu'on surveillerait plus étroitement les taux de cholestérol et qu'on pourrait ainsi grandement atténuer l'un des plus importants facteurs de risque de cardiopathie. Ils soulignaient qu'une situation parallèle s'était présentée en 1970 : on avait alors demandé aux médecins d'examiner tous leurs patients pour déceler et traiter énergiquement les cas d'hypertension artérielle afin d'éliminer ou de réduire le risque de cardiopathie. Certains faisaient preuve d'optimisme en affirmant que le risque représenté par le cholestérol connaîtrait une baisse tout aussi spectaculaire dans les années à venir.

Pourtant, même le taux maximal de 200 mg/dl suggéré par la commission pourrait ne pas s'avérer assez faible. Un éminent chercheur sur le cholestérol, le docteur Jeremiah Stamler, a fourni la preuve irréfutable qu'il y aurait avantage à réduire davantage le taux de cholestérol. Son article, paru dans le *Journal of the American Medical Association*, faisait état des plus récentes conclusions de l'enquête du MR FIT (Multiple Risk Factor Intervention Trials) dont il a été question plus tôt et qui avait permis d'examiner 356 222 hommes de 35 à 57 ans pour évaluer leurs risques de cardiopathie [15]. Dans les années écoulées depuis les premiers examens, en 1973, on avait aussi comparé leurs taux de mortalité. Les conclusions concernant le cholestérol y étaient saisissantes.

Le docteur Stamler affirmait sans ambages que « le rapport entre le taux sérique de cholestérol et la coronaropathie *ne* se résume *pas* à une question de seuil et qu'en conséquence on ne saurait conclure que le risque n'augmente qu'à proportion de taux plus élevés, mais qu'il s'agit plutôt d'un phénomène graduel qui accroît grandement la vulnérabilité de la très grande majorité des Américains d'âge mûr ». Il concluait que même des taux de 200 mg/dl n'étaient pas assez bas. Et il affirmait que les cardiopathies fatales « sont attribuables à des taux sériques de cholestérol égaux ou supérieurs à 180 mg / dl ». Le docteur Stamler recommandait donc de maintenir le taux de cholestérol au plus bas niveau possible.

Bien entendu, lorsqu'on s'intéresse aux taux de lipides totaux et à leurs conséquences sur la cardiopathie, on peut perdre de vue l'importance des taux de HDL. Avec un taux de cholestérol total de 180 et un taux de cholestérol HDL de 40, un individu aura un rapport de 4,5 – ce qui est très bon. Une autre personne, dont les mêmes taux sont respectivement de 200 et de 50, aura un rapport de 4,0 – ce qui vaut sans doute mieux. Mais, dans un cas comme dans l'autre, l'important est de ne pas se satisfaire tant que le taux de cholestérol total n'est pas inférieur à 200 ou, au moins, tant que le rapport n'est pas inférieur à 4,5. Le traitement pour réduire votre taux de cholestérol en 8 semaines peut vous assurer ces deux résultats.

Le cas des individus au taux de cholestérol total très bas est aussi intéressant. Le docteur William Connor, de l'Université de l'Orégon, s'est penché sur le cas des Indiens Tarahumara qui connaissent encore un mode de vie primitif dans les montagnes du Mexique. Leur régime alimentaire est frugal et comprend bien peu de chairs animales. Ils font beaucoup d'exercice et s'amusent souvent à un jeu qui consiste à frapper du pied une balle tout en courant, et ce, parfois pendant 24 heures, sans s'arrêter. En analysant quelques échantillons de leur sang, le docteur Connor et son équipe ont trouvé des taux de cholestérol de 120 et de 130. Les taux de cholestérol HDL étaient aussi très bas. Mais il n'y avait pas la moindre trace de cardiopathie dans toute la population. Le docteur Connor en conclut que, lorsque le taux de cholestérol total s'établit à des niveaux très inférieurs, le rôle protecteur des HDL perd de son importance.

La plupart des recherches menées dans le domaine de la cardiopathie ont porté essentiellement sur les hommes. Pourtant la coronaropathie ne les frappe pas exclusivement. Les femmes doivent-elles aussi tenir compte des facteurs de risque connus, y compris l'hypercholestérolémie ; d'ailleurs, le nombre de femmes ayant subi une crise cardiaque ou un pontage augmente chaque année. Plusieurs experts en tiennent responsables les plus nombreux facteurs types de risque, parmi lesquels figurent le stress, la cigarette et l'hypertension.

Un article paru dans le *New England Journal of Medicine* a jeté un nouvel éclairage sur les liens possibles entre la ménopause et le risque de maladie coronarienne [16]. On a pu suivre ainsi au total 121 700 femmes de 30 à 55 ans pendant six années, soit de 1976 à 1982. Si on ne put déceler aucun accroissement de risque chez les femmes, après une ménopause naturelle, il en fut autrement pour les femmes qui avaient subi une hystérectomie et à qui on avait retiré les deux ovaires : dans ce dernier cas, le risque de coronaropathie s'était accru. Mais on pouvait éliminer ce risque par une hormonothérapie supplétive en œstrogène.

Voici qui apporte indirectement la preuve du rôle préventif de l'œstrogène chez la femme. Il semble exister un lien entre cette hormone et le taux de HDL. Dès que les femmes présentent les facteurs types de risque – la cigarette, l'hypertension, l'hypercholestérolémie et un faible taux de HDL –, l'incidence de cardiopathie grimpe en flèche.

Les femmes qui ont participé à mon étude clinique au Santa Monica Medical Center, et qui ont donc consommé du son d'avoine et de la niacine, ont bénéficié de hausses impressionnantes de leur taux de HDL, ce qui a grandement amélioré leur rapport cholestérol total/cholestérol HDL. Il n'y a plus à hésiter : les femmes se doivent elles aussi de maintenir leur cholestérol total à un niveau acceptable et d'augmenter leur taux de HDL.

LE CHOIX D'UN RÉGIME ALIMENTAIRE RAISONNÉ

Pour la plupart des gens qui tentent de modifier des habitudes alimentaires acquises depuis l'enfance, le problème vient de ce qu'ils se disent « À quoi dois-je renoncer ? » alors qu'ils devraient plutôt se demander « Quels sont les milliers d'aliments délicieux que je devrais choisir ? »

D'abord, pourquoi mangeons-nous ? Fondamentalement, nous ne devrions manger que pour vivre, alors que beaucoup trop d'entre nous vivent pour manger. Il est temps de revenir à l'essentiel.

Un bon régime alimentaire doit fournir tous les éléments nutritifs dont nous avons besoin pour mener une vie saine et active. Ces éléments nutritifs aident l'organisme à se régénérer ou à se développer pendant l'enfance.

On a parfois reproché au régime que je propose sa trop grande simplicité, mais la classification des aliments en quatre groupes fondamentaux n'en constitue pas moins un excellent outil pour bien choisir ses aliments. Ce régime fait d'ailleurs appel à une grande variété de produits.

Les besoins minimaux d'un adulte sont de deux portions du groupe des viandes et des produits laitiers et de quatre portions de chacun des deux groupes suivants : fruits et légumes, céréales et grains. Pour une personne qui surveille ses calories et son cholestérol, ce régime est-il réaliste et pratique ? Il n'y a pas le moindre doute à ce sujet, à condition que l'on ne perde pas de vue la nécessité de consommer une *grande variété* d'aliments de chaque groupe. Et ce régime prend tout son sens dès qu'on reconnaît l'importance des deux derniers groupes. Et j'insiste sur le fait que les quatre portions suggérées constituent un *minimum*.

Deux portions du groupe des viandes suffisent amplement à combler les besoins du corps en protéines, puisqu'il comprend également d'autres sources de protéines comme la volaille, le poisson et les haricots.

Peut-on reprocher quoi que ce soit au bœuf ? Ou à toute autre viande rouge ? Absolument pas, si on en mange avec modération. Mais de quelle quantité doit se composer une « portion » de viande ? Certainement pas d'un steak de 16 onces (500 g) ! Une portion de viande ne devrait pas compter plus de 4 onces (125 g). Et ce n'est vraiment pas demander la lune que d'exiger que soit retiré l'excès de gras sur le pourtour d'une pièce de viande.

Mais le groupe des viandes ne se compose pas que de viande rouge. En fait, on se lasse vite de manger toujours le même type de plat. N'oubliez pas la volaille et les fruits de mer. Presque tous les grands chefs du monde ne se targuent-ils pas d'imaginer des recettes fabuleuses pour apprêter tous les aliments disponibles ?

Puis vient le groupe des produits laitiers. Les produits laitiers constituent une excellente source de calcium, de protéines et de vitamines A et D. Mais ces éléments nutritifs ne se trouvent pas dans leurs matières grasses. Les laits, yogourts et fromages sans graisses ou pauvres en graisses en contiennent autant que les autres. Et ils coûtent souvent moins cher. Au début, vos papilles gustatives n'y réagiront peut-être pas favorablement, mais donnez-vous un peu de temps pour apprécier les saveurs délicates des produits laitiers à teneur réduite en graisses. Croyez-le ou non, en très peu de temps vous préférerez même ces aliments plus sains.

Vous pouvez manger autant de produits du groupe des fruits et légumes que vous le désirez, aussi longtemps que vous ne prenez pas de poids. S'il contient beaucoup de vitamine C, le jus d'orange est aussi plutôt riche en calories. Par ailleurs, si vous avez diminué votre consommation de graisses, vous pouvez remplacer ces calories manquantes par des fruits frais de toutes sortes. Entrez dans une épicerie ou un commerce de fruits et légumes et offrez-vous un sac plein de saines gourmandises. «Des mangues, des papayes, des châtaignes grillées...» comme dit une vieille chanson de Rosemary Clooney.

Vient enfin le groupe des céréales. Vous pouvez dès maintenant oublier les principes reçus qui suggéraient d'éviter ces féculents soi-disant «engraissants». Consommez chaque jour autant de riz, de brioches et de pain que vous le désirez. Ne vous préoccupez même pas des calories. Et rappelez-vous qu'en Europe et dans divers pays où l'on considère le pain comme un aliment essentiel dont la nation tout entière tire fierté, personne ne songe à mettre du beurre sur le pain. Parce que cela masque le goût du pain.

Au royaume des pâtes, tout est permis. Savourez toutes les formes et variétés de pâtes que vous pouvez trouver. Un peu de sauce marinara, une salade fraîche, une tranche de pain de son et un verre de vin transformeront un plat de spaghetti en un dîner mémorable.

Depuis que j'ai commencé à réduire ma consommation de graisses, je n'ai plus à compter mes calories. Je peux maintenant manger tout ce que je veux, presque sans m'imposer de limites. Je compte plutôt les milligrammes de cholestérol et les grammes de graisses présents dans les aliments que je choisis. Les recettes de ce livre vous aideront à partir du bon pied. Vous constaterez aussi que de nombreuses recettes publiées en revues précisent la quantité de cholestérol et de graisses par portion. Vous pouvez même réduire davantage ces indésirables en procédant à quelques simples modifications, par exemple en remplaçant les jaunes d'œufs par un succédané et le beurre par de la margarine molle. Et même s'il n'y a rien de répréhensible dans le fait d'aimer le

., le porc, l'agneau et le veau, faites appel à votre imagination et essayez d'autres types de viandes. Remplacez une escalope de veau par une escalope de dinde. Au lieu de bœuf haché, faites l'essai de poitrine de poulet haché, en sandwich. Tentez des expériences avec différents fruits de mer que vous aviez peut-être écartés jusqu'ici. Vous raffolerez des gros pétoncles en brochette.

Maintenir votre apport en graisses et en cholestérol au niveau le plus bas, tel est l'objectif ; plus vous le réduirez, mieux cela vaudra. Peu importent les moyens que vous prenez pour abaisser votre taux de cholestérol, il vous faut d'abord repenser votre régime alimentaire.

Au début, pour vous aider à calculer ces grammes et milligrammes, reportez-vous aux tableaux où figurent les aliments les plus populaires et les quantités de graisses et de cholestérol qu'ils contiennent par portion ; vous trouverez ces tableaux au chapitre 2, intitulé « Les numéros gagnants ». En très peu de temps, vous vous tournerez tout naturellement vers les aliments à faible teneur en graisses et en cholestérol et vous n'aurez même plus besoin de consulter ces tableaux.

J'aime beaucoup la devise que j'ai vue sur le réfrigérateur d'une amie qui voulait conserver sa ligne superbe : « Une seconde sur la langue, à jamais sur les hanches. » S'il est agréable de conserver sa ligne, songez qu'il est beaucoup plus important de garder ses artères propres et saines.

Et n'oubliez pas la conclusion des autorités médicales : une baisse de 35 % du cholestérol réduit de moitié les risques de cardiopathie. Cela n'en vaut-il pas la peine ?

L'INTERPRÉTATION DES TABLEAUX

Pour toute population ou groupe, on peut établir un taux moyen de graisses dans le sang. Dans les tableaux ci-après, les données apparaissent en colonnes correspondant à des pourcentages. Les nombres inscrits dans la colonne des 5 % représentent les taux qu'on pourrait considérer comme des objectifs. Par ailleurs, les individus dont les taux correspondent à la colonne des 95 %, tant pour ce qui est du cholestérol total que des LDL, présentent les plus hauts risques de coronaropathie. Pour vous aider à mieux comprendre, disons que les populations peu ou pas atteintes de maladie athéroscléreuse du système cardio-vasculaire ont souvent un taux de LDL qui se situe en moyenne sous la barre des 100 mg/dl [15]. Le risque de cardiopathie s'accroît nettement à mesure que le taux de LDL s'élève au-dessus de la barre des 50 % [15]. Ce qui, dans le cas des adultes, est un taux supérieur à 150 mg/dl.

Pour mieux comprendre, prenons l'exemple du tableau 1. Chez les hommes de 40 à 44 ans, le taux moyen de cholestérol total est de 205. Seuls 5 % de ces hommes ont un taux de 150 mg/dl. À l'autre extrémité du spectre, on constate que 25 % des hommes de ce groupe d'âge (colonne des 75 %) ont un taux de 230 mg/dl ou plus ; 10 % (colonne des 90 %) ont un taux supérieur à 250 mg/dl et 5 % (colonne des 95 %), un taux de cholestérol de 270 mg/dl ou plus.

Gardez à l'esprit que, selon les données de ces tableaux et compte tenu de l'opinion qui prévaut actuellement dans les milieux de médecine clinique, la moitié de la population masculine de 40 à 44 ans devrait réduire son taux de cholestérol. Trop de médecins ignorent encore l'importance de ramener le taux de cholestérol sous la barre des 200. Le National Heart, Lung, and Blood Institute mène présentement une campagne d'information pour inciter les médecins à réévaluer le taux de cholestérol de leurs patients et à les traiter en conséquence. Cette campagne s'appuie sur de nouvelles publications selon lesquelles, pour diminer le risque de cardiopathie, il faut réduire à moins de 200 mg/dl le taux de cholestérol [13, 17].

Rappelez-vous aussi que des essais cliniques ont démontré que toute baisse de 1 % du taux sanguin de cholestérol se traduit par une baisse de 2 % des risques de coronaropathie. Ainsi, une baisse de 5 % de ce taux devrait réduire de 10 % le risque de maladie. Connaissez-vous beaucoup d'investissements qui peuvent vous rapporter le double de votre mise ?

En n'ayant recours qu'à une diète, plusieurs individus peuvent ramener leur taux de cholestérol moyennement élevé – disons de 210 à 215 – à moins de 200. Cela est même encore plus facile maintenant, si l'on ajoute du son d'avoine à son régime alimentaire ainsi que nous le verrons en détail dans le chapitre 3, « Le son d'avoine, une primeur ». Chez ceux dont le taux est beaucoup plus élevé, un traitement composé d'un régime alimentaire modifié, de son d'avoine et de niacine s'est avéré extraordinairement efficace. Il sera longuement question de la niacine au chapitre 4.

Efficace, mais jusqu'à quel point? Comme vous l'apprendrez au chapitre 12, « Un traitement qui a fait ses preuves, » ce traitement provoque des baisses de cholestérol de l'ordre de 30, 35, 40, 45, 50 % et même davantage. Grâce à ce traitement pratique, tout individu peut grandement diminuer ses risques de maladie coronarienne.

Sans compter que son taux de HDL s'en trouvera spectaculairement accru. En effet, tous les participants à l'étude menée pour vérifier l'efficacité de mon traitement ont enregistré une augmentation moyenne de 35 % de leur taux de HDL. Encore une fois, je vous incite à lire le chapitre 12.

Le cholestérol et sa conclusion fatale ne font plus désormais l'objet d'une controverse. Bien des gens sont prédisposés à l'hypercholestérolémie, un état que vient aggraver encore un régime riche en graisses et en cholestérol. Mais il est possible de ramener rapidement et facilement à la normale son taux de cholestérol et d'éliminer ainsi virtuellement un important facteur de risque de coronaropathie.

Connaissez-vous votre taux de cholestérol? Si vous répondez par la négative, consultez d'abord votre médecin. Il ou elle pourra vous faire une prise de sang ou vous envoyer à un laboratoire où l'on procédera à une telle analyse. Avant de vous soumettre à cet examen, il faut vous abstenir de nourriture et de breuvage pendant 12 à 14 heures. Vingt-quatre heures plus tard, vous saurez à quoi vous en tenir. Et demandez qu'on vous donne les taux *exacts* et détaillés ; ne vous contentez pas de propos rassurants du genre : votre taux de cholestérol est « normal ». Si votre taux est bas, remerciez-en votre bonne étoile. S'il se situe au-dessus de 200, le moment est venu pour vous d'agir.

Tableau 1. **TAUX PLASMATIQUES DE CHOLESTÉROL TOTAL (mg / dl) CHEZ LES HOMMES** [8]

ÂGE	MOYENNE	5 %	75 %	90 %	95 %
0-19	155	115	170	185	200
20-24	165	125	185	205	220
25-29	180	135	200	225	245
30-34	190	140	215	240	255
35-39	200	145	225	250	270
40-44	205	150	230	250	270
45-69	215	160	235	260	275
70 +	205	150	230	250	270

Tableau 2. **TAUX PLASMATIQUES DE LIPOPROTÉINES DE BASSE DENSITÉ (mg / dl) CHEZ LES HOMMES** [8]

ÂGE	MOYENNE	5 %	75 %	90 %	95 %
5-19	95	65	105	120	130
20-24	105	65	120	140	145
25-29	115	70	140	155	165
30-34	125	80	145	165	185
35-39	135	80	155	175	190
40-44	135	85	155	175	185
45-69	145	90	165	190	205
70 +	145	90	165	180	185

Tableau 3. **TAUX PLASMATIQUES DE LIPOPROTÉINES DE HAUTE DENSITÉ (mg / dl) CHEZ LES HOMMES** [8]

ÂGE	MOYENNE	5 %	10 %	95 %
5-14	55	35	40	75
15-19	45	30	35	65
20-24	45	30	30	65
25-29	45	30	30	65
30-34	45	30	30	65
35-39	45	30	30	60
40-44	45	25	30	65
45-69	50	30	30	70
70 +	50	30	35	75

Tableau 4. **TAUX PLASMATIQUES DE CHOLESTÉROL TOTAL (mg / dl) CHEZ LES FEMMES** [8]

ÂGE	MOYENNE	5 %	75 %	90 %	95 %
0-19	160	120	175	190	200
20-24	170	125	190	215	230
25-34	175	130	195	220	235
35-39	185	140	205	230	245
40-44	195	145	215	235	255
45-49	205	150	225	250	270
50-54	220	165	240	265	285
55+	230	170	250	275	295

Tableau 5. **TAUX PLASMATIQUES DE LIPOPROTÉINES DE BASSE DENSITÉ (mg / dl) CHEZ LES FEMMES** [8]

ÂGE	MOYENNE	5 %	75 %	90 %	95 %
5-19	100	65	110	125	140
20-24	105	55	120	140	160
25-34	110	70	125	145	160
35-39	120	75	140	160	170
40-44	125	75	145	165	175
45-49	130	80	150	175	185
50-54	140	90	160	185	200
55+	150	95	170	195	215

Tableau 6. **TAUX PLASMATIQUES DE LIPOPROTÉINES DE HAUTE DENSITÉ (mg / dl) CHEZ LES FEMMES** [8]

ÂGE	MOYENNE	5 %	10 %	95 %
5-19	55	35	40	70
20-24	55	35	35	80
25-34	55	35	40	80
35-39	55	35	40	80
40-44	60	35	40	90
45-49	60	35	40	85
50-54	60	35	40	90
55+	60	35	40	95

Tableau 7. **TAUX PLASMATIQUES DE TRIGLYCÉRIDES CHEZ LES HOMMES [8]**

ÂGE	MOYENNE	5%	90%	95%
0-9	55	30	85	100
10-14	65	30	100	125
15-19	80	35	120	150
20-24	100	45	165	200
25-29	115	45	200	250
30-34	130	50	215	265
35-39	145	55	250	320
40-54	150	55	250	320
55-64	140	60	235	290
65+	135	55	210	260

Tableau 8. **TAUX PLASMATIQUES DE TRIGLYCÉRIDES CHEZ LES FEMMES [8]**

ÂGE	MOYENNE	5%	90%	95%
0-9	60	35	95	110
10-19	75	40	115	130
20-34	90	40	145	170
35-39	95	40	160	195
40-44	105	45	170	210
45-49	110	45	185	230
50-54	120	55	190	240
55-64	125	55	200	250
65+	130	60	205	240

Tableau 9. **TAUX PLASMATIQUES DE CHOLESTÉROL ET DE TRIGLYCÉRIDES AVANT LA PUBERTÉ [15]**

TAUX en mg/dl	5%	50%	95%
Cholestérol total	125	155	200
Lipoprotéines de basse densité (LDL)	65	95	135
Lipoprotéines de haute densité (HDL)	38	55	75
Lipoprotéines de très basse densité (VLDL)	5	10	20
Triglycérides	30	55	110

2

Les numéros gagnants

Plus de douze études cliniques différentes ont démontré qu'on pouvait réduire l'incidence des maladies cardio-vasculaires en diminuant le taux de cholestérol. Les adultes devraient s'efforcer d'atteindre un taux de cholestérol total inférieur à 200 mg/dl. En janvier 1985, les National Institutes of Health affirmaient que « la moitié de la population américaine risquait d'être touchée par les maladies coronariennes, en raison de taux de cholestérol supérieurs à 200 mg/dl ».

Le traitement proposé dans ce livre a été conçu pour abaisser la cholestérolémie de 20, 30 et même 40 % ou plus – son efficacité a d'ailleurs été démontrée. Et cela parce que c'est le seul traitement à s'attaquer aux trois causes qui provoquent un taux élevé de cholestérol. Jusqu'ici, vous avez consommé trop de graisses et de cholestérol ; je vous enseignerai donc des moyens agréables de réduire votre consommation de ces aliments dommageables. Votre organisme n'excrète pas suffisamment de cholestérol, sous forme de sels et d'acides biliaires, par la voie des intestins ; en mangeant du son d'avoine, vous en excréterez davantage. Votre foie produit trop de cholestérol ; en prenant un peu de niacine, vous court-circuiterez cette production. Parce qu'il tient compte de ces trois aspects du problème, mon traitement est efficace, et ce, même s'il n'exige que de légères modifications à votre régime alimentaire, l'absorption d'une faible quantité de son d'avoine et des doses raisonnables de niacine.

Manger trois muffins de son d'avoine par jour ne pose aucune difficulté. Et tout le monde peut faire le compte des comprimés de niacine qu'il avale chaque jour. Mais les yeux des gens s'embrouillent dès qu'on leur demande d'évaluer leur apport alimentaire en pourcentages, en chiffres et en nombres. Qui peut comprendre et se rappeler toutes ces données?

L'American Heart Association propose, par exemple, que chaque Américain limite son apport quotidien en cholestérol à 300 milligrammes. Cet apport en graisses ne devrait pas compter pour plus de 30 % des calories totales et devrait se répartir comme suit : 10 % de graisses saturées, autant de graisses polyinsaturées et un pourcentage identique de graisses monoinsaturées. De quoi y perdre son latin? À qui le dites-vous. Comment transposer ces données dans la réalité lorsque vient le moment de faire les courses et de se nourrir?

La plupart des gens ont déjà du mal à se rappeler le nombre de calories que contiennent les différents aliments ; il n'est pas facile de mémoriser des tableaux de calories. La plupart d'entre nous retiennent seulement que certains aliments sont plus « engraissants » que d'autres.

Mais même en ce domaine, les idées fausses sont légion. On croit, par exemple, que le beurre contient plus de calories que la margarine ; en fait, l'un ne vaut pas mieux que l'autre. Ou que les pâtes et les pommes de terre sont engraissantes, quand les calories excédentaires proviennent plutôt du beurre et des autres matières grasses qu'on leur ajoute.

Même si on ignore *tout* des calories, on peut en constater les effets en se regardant dans un miroir ou en montant sur un pèse-personne. Pour le cholestérol, ce n'est pas si simple. Trop de gens ignorent que leur taux de cholestérol est dangereusement élevé tant que leur médecin ne leur a pas annoncé qu'il leur faut subir un pontage.

Avant que nous abordions en détail les moyens de miser sur les « numéros gagnants », je voudrais que vous preniez conscience d'une évidence. Les connaissances ne s'acquièrent que petit à petit. Par exemple, nous pouvons tous dire aujourd'hui la différence entre un pouce et un mille ou entre une once et un gallon. Nous savons que certains objets pèsent « environ une livre » et que d'autres mesurent « à peu près six pouces de long ». Nous l'avons appris d'expérience, au fil des ans.

Il vous faudra un peu de temps, mais vous apprendrez vous aussi à débrouiller ces nombres qui peuvent vous aider à vivre longtemps. Votre effort sera récompensé. Commençons donc par un problème très élémentaire : comment évaluer la quantité d'aliments nécessaires pour rester en santé et garder un poids idéal ?

Les besoins de l'organisme de l'adulte ne sont en rien comparables à ceux de l'enfant. Les os, la peau et les muscles de l'adulte ont presque totalement complété leur croissance. En conséquence, les adultes ont besoin de moins de nourriture, toutes proportions gardées, que les jeunes. Mais quelle quantité devrait leur suffire ?

Il faut tenir compte de deux variables : d'abord, êtes-vous un homme ou une femme ? Ensuite : êtes-vous sédentaire, moyennement actif ou très actif ? Le tableau de la page 134, préparé par la Metropolitan Life Insurance Company de New York, précise les poids que la plupart des spécialistes jugent favorables à un meilleur état de santé.

L'étape suivante consiste à ne fournir à votre organisme *que* les aliments nécessaires au maintien de son poids idéal et *non pas* de son poids actuel – à moins, bien entendu, que vous ne soyez déjà à votre poids idéal. Si vous pesez 175 livres et que vous devriez en peser 150, ne consommez alors que la quantité nécessaire pour subvenir aux besoins d'un corps de 150 livres – et laissez fondre lentement les 25 livres en trop.

Tout homme adulte qui mène une vie moyennement active a besoin de 15 calories par livre de son poids total. S'il entreprend un programme d'exercices vraiment violents, il pourra avoir besoin d'une calorie de plus par livre. S'il devient sédentaire, comme le sont la plupart des Américains, il pourra même utiliser moins de 15 calories par livre.

Malgré toutes leurs luttes pour l'égalité des droits, les femmes ont indéniablement un métabolisme différent et, pour la plupart, requièrent moins de calories par livre. Une femme moyennement active n'a besoin que de 12 calories par livre de son poids idéal.

Le calcul est donc assez simple :

Homme moyennement actif
150 lbs x 15 calories/lb = 2 250 calories / jour

Homme relativement inactif
150 lbs x 13 calories/lb = 1 950 calories / jour

Femme moyennement active
120 lbs x 12 calories/lb = 1 440 calories / jour

Femme relativement inactive
120 lbs x 10 calories/lb = 1 200 calories / jour

Il va de soi que, si vous avez un grave problème de poids ou si vous vous passionnez pour l'exercice très violent, vos besoins en calories seront très différents. Pour plus de précisions, lisez les chapitres 6 et 7 qui concernent la perte de poids et l'exercice. Mais, pour l'essentiel, les besoins en calories de la plupart des hommes et des femmes correspondent aux exemples que je viens de donner. Faites maintenant le calcul pour vous-même.

Compter les calories ne pose guère de difficultés. Aujourd'hui, la plupart des aliments portent des étiquettes nutritionnelles très précises. Plusieurs périodiques fournissent également la liste nutritionnelle complète des recettes qu'ils proposent et précisent leur teneur en graisses, en cholestérol, en sodium et en calories par portion. C'est le cas, par exemple, de *Family Circle* et de *Woman's Day*. On trouvera dans le tableau qui clôt ce chapitre la teneur en graisses, en cholestérol, en sodium et en calories des aliments les plus fréquemment consommés. Et, si vous le désirez, vous pourrez vous procurer un tableau exhaustif des calories, sous forme de fascicule que vous trouverez dans les présentoirs, près des caisses, dans la plupart des supermarchés. Vous constaterez très tôt que les aliments les plus riches en calories sont aussi les plus riches en graisses.

Les glucides et les protéines ne contiennent que 4 calories par gramme. Et une once compte environ 28 grammes – ceci dit pour ceux qui ne sont pas familiers avec le système métrique. Mais les graisses en contiennent 9 par gramme ! Pour réduire automatiquement et notablement votre apport en calories, il vous suffit donc de consommer moins de graisses.

Ce qui nous amène à une question primordiale : comment délimiter la part qu'occuperont les graisses dans votre apport alimentaire quotidien ?

Disons d'abord que le régime alimentaire de l'Américain moyen se compose de graisses dans une proportion de 40 % à 50 %. Et toutes les autorités médicales s'entendent pour dire que c'est beaucoup trop. L'American Heart Association recommande à l'ensemble de la population de limiter cette proportion à 30 %. Plusieurs estiment que les hypercholestérolémiques devraient réduire davantage cette proportion. Et que la population dite à risque devrait se fixer en ce sens un objectif de 10 %. Grâce à mon traitement, j'ai réussi à diminuer mon taux de cholestérol en optant pour une solution médiane, à savoir 20 % de graisses. Des dizaines d'autres personnes ont fait la preuve que tout le monde pouvait y parvenir. Fixez-vous donc comme objectif cette proportion de 20 %, ou même de 30 % si votre taux de cholestérol n'est pas trop élevé. Voici d'ailleurs comment faire le calcul en fonction de votre situation particulière.

Prenons l'exemple d'un homme de 150 livres, moyennement actif. Pour maintenir son poids, sans gain ni perte, il lui faut 2 250 calories par jour. Et parce qu'il a entrepris mon traitement pour réduire radicalement son taux de cholestérol, disons qu'il a décidé de limiter sa consommation de graisses à 20 % de son apport calorique total.

Nous multiplions donc 2 250 par 20 % et nous obtenons un total de 450 calories provenant de graisses. Mais que signifient ces données dans la réalité ? Comment savoir quelle quantité de nourriture fournira ces 450 calories en matières grasses ?

On l'a déjà dit, les graisses contiennent 9 calories par gramme. L'homme de notre exemple ne veut pas consommer plus de 450 calories de cette nature. Il suffit de diviser 450 calories par 9 – c'est-à-dire le nombre de calories par gramme de graisses – et l'on obtient 50 grammes. Notre homme doit donc limiter sa consommation quotidienne de graisses à 50 grammes. Louable objectif, même s'il le rate de peu.

Dans mon cas personnel, j'ai pu constater que cette proportion de 20 %, qui me fournit quotidiennement 50 grammes de graisses, convenait parfaitement. La preuve en est que des analyses de cholestérol, pratiquées régulièrement, indiquent que mon taux sérique de cholestérol se maintient à un niveau sans danger. Mais cela vous conviendra-t-il ? Chaque organisme est légèrement différent des autres et son métabolisme est unique. Peut-être pourrez-vous augmenter à 25 % la proportion des graisses dans votre apport calorique. Visez donc d'abord la proportion de 20 % ; vous pourrez ensuite procéder à des ajustements.

C'est l'action combinée des divers éléments du traitement, je le répète, qui nous évite d'avoir à modifier radicalement notre régime alimentaire. Certains experts, et c'est le cas du regretté Nathan Pritikin, affirment qu'il n'y a pas de place en ce domaine pour les demi-mesures. Jusqu'à l'apparition de ce traitement, ils avaient raison. Et cela mérite explication.

Les chercheurs ont découvert que chaque organisme a ce qu'ils appellent un point ou seuil de saturation en ce qui concerne l'apport en graisses et en cholestérol. Certaines personnes ont un taux de cholestérol relativement peu élevé, même si elles consomment beaucoup de graisses et de cholestérol. D'autres, et j'en suis, n'assimilent pas aussi bien les graisses et le cholestérol. Néanmoins, l'apport alimentaire a des effets sur chacun de nous, à un degré variable.

Si on rassemblait un groupe d'hommes et de femmes normaux et en santé dont le taux de cholestérol serait d'environ 170 et qu'on leur donnait chaque jour à manger un œuf de plus qu'ils n'en consomment habituellement, leur taux de cholestérol augmenterait. Le résultat serait le même si on ajoutait quelques grammes supplémentaires de graisses à leur régime quotidien. Mais chez un autre groupe de personnes dont le taux de cholestérol serait déjà élevé, d'environ 250 par exemple, le surplus de graisses et de cholestérol ne produirait que peu d'effet, sinon aucun. Pourquoi ? Ces personnes ont déjà atteint leur point de saturation et, dans leur cas, il faudrait une quantité considérable de graisses et de cholestérol additionnels pour augmenter sensiblement leur taux sanguin de cholestérol.

La réciproque est également vérifiable. L'individu hypercholestérolémique qui diminue un peu sa consommation de ces deux substances ne constatera que peu d'effet, sinon aucun. C'est d'ailleurs pourquoi tant de gens ont longtemps prétendu que le cholestérol d'origine alimentaire avait peu à voir avec le taux sérique de cholestérol. L'individu dont le taux de cholestérol est élevé aura beau éliminer sa consommation de jaunes d'œufs, manger très peu de viande et se plier à toutes les autres modifications du régime alimentaire, son taux de cholestérol restera élevé. Ce n'est qu'en éliminant presque totalement les graisses et le cholestérol alimentaires que cet individu ramènera son taux élevé de cholestérol à un niveau absolument sans danger, c'est-à-dire entre 150 et 180.

Ainsi s'explique que la diète Pritikin et d'autres diètes exigent une absolue fidélité. Chez les personnes dont le taux élevé de cholestérol menace la santé, le point de saturation est très bas. Dans leur cas, la diète doit être absolue pour donner des résultats.

Comment réduire votre taux de cholestérol en 8 semaines tient compte des trois facteurs responsables d'un taux élevé de cholestérol. Le régime alimentaire n'est qu'une des facettes du problème. Si l'adoption d'habitudes alimentaires modifiées n'est pas négligeable, la consommation de son d'avoine et de suppléments de niacine permettra plus sûrement d'atteindre l'effet hypocholestérolémiant tant recherché.

L'étape suivante ne présente vraiment aucune difficulté, même si, de prime abord, on peut avoir l'impression du contraire ; mais il en va ainsi dans toute situation d'apprentissage. Pour commencer, il faut lire les étiquettes sur les produits, au supermarché.

Il y a plusieurs années, les États-Unis et le Canada ont adopté des lois pour exiger que soit apposée sur un bon nombre de produits la liste de leurs éléments nutritifs. C'est le cas pour les légumes surgelés et en conserve, les craquelins, les produits laitiers et la presque totalité des aliments transformés ou qui prétendent avoir quelque qualité nutritive particulière, qu'il s'agisse d'une faible teneur en calories, d'une forte teneur en protéines, etc. Les aliments non transformés, comme les viandes, les fruits et les légumes frais, ne sont pas soumis à ces lois ; certains marchands n'en affichent pas moins près de ces produits de petits placards où figurent tous leurs éléments nutritifs.

Sur ces étiquettes, vous trouverez le nombre de calories par portion de même que la quantité, exprimée en grammes, de protéines et de graisses. Vous pouvez aussi recourir aux tableaux de ce livre pour en savoir plus sur les aliments. Mais revenons à l'homme de notre exemple : il sait qu'il a besoin de 50 grammes de graisses par jour ; il pourra donc simplement lire les étiquettes nutritionnelles sur les différents produits pour déterminer combien de grammes chaque aliment lui fournit.

Doit-il se préoccuper de chaque bouchée qu'il avale ? Pas le moins du monde. À l'exception des avocats et des noix, la plupart des produits d'origine végétale ne contiennent qu'une quantité insignifiante de graisses. Les graisses alimentaires proviennent des chairs animales (1), des plats cuisinés (2), des aliments transformés (3) et des matières grasses d'accompagnement (4) comme l'huile, la margarine, le beurre, la mayonnaise, etc.

Le tableau qui clôt ce chapitre précise les quantités exactes de graisses et de cholestérol présentes dans les aliments les plus populaires. Certains crustacés et mollusques ont une très forte teneur en cholestérol, tout de même beaucoup moins importante qu'on ne l'avait d'abord estimée. Mais ils ont une très faible teneur en graisses. On peut donc en consommer avec modération, à condition de ne pas les frire.

Recourez au tableau pour procéder à d'autres comparaisons. Vous verrez, par exemple, que si une portion de 3 onces et demie (100 g) de poitrine de dinde contient à peu près la même quantité de cholestérol qu'une portion identique de bœuf, il n'en va pas de même pour les graisses. La portion de dinde vous en donne moins de 2 grammes, alors que vous en obtiendrez presque 15 grammes d'une portion identique de châteaubriand !

Pour autant, cela signifie-t-il que vous ne devez plus jamais manger de bœuf ? Certainement pas. Gardez seulement à l'esprit que vous voulez réduire votre consommation quotidienne de graisses et de cholestérol. Si vous voulez manger un steak au souper, réduisez en conséquence les quantités de graisses ingérées aux autres repas. Et choisissez la coupe de bœuf la moins riche en graisses.

J'ai grandi à Chicago, ville célèbre pour ses steaks. Là-bas, les meilleurs restaurants spécialisés dans les grillades de bœuf se faisaient une gloire de leurs surlonges ou de leurs châteaubriands de 24 onces (700 g) servis sur d'énormes assiettes. Aujourd'hui, plus *personne* ne juge raisonnables ces portions. Il est insensé d'avaler autant de viande en un seul repas – même le National Live Stock and Meat Board le reconnaît !

Par ailleurs, un morceau de viande de 3 onces et demie (100 g) ne suffira peut-être pas à satisfaire cette fringale d'un steak saignant qu'on ressent à l'occasion. Prenez-en donc une double portion. Il n'y a rien de mal à se le permettre de temps à autre. Vous consommerez alors 140 milligrammes de cholestérol et, s'il s'agit d'un steak d'aloyau, 28,4 grammes de graisses. Soyez donc prévenus. Et par mesure de compensation, ne versez pas de crème sure sur vos pommes de terre au four, ne tartinez pas votre pain et contentez-vous d'un soupçon d'huile et de vinaigre pour arroser votre salade.

Arrêtez-vous dès maintenant pour calculer votre consommation de calories et de graisses dans une journée. Servez-vous d'un papier et d'un crayon et notez les quantités. Cet exercice est très important, aussi ne vous y dérobez pas. Voici comment établir en grammes votre consommation quotidienne de graisses :

Inscrivez d'abord le poids que vous souhaiteriez maintenir.

poids idéal

Maintenant, compte tenu de vos activités physiques, multipliez ce poids par le nombre de calories indiquées dans votre cas. Si vous êtes une femme adulte et sédentaire, multipliez le poids idéal par 10 calories ; si vous êtes un homme adulte et sédentaire, multipliez ce poids par 13 calories ; et par 12 calories, si vous êtes une femme moyennement active ou par 15 calories, si vous êtes un homme moyennement actif. En multipliant ainsi votre poids idéal par le nombre de calories indiquées dans votre cas particulier, vous obtiendrez le nombre de calories nécessaires pour conserver votre poids idéal. Si vous pesez davantage et ne consommez que les calories nécessaires pour maintenir votre poids idéal, votre excédent de poids disparaîtra peu à peu.

(poids idéal) x (calories par livre) = apport calorique quotidien

Établissons maintenant quelle quantité de calories proviendra des graisses. Nous souhaitons idéalement limiter à 20 % de graisses notre apport calorique. Nous multiplions donc par 20 % notre apport calorique quotidien.

$$(\text{apport calorique quotidien}) \times 0,20 = \text{consommation quotidienne de graisses}$$

Chaque gramme de graisses compte 9 calories. Pour établir en grammes quelle quantité de graisses vous est permise quotidiennement, vous devez diviser par 9 les calories provenant de graisses.

$$(\text{consommation quotidienne de graisses}) \div 9 = \text{ration quotidienne de graisses (en grammes)}$$

Maintenant que vous savez à combien de grammes vous devriez limiter votre consommation quotidienne de graisses, rappelez-vous que vous pouvez choisir entre trois types de graisses. Les autorités médicales conseillent en ce sens de consommer autant de graisses saturées, polyinsaturées et monoinsaturées. Le tableau 10 que vous trouverez à la fin de ce chapitre vous indique d'ailleurs où puiser ces graisses. Vous constaterez que peu d'aliments contiennent des graisses monoinsaturées. Pour vous simplifier la tâche, et ce livre n'a pas d'autre objectif, vous pouvez donc en fait ne considérer que deux types de graisses : les graisses animales et les végétales. Optez surtout pour les graisses végétales. Une petite exception toutefois : attention aux étiquettes qui portent la mention huile de noix de coco ou huile de palme, ou encore huile « partiellement hydrogénée ». Il s'agit de graisses saturées qui appartiennent à la même famille que les graisses d'origine animale.

Vous n'aurez pas de mal à trouver des solutions de rechange qui vous permettront de cuisiner des plats savoureux au point que vous vous demanderez comment on peut se plaindre d'avoir à modifier son régime alimentaire. Sans compter que les modifications nécessaires n'ont absolument rien de commun avec un régime de privations.

Et si les recettes ne précisent pas les quantités de cholestérol et de graisses par portion, vous pourrez facilement vérifier si les aliments qui entrent dans leur composition sont acceptables. Pour ce faire, reportez-vous tout simplement au tableau 10, à la fin du présent chapitre.

Que faire dans le cas de recettes qui vous paraissent particulièrement appétissantes, mais qui requièrent des tas d'ingrédients qui vous sont interdits? Ou dans le cas de ces précieuses recettes de famille dont vous raffolez? Faut-il y renoncer? Jamais de la vie! Remplacez simplement les ingrédients dommageables.

Il existe des succédanés et produits de substitution acceptables, à faible teneur en graisses et en cholestérol, pour presque tous les aliments. Et vous découvrirez que vous pouvez remplacer une demi-tasse d'huile par un quart de tasse du même ingrédient sans pour autant que la recette en souffre. Vous pourrez peut-être même obtenir d'aussi bons résultats avec un huitième de tasse d'huile. Avec le temps, vos goûts changeront – croyez-en mon expérience et celle de nombreuses autres personnes – et vous *préférerez* même les recettes plus légères, moins riches en graisses.

Voici quelques suggestions de substitution pour vos recettes :

Un œuf complet = deux blancs d'œufs
Un jaune d'œuf = une once (30 g) de succédané d'œuf
Crème = lait partiellement écrémé (2 % m.g.) évaporé
Lait entier = lait écrémé
Beurre = margarine molle ou huile de maïs
Huile pour la friture = Pam en aérosol
Graisse végétale (« shortening ») pour pâtisserie et boulangerie = remplacer la moitié du corps gras par une banane mûre

Le chapitre 11, « L'heure des emplettes », regorge de suggestions pour garnir votre garde-manger d'aliments délectables et de produits de substitution. Les aliments raffinés ne manquent pas au supermarché pour qui est bien informé. Mais, de grâce, quand vous faites vos courses, prenez le temps de lire les étiquettes. Ne vous précipitez pas. Surtout les premières semaines, lorsque vous apprenez à reconnaître les graisses dissimulées, prévoyez assez de temps dans votre horaire pour faire vos achats de la semaine.

Voici comment se présente habituellement l'information sur la valeur nutritive de centaines de produits disponibles au supermarché :

VALEUR NUTRITIVE PAR PORTION

Portion suggérée . . . . une tasse
Nombre de portions par emballage 8
Calories 150
Protéines . . . . 8 grammes
Glucides . . . . 11 grammes
Graisses . . . . 8 grammes

POURCENTAGE (PAR PORTION) DE L'APPORT
NUTRITIONNEL RECOMMANDÉ PAR LE
GOUVERNEMENT DES ÉTATS-UNIS (U.S. RDA)

Protéines 20
Vitamine A 4
Vitamine C 4
Thiamine 6
Riboflavine 25
Niacine . . . . *
Calcium 30
Fer . . . . *

Si un produit contient moins de 2 % de l'apport nutritionnel recommandé
par le U.S. RDA pour tel ou tel élément nutritif, cet élément nutritif sera
suivi d'un astérisque.

Mais ne vous arrêtez pas seulement à l'étiquette nutritionnelle.
Trouvez aussi la liste des ingrédients qui figure généralement sur le côté
de l'emballage. Les ingrédients y apparaissent selon leur *ordre
d'importance en volume*. N'oubliez pas ce détail. Si l'eau vient en tête
de liste, cela signifie que le produit contient plus d'eau que quoi que
ce soit d'autre. Si le sucre occupe le premier rang, alors vous savez que
le produit est très riche en sucre.

Récemment, plusieurs de mes amis se sont entichés d'un nouveau
produit populaire appelé Tofutti, une crème glacée dont la publicité
disait qu'on pouvait en manger sans se sentir coupable. Y a-t-il aliment
plus sain que le tofu ? Mais lisez l'étiquette : le tofu n'y figure qu'en
quatrième position ! Il contient donc plus de sucre et de graisses que

de tofu. Le yogourt glacé à faible teneur en graisses constitue un bien meilleur choix.

Lors de votre première visite du genre au marché, dressez la liste d'un certain nombre de produits parmi lesquels vous arrêterez votre choix. Lisez les étiquettes à la recherche des mentions « lait entier » et « lait écrémé ». Les graisses et le cholestérol ne sont pas vos seuls ennemis ; une portion de lait entier procure 150 calories contre seulement 89 pour la même portion de lait écrémé. Et pendant que vous êtes au comptoir des produits laitiers, remarquez bien que le babeurre a une faible teneur en graisses et en calories. C'est l'acidification qui lui assure sa consistance. Maintenant, jetez un coup d'œil aux yogourts. Ils ne se valent pas tous, loin de là. Choisissez les variétés à faible teneur en graisses ou sans graisses. Vérifiez le contenu de chacun en grammes de graisses.

Malheureusement, la teneur en cholestérol figure rarement sur les étiquettes des aliments. Seules exceptions : les produits spécifiquement préparés pour satisfaire le nombre toujours croissant de personnes qui s'inquiètent de leur cholestérol et qui veulent en conséquence en réduire leur consommation.

Comme la teneur en cholestérol figure rarement sur les étiquettes, prenez le temps de vous documenter pour savoir où le cholestérol peut se cacher. Rappelez-vous que vous voulez en consommer moins de 250 mg par jour. Dans le cas de certains produits, c'est un véritable casse-tête, alors que dans d'autres cas la réponse est évidente. Un jaune d'œuf contient à lui seul environ 250 mg de cholestérol.

Deux solutions s'offrent à vous : ou vous trouvez un succédané d'œuf ou vous vous contentez d'un seul jaune d'œuf comme source de cholestérol pour toute la journée. Pour ma part, comme je ne suis pas prêt à me priver de tout le reste pour le plaisir de manger un seul jaune d'œuf, j'y ai renoncé totalement. Mais mon panier à provisions est toujours bien garni d'œufs. Je n'utilise que les blancs. Vous constaterez d'ailleurs rapidement qu'il n'en coûte pas vraiment plus cher de ne se servir que des blancs et de jeter les jaunes au panier que d'acheter des succédanés.

Vous vous étonnerez de la rapidité avec laquelle vous mémoriserez la teneur en cholestérol des aliments et vous n'aurez bientôt plus besoin de consulter le tableau chaque fois que vous avalerez une bouchée. Au début, vous serez toutefois renversé d'apprendre que des aliments que vous aviez crus jusque-là sans danger contiennent du cholestérol.

Combien, par exemple, peut en contenir un pain de farine de maïs fait à partir d'une préparation? Après tout, il n'y a pas trace de cholestérol dans le maïs. Mais en raison des ingrédients qu'on y ajoute, comme le saindoux et les jaunes d'œufs déshydratés, les préparations de pain de maïs et d'autres produits de boulangerie constituent d'importantes sources de graisses et de cholestérol. Chaque crêpe en contient environ 33 mg. Je dis bien *chaque* crêpe. Combien en empilez-vous dans votre assiette? Faites donc vous-même vos crêpes en ne vous servant que de blancs d'œufs. Ce n'est pas difficile et le résultat est délicieux. Et personne ne décèlera la moindre différence entre des tranches de pain doré trempées dans un succédané d'œuf et d'autres qui l'auraient été dans des œufs entiers. Les chapitres de recettes contiennent toutes les suggestions nécessaires pour vous nourrir pendant des mois de plats savoureux, à faible teneur en graisses et en cholestérol.

Pour réussir à modifier vos habitudes alimentaires, il vous faut d'abord connaître la *quantité* de nourriture que vous avalez. Comment définir une portion? Pour certaines personnes, un steak représente une portion, peu importe son poids. En réalité, une portion de viande devrait se limiter à environ 4 onces (125 g). N'oubliez pas que c'est tout de même le quart d'une livre! Certains restaurateurs se targuent de ce que leurs hamburgers en contiennent autant. Si vous n'avez aucune idée de ce que représente 4 onces (125 g), faites l'achat d'une petite balance pour la cuisine. En peu de temps, vous réussirez à évaluer à l'œil les quantités.

En raison d'un problème d'hypertension, plusieurs doivent aussi réduire leur consommation de sodium. J'élaborerai davantage sur ce sujet au chapitre 5 (p. 115).

Pour bien s'alimenter, il ne suffit pas de savoir ce qu'il *ne faut pas* manger. Il faut aussi augmenter sa consommation de certains aliments. La plupart des femmes, par exemple, ont besoin de beaucoup plus de calcium et de fer que ne leur en fournit leur régime alimentaire. Le chapitre 10 en traite abondamment.

Avec le temps, vous saurez choisir d'instinct un produit plutôt qu'un autre, grâce à toutes ces données que vous aurez assimilées. Que vous mangiez à la maison, au restaurant ou chez des amis, vous saurez tirer votre épingle du jeu. Rien ne se compare au sentiment de satisfaction que vous éprouverez lorsque le médecin vous annoncera que votre taux de cholestérol a connu une baisse spectaculaire. *Voilà ce que j'appelle miser sur « les numéros gagnants ».*

VARIÉTÉS DE GRAISSES PRÉSENTES DANS LES ALIMENTS

GRAISSES SATURÉES

La plupart des graisses d'origine animale : bœuf, porc, agneau, veau, volaille et poisson
Huile de noix de coco
Huile de palme
Huile végétale hydrogénée ou partiellement hydrogénée

GRAISSES MONOINSATURÉES

Olives et huile d'olive
Arachides et huile d'arachide
Avocats

GRAISSES POLYINSATURÉES

Huiles végétales autres que celles mentionnées ci-dessus

N.B. : Le cholestérol n'est présent que dans les produits d'origine animale.

Le tableau qui suit vous fournit quelques données sur des aliments que vous consommez sans doute régulièrement. Ne cherchez pas à le mémoriser ; familiarisez-vous plutôt avec les principaux éléments constitutifs de certains types d'aliments. Il est évidemment impossible de donner ici la liste des milliers de produits disponibles dans les supermarchés. Ceux qui désirent une liste plus complète pourront consulter un ouvrage publié par Santé et Bien-être social Canada et intitulé *Valeur nutritive de quelques aliments usuels*.

Tableau 10. **TENEUR DES ALIMENTS EN CALORIES, GRAISSES, CHOLESTÉROL ET SODIUM**

ALIMENT	PORTION	ÉNERGIE (kcal)	GRAS (g)	CHOLESTÉROL (mg)	SODIUM (mg)
Sucreries					
Tablette ou 6-7 bouchées de chocolat au lait	1 oz (30 g)	150	9,2	5	7
Tablette de chocolat au lait et aux amandes	1 oz (30 g)	155	9,3	4	22
Fromages					
Cheddar fondu	1 oz (30 g)	105	8,4	27	318
Bleu	1 oz (30 g)	103	8,5	21	390
Brick	1 oz (30 g)	103	8,5	25	157
Brie	1 oz (30 g)	94	7,8	28	176
Camembert	1 oz (30 g)	84	6,9	20	236
Cheddar	1 oz (30 g)	112	9,1	30	197
Colby	1 oz (30 g)	110	9,0	27	169
Cottage (1 % m.g.)	½ tasse (125 ml)	82	1,6	5	460
Cottage (2 % m.g.)	½ tasse (125 ml)	100	2,2	9	460
Cottage (4 % m.g.)	½ tasse (125 ml)	120	4,7	12	460
À la crème	2 c. à table (30 ml)	99	9,9	34	84
Edam	1 oz (30 g)	87	5,7	25	270
Féta	1 oz (30 g)	74	6,0	25	312
Gouda	1 oz (30 g)	100	7,7	32	229
Gruyère	1 oz (30 g)	115	8,9	31	94
Mozzarella	1 oz (30 g)	79	6,1	22	104
Mozzarella (partiellement écrémé)	1 oz (30 g)	78	4,8	15	148
Munster	1 oz (30 g)	104	8,5	27	178
Neufchâtel	1 oz (30 g)	73	6,6	21	112
Parmesan (râpé)	1 c. à table (15 ml)	23	1,5	4	93
Parmesan (en meule)	1 oz (30 g)	111	7,3	19	454
Provolone	1 oz (30 g)	98	7,3	19	245
Ricotta (13 % m.g.)	½ tasse (125 ml)	216	16,1	63	104
Ricotta (8 % m.g.)	½ tasse (125 ml)	171	9,8	40	155
Romano	1 oz (30 g)	110	7,6	29	340
Roquefort	1 oz (30 g)	105	8,7	26	513
Suisse (pasteurisé, en tranches)	1 oz (30 g)	95	7,1	26	388

Tableau 10 (suite)

ALIMENT	PORTION	ÉNERGIE (kcal)	GRAS (g)	CHOLESTÉROL (mg)	SODIUM (mg)
KRAFT					
Cheeze Whiz régulier	1 oz (30 g)	80	6,0	15	490
Cheeze Whiz léger	1 oz (30 g)	74	4,7	16	480
Préparation de fromage léger	1 tranche	40	1,4	6	300
Philadelphia léger	1 oz (30 g)	62	5,0	15	288
ETCHEMIN					
L'Envol	1 oz (30 g)	59	1,2	N.D.*	N.D.
BLACK DIAMOND					
Hi'n Lo	1 oz (30 g)	56	2,4	N.D.	N.D.
RIVERSIDE	50 ml	64	4,0	N.D.	N.D.
Plats cuisinés					
Macaroni au bœuf	7 oz (198 g)	229	7,9	50	1 044
Pâté de bœuf en croûte	1 portion	443	25,4	41	1 008
Ragoût de bœuf	1 tasse (250 ml)	186	7,3	33	966
Poulet et nouilles	6 oz (170 g)	151	4,9	20	816
Chili con carne	1 tasse (250 ml)	328	16,4	46	1 431
Rouleau impérial (« Egg roll »)	3½ oz (100 g)	210+	6,7+	12+	530+
Steak Salisbury de Swanson	12 oz (326 g)	427	15,6	N.D.	N.D.
Macaroni et fromage de Franco-American	1 tasse (250 ml)	180	8,0	26	900
SOUPER LÉGER DE HIGHLINER					
Filet florentine	10 oz (270 g)	244	6,0	N.D.	N.D.
Fruits de mer Newburg	10 oz (270 g)	210	3,0	N.D.	N.D.
LE MENU					
Steak au poivre	12 oz (326 g)	342	10,0	N.D.	N.D.
Poulet à la King	10 oz (290 g)	351	15,0	N.D.	N.D.
REPAS LÉGER DÉLICE DE McCAIN					
Poulet à l'orientale	10 oz (290 g)	240	1,0	N.D.	N.D.
Bœuf continental	12 oz (330 g)	282	10,0	N.D.	N.D.
SAVARIN					
Souper au bœuf	11 oz (312 g)	271	4,0	N.D.	N.D.
Souper à la dinde	10 oz (253 g)	253	4,0	N.D.	N.D.

*N.D. : Donnée non disponible.

Tableau 10 (suite)

ALIMENT	PORTION	ÉNERGIE (kcal)	GRAS (g)	CHOLESTÉROL (mg)	SODIUM (mg)
WEIGHT WATCHERS					
Poulet impérial	9 oz (246 g)	230	5,0	N.D.	N.D.
Veau parmesan	8 oz (231 g)	226	7,0	N.D.	N.D.
CUISINE MINCEUR DE STOUFFER					
Cannelloni au fromage	1	270	10,0	45	950
Poulet, légumes et vermicelle	1	260	7,0	40	1 250
Poulet Cacciatore et vermicelle	1	280	10,0	40	1 040
Chow Mein de poulet	1	250	5,0	25	1 160
Filet de poisson florentine	1	240	9,0	100	800
Poulet glacé	1	270	8,0	55	840
Linguini/Palourdes	1	260	7,0	40	860
Ragoût de boulettes	1	250	9,0	65	1 165
Bœuf à l'orientale	1	260	8,0	35	1 270
Pétoncles à l'orientale	1	220	3,0	20	1 200
Spaghetti	1	280	7,0	20	1 400
Chou farci	1	210	9,0	40	830
Lasagne et zuchettes	1	260	7,0	20	1 050
KRAFT					
Macaroni et fromage	¾ tasse (175 ml)	290	13,0	5	530
Macaroni (en vrilles) et fromage	¾ tasse (175 ml)	330	17,0	10	560
Nouilles aux œufs et fromage	¾ tasse (175 ml)	340	17,0	50	630
Coquilles et fromage Velveeta	¾ tasse (175 ml)	260	10,0	25	720
Condiments					
Mayonnaise	1 c. à table (15 ml)	100	11,0	5	80
Sauce tartare	1 c. à table (15 ml)	95	10,0	10	141
Sauce blanche	2 c. à table (30 ml)	54	4,1	4	125
Mayonnaise légère, sans cholestérol	1 c. à table (15 ml)	45	5,0	0	90
Miracle Whip régulière	1 c. à table (15 ml)	70	7,0	5	85
Miracle Whip légère, sans cholestérol	1 c. à table (15 ml)	43	3,8	0	115
Tartinade à sandwich Kraft	1 c. à table (15 ml)	50	5,0	5	75

Tableau 10 (suite)

ALIMENT	PORTION	ÉNERGIE (kcal)	GRAS (g)	CHOLESTÉROL (mg)	SODIUM (mg)
Produits laitiers					
Lait entier	1 tasse (250 ml)	150	8,1	34	120
Lait partiellement écrémé (2 % m.g.)	1 tasse (250 ml)	122	4,7	20	122
Lait écrémé	1 tasse (250 ml)	89	0,4	5	128
Lait écrémé en poudre, reconstitué	1 tasse (250 ml)	81	0,2	4	124
Lait partiellement écrémé (2 % m.g.) évaporé	1 oz (30 ml)	30	0,6	3	35
Babeurre	1 tasse (250 ml)	105	2,0	9	272
Lait de chèvre	1 tasse (250 ml)	163	9,8	27	83
Yogourt nature (0,18 % m.g.)	1 tasse (250 ml)	127	0,4	4	174
Yogourt nature (1,55 % m.g.)	1 tasse (250 ml)	143	3,4	14	159
Yogourt nature (3,25 % m.g.)	1 tasse (250 ml)	141	7,7	30	107
Moitié moitié	1 c. à table (15 ml)	20	1,7	6	6
Crème 10 % m.g.	1 c. à table (15 ml)	18	1,5	5	6
Crème 15 % m.g.	1 c. à table (15 ml)	24	2,3	8	6
Crème fouettée légère	1 c. à table (15 ml)	44	4,6	17	5
Crème fouettée riche	1 c. à table (15 ml)	52	5,6	20	6
Crème sure	1 c. à table (15 ml)	26	2,5	5	6
Crème fouettée sous pression, garniture (en bombe aérosol)	¼ tasse (50 ml)	25	2,0	10	10
Desserts					
Brioche à la cannelle	1 (moyenne)	174	5,0	39	214
Brownie	1 (moyen)	146	9,4	25	75
Gâteau des anges	2 oz (57 g)	161	0,1	0	170
Gâteau aux carottes	3½ oz (100 g)	356	20,4	30	246
Gâteau diabolo	3 oz (85 g)	323	15,0	37	357
Gâteau au gingembre	2 oz (57 g)	175	4,3	0,6	190
Gâteau marbré	3 oz (85 g)	288	7,6	40	225

Tableau 10 (suite)

ALIMENT	PORTION	ÉNERGIE (kcal)	GRAS (g)	CHOLESTÉROL (mg)	SODIUM (mg)
Biscuits aux pépites de chocolat	1 (moyen)	52	2,3	6	44
Doigts de dame (biscuit)	1 (gros)	50	1,1	50	10
Biscuits McDonald	1 boîte	292	10,5	9	328
Biscuits de farine d'avoine	1 (moyen)	63	2,2	7	23
Biscuits au beurre d'arachides	1 (moyen)	57	2,3	7	21
Préparations de flan	½ tasse (125 ml)	143	4,6	19-24	125+
Beignes	1 (moyen)	125+	6-12	8-100+	75+
Crème glacée 16 % m.g.	1 tasse (250 ml)	349	23,8	84	108
10 % m.g.	1 tasse (250 ml)	257	14,1	53	116
Sandwich à la crème glacée	1	238	8,5	34	100+
Tartelette Esquimau	1	270	19,1	35	100+
Lait glacé	1 tasse (250 ml)	222	4,6	13	163
Yogourt surgelé	1 tasse (250 ml)	244	3,0	10	121
Tofu (en dessert)	1 tasse (250 ml)	130	10,8	0	95
Sorbet	1 tasse (250 ml)	268	4,0	7	92
Tartes					
Pommes Farmhouse 1 portion (1/6)	3½ oz (105 g)	277	12,0	N.D.	N.D.
Cerises Mrs. Smith's 1 portion (1/6)	4 oz (120 g)	408	23,0	N.D.	N.D.
Crème bavaroise Sara Lee 1 portion (1/6)	3½ oz (100 g)	352	25,1	23	80
Crème de noix de coco McCain 1 portion (1/6)	2 oz (66 g)	193	13,0	N.D.	N.D.
Citron et meringue 1 portion (1/6)	3½ oz (100 g)	227	7,5	93	282
Bleuets Mrs. Smith's 1 portion (1/6)	3½ oz (105 g)	273	13,0	N.D.	N.D.
Citrouille Mrs. Smith's 1 portion (1/6)	3½ oz (105 g)	227	8,0	N.D.	N.D.
Poudings					
Tapioca en conserve	3½ oz (100 g)	129	3,1	53	185
Vanille (lait entier)	½ tasse (125 ml)	175	4,1	16	251
Vanille (lait écrémé)	½ tasse (125 ml)	147	0,3	3	258
Trempettes					
Suprêmes (Premium) de Kraft (diverses variétés)	1 oz (30 g)	50	4,0	10-20	150+
Guacamole	2 c. à table (30 ml)	50	4,0	0	210

Tableau 10 (suite)

ALIMENT	PORTION	ÉNERGIE (kcal)	GRAS (g)	CHOLESTÉROL (mg)	SODIUM (mg)
Babeure	2 c. à table (30 ml)	70	6,0	0	240
Oignons à la française	2 c. à table (30 ml)	60	4,0	0	260
Oignons verts	2 c. à table (30 ml)	60	4,0	0	170
Bacon-raifort	2 c. à table (30 ml)	60	5,0	0	200
Palourdes	2 c. à table (30 ml)	60	5,0	0	250
Ail	2 c. à table (30 ml)	60	4,0	0	160
Oeufs et succédanés					
Œuf entier	1 (moyen)	78	5,5	250	59
Jaune d'œuf	1 (moyen)	59	5,2	250	12
Blanc d'œuf	1 (moyen)	16	trace	0	47
Lait de poule	1 tasse (250 ml)	352	19,0	149	138
Egg Beaters	¼ tasse (50 ml)	25	0	0	80
Repas minute					
McDONALD					
Big Mac	1	541	31,4	75	963
McMuffin aux œufs	1	352	20,0	191	911
Filet de poisson	1	402	22,7	43	707
Frites (portion régulière)	1	211	10,6	14	112
Hamburger	1	257	9,4	26	525
Hamburger fromage	1	306	13,3	41	724
Chausson aux pommes	1	295	18,3	14	408
Quart de livre	1	418	20,5	69	278
Quart de livre fromage	1	518	28,6	95	1 206
Lait battu à la vanille	1	324	7,8	29	250
VILLA DU POULET (KENTUCKY FRIED CHICKEN)					
Recette originale	3 ½ oz (100 g)	290	17,8	133	535
Salade de chou	1 (portion)	110	5,9	4	237
Petit pain	1	52	1,1	trace	83
Huiles et graisses					
Gras de bacon	1 c. à table (15 ml)	126	14,0	11	150 +
Suif de bœuf	1 c. à table (15 ml)	216	23,3	21	18
Gras de poulet	1 c. à table (15 ml)	126	14,0	9	0
Saindoux	1 c. à table (15 ml)	126	14,0	13	0

Tableau 10 (suite)

ALIMENT	PORTION	ÉNERGIE (kcal)	GRAS (g)	CHOLESTÉROL (mg)	SODIUM (mg)
Huile végétale	1 c. à table (15 ml)	120	13,5	0	0
Beurre	1 c. à table (15 ml)	108	12,2	36	124
Margarine	1 c. à table (15 ml)	108	12,0	0	variable
Molly McButter (poudre à saveur de beurre)	1 portion 0,04 oz (1,1 g)	4	0	0	0
Poissons, mollusques et crustacés					
Caviar (d'esturgeon)	1 c. à table (15 ml)	26	1,5	25	220
Palourdes (en conserve)	½ tasse (125 ml)	52	0,7	80	36
Palourdes (fraîches)	3½ oz (100 g)	82	1,9	50	36
Morue (fraîche)	3½ oz (100 g)	78	0,3	50	70
Crabe impérial	3½ oz	147	7,6	140	728
Bâtonnets de poisson (surgelés)	3½ oz (100 g)	176	8,9	70	180
Perchaude	3½ oz (100 g)	91	0,9	55	68
Goberge	3½ oz (100 g)	141	6,6	60	71
Flétan	3½ oz (100 g)	214	8,8	60	168
Hareng (en conserve)	3½ oz (100 g)	176	11,3	85	74
Homard	3½ oz (100 g)	91	1,9	100	210
Maquereau (en conserve)	3½ oz (100 g)	191	12,2	95	74
Huîtres (crues)	3½ oz (100 g)	66	1,8	50	73
Saumon	3½ oz (100 g)	182	7,4	47	50
Saumon (rouge ou rose, en conserve)	3½ oz (100 g)	210	14,0	60	300 +
Sardines (en converse, dans l'huile, égouttées)	3½ oz (100 g)	311	24,4	120	510
Pétoncles (cuits à la vapeur)	3½ oz (100 g)	81	0,2	35	255
Crevettes	3½ oz (100 g)	91	0,8	100	140

Tableau 10 *(suite)*

ALIMENT	PORTION	ÉNERGIE (kcal)	GRAS (g)	CHOLESTÉROL (mg)	SODIUM (mg)
Truite (saumonée)	3½ oz (100 g)	101	2,1	55	50
Truite (arc-en-ciel)	3½ oz (100 g)	195	11,4	55	50
Thon (frais)	3½ oz (100 g)	133	3,0	60	37
Thon (en conserve, dans l'huile, égoutté)	3½ oz (100 g)	197	8,2	63	800 +
Thon (en conserve, dans l'eau)	3½ oz (100 g)	127	0,8	63	41

Produits céréaliers

Pains
De blé concassé	1 tranche	66	0,6	0	132
Muffin anglais	1 tranche	133	1,0	0	203
Français	1 tranche	75	0,5	0	140
Pita	1 tranche	145	1,0	0	86
Pumpernickel (pain de seigle foncé)	1 tranche	79	0,4	0	182
Aux raisins	1 tranche	66	0,7	0	91
De seigle (pâle)	1 tranche	61	0,3	0	139
Blanc (de farine blanche)	1 tranche	68	0,8	0	127
De blé entier	1 tranche	61	0,8	0	132

Craquelins
Matzo	1	118	0,3	0	10
Melba	3	60	2,0	0,6	2
Biscuits soda (salés)	4	48	1,3	1	123
Nouilles aux œufs (cuites)	1 tasse (250 ml)	200	2,4	50	3
Préparation pour crêpes (faite avec œuf et lait)	1 (moyenne)	206	8,0	45	515
Farces	½ tasse (125 ml)	198	8,0	45	515

Viandes

Légende : Maigre seulement = M.s.
          Maigre et gras   = M + G
          Régulier   = R

Bœuf :
Cubes à ragoût, mijotés, M.s.	3 oz (85 g)	183	7,7	70	39
Bifteck d'intérieur de ronde, grillé, M + G	3 oz (85 g)	147	4,8	54	41
M.s.	3 oz (85 g)	138	2,9	54	43
Rôti de croupe, rôti, M + G	3 oz (85 g)	196	9,6	63	53
M.s.	3 oz (85 g)	169	6,7	63	57

Tableau 10 (suite)

ALIMENT		PORTION	ÉNERGIE (kcal)	GRAS (g)	CHOLESTÉROL (mg)	SODIUM (mg)
Rôti de palette, braisé,						
	M+G	3 oz (85 g)	240	15,4	73	41
	M.s.	3 oz (85 g)	208	10,6	74	49
Bifteck de surlonge,	M+G	3 oz (85 g)	181	8,7	62	43
grillé,	M.s.	3 oz (85 g)	157	5,8	62	48
Rôti de côte, rôti,	M+G	3 oz (85 g)	238	17,0	58	50
	M.s.	3 oz (85 g)	187	9,6	57	61
Haché, grillé,	R	3 oz (85 g)	245	17,0	61	70
	M.s.	3 oz (85 g)	201	12,5	58	60
Agneau :						
Épaule, rôtie,	M+G	3 oz (85 g)	287	23,0	83	45
	M.s.	3 oz (85 g)	174	8,5	85	56
Côtelette grillée,	M.s.	3 oz (85 g)	179	8,9	85	57
Gigot, rôti,	M+G	3 oz (85 g)	237	16,1	83	53
	M.s.	3 oz (85 g)	158	6,0	85	60
Porc :						
Rôti de jambon, désossé,	R	3 oz (85 g)	151	7,6	50	1 275
	M.s.	3 oz (85 g)	123	4,7	45	1 022
Longe de porc entière,						
côtelette grillée,	M+G	3 oz (85 g)	293	23,0	80	56
	M.s.	3 oz (85 g)	218	13,0	80	54
Rôti de longe, bout du filet,						
	M.s.	3 oz (85 g)	200	11,2	76	53
Épaule, picnic, braisée,						
	M+G	3 oz (85 g)	293	21,7	93	83
	M.s.	3 oz (85 g)	210	10,4	97	87
Côtes levées, braisées,						
	M+G	3 oz (85 g)	338	25,8	103	79
Côtes de longe, dos,	M.s.	3 oz (85 g)	219	8,9	83	66
Longe, bout du filet, rôtie,						
	M.s.	3 oz (85 g)	200	11,2	77	53
Filet de longe braisé,	M.s.	3 oz (85 g)	221	11,1	94	50
Bacon		1 tranche	40	3,0	5	120
Jambon tranché, 5 % m.g.						
	M.s.	3 oz (85 g)	111	4,4	40	1 215
Patte, mijotée		3 oz (85 g)	165	10,5	85	26
Poulet :						
Chair blanche, sans peau		3 oz (85 g)	153	4,2	66	54
Chair brune, sans peau		3 oz (85 g)	156	5,4	78	72
Chairs blanche et brune,						
avec peau		3 oz (85 g)	210	12,6	75	66
Gésier		1 tasse (250 ml)	215	4,8	283	83
Foie de poulet		1 tasse (250 ml)	200	5,0	800	68

Tableau 10 (suite)

ALIMENT	PORTION	ÉNERGIE (kcal)	GRAS (g)	CHOLESTÉROL (mg)	SODIUM (mg)
Dinde :					
Chair blanche, sans peau	3 oz (85 g)	153	4,2	66	54
Chair brune, sans peau	3 oz (85 g)	156	5,4	78	72
Chairs blanche et brune, avec peau	3 oz (85 g)	210	12,6	75	66
Saucisses de Bologne de dinde	1 oz (30 g)	71	5,4	37	336
Jambonneau de dinde	1 oz (30 g)	40	1,5	28	280
Pastrami de dinde	1 oz (30 g)	34	1,6	29	525
Salami de dinde	1 oz (30 g)	50	3,5	26	454
Veau :					
Côte de veau, rôtie, M+G	3 oz (85 g)	229	14,4	86	57
Épaule de veau, braisée, M+G	3 oz (85 g)	200	10,9	86	42
Flanc, mijoté, M+G	3 oz (85 g)	331	27,4	86	35
Poitrine de veau, mijotée, M+G	3 oz (85 g)	257	18,0	86	39
Canard :					
Domestique, rôti	3 oz (85 g)	171	9,5	76	55
Sauvage, oie des neiges	3 oz (85 g)	132	2,0	N.D.	N.D.
Oie :					
Domestique, rôtie	3 oz (85 g)	202	10,8	82	65
Abats					
Rognons de bœuf	3½ oz (100 g)	252	12,0	804	253
Foie de bœuf	3½ oz (100 g)	140	4,7	300	73
Foie de poulet	3½ oz (100 g)	165	4,4	746	61
Langue de bœuf	3½ oz (100 g)	244	16,7	94	61
Cœur de bœuf	3½ oz (100 g)	179	5,7	274	104
Cervelle	3½ oz (100 g)	106	7,3	2 100	106
Ris de veau ou thymus	3½ oz (100 g)	168	6,6	466	99
Viandes pour l'heure du lunch					
Cretons	1 c. à table (15 ml)	59	5,3	11	37
Pâté de foie	1 c. à table (15 ml)	42	3,7	34	92
Pâté au jambon (tartinade pour sandwich)	1 c. à table (15 ml)	33	2,4	6	139
Pepperoni de porc et bœuf	1 oz (30 g)	149	13,2	24	612
Salami de bœuf	1 oz (30 g)	76	6,0	20	320

Tableau 10 (suite)

ALIMENT	PORTION	ÉNERGIE (kcal)	GRAS (g)	CHOLESTÉROL (mg)	SODIUM (mg)
Saucisse de porc et bœuf	1 saucisse 1 oz (30 g)	50	1,7	9	101
Saucisse fumée, cocktail, porc et bœuf	1 saucisse 0,6 oz (17 g)	58	5,3	12	164
Saucisson de Bologne, tout bœuf	1 oz (30 g)	94	8,4	17	298
Saucisson de foie de porc (liverwurst)	1 oz (30 g)	100	8,6	48	262
TAILLEFER :					
Bologne, 25 % moins de gras et de sel	1 oz (30 g)	N.D.	4,8	N.D.	54
Cretons, 30 % moins de gras	1 c. à table (15 ml)	N.D.	3,2	N.D.	30
Saucisses fumées, 25 % moins de gras et de sel	1 oz (30 g)	N.D.	4,8	N.D.	54
Vinaigrettes					
Fromage bleu	1 c. à table (15 ml)	71	7,3	4-10	153
Préparation maison (huile et vinaigre)	1 c. à table (15 ml)	71	7,9	0	trace
Russe	1 c. à table (15 ml)	74	7,6	7-10	130
Mille-Îles	1 c. à table (15 ml)	70	7,0	9	98
Française	1 c. à table (15 ml)	66	6,2	0	219
Italienne	1 c. à table (15 ml)	83	9,0	0	314

3

Le son d'avoine, une primeur

Sauf quelques ermites retirés dans des cavernes au sommet de collines, je ne crois pas qu'un seul Américain – homme, femme ou enfant – n'ait pas entendu parler de l'action bénéfique des fibres alimentaires. Vous trouverez toujours quelqu'un pour vous conseiller d'augmenter votre consommation de fibres.

Au cas où vous n'y auriez pas prêté beaucoup d'attention, sachez que ce phénomène remonte à 1972, lorsque le docteur Dennis Burkitt, qui étudiait alors des tribus primitives d'Afrique, publia dans le journal britannique *The Lancet* [1] un article qui fit époque. Il y constatait que, quand le régime alimentaire comporte une grande quantité de fibres et de déchets cellulosiques, les selles sont plus souples, plus grosses et beaucoup plus fréquentes. Après avoir comparé l'état de santé des Africains à celui des Occidentaux, il concluait que la fibre alimentaire aide à prévenir certaines maladies du gros intestin, dont le cancer du côlon et la diverticulite. Il constatait aussi que « le taux sérique de cholestérol augmente dès qu'on élimine les fibres de l'alimentation. Un régime alimentaire riche en fibres, ou complété par un apport en cellulose, réduit le taux sérique de cholestérol ».

Cet article suscita des débats encore vifs dans la communauté scientifique et des recherches cliniques toujours en cours. Le docteur David Kritchevsky, du Wistar Institute de Philadelphie, a ainsi découvert que la luzerne réussit à maintenir le taux de cholestérol des lapins à un niveau acceptable. On sait, bien sûr, que les humains ne peuvent consommer de la luzerne, mais il n'en poursuit pas moins sa recherche.

La question des fibres alimentaires est devenue un sujet de prédilection pour les journalistes. Des revues et des journaux ont publié des recettes riches en fibres et la télévision en a fait le sujet de débats animés. On a publié des livres sur les moyens d'ajouter des fibres à presque tout ce que nous mangeons. L'industrie de l'alimentation a réagi rapidement à la forte demande du public et, dans sa mise en marché, a tôt fait d'insister sur la teneur en fibres d'une grande variété de produits. La publicité souligne aujourd'hui les bienfaits des fibres présentes dans le pain, les céréales, tout spécialement les céréales de petit déjeuner.

Si, comme l'a écrit la poétesse, « une rose est une rose est une rose », il n'en est pas de même pour les fibres. Ce qui ne veut pas dire pour autant qu'une préférence marquée pour une fibre puisse avoir des conséquences fâcheuses pour la santé, mais plutôt qu'on peut espérer de différentes fibres des effets différents. Par exemple, la fibre de blé est un excellent moyen de réduire la « durée de séjour » des aliments dans le tube digestif [2]. Cette fibre est le laxatif naturel par excellence. Mais plusieurs sortes de fibres, présentes dans une grande variété d'aliments, produisent le même résultat.

Malheureusement, toutes les fibres n'ont pas la propriété d'abaisser le taux de cholestérol. Au cours des dernières années, les documents des chercheurs en ce domaine se sont multipliés ; mais nous ne tenons que depuis peu la preuve concluante que le son d'avoine est la meilleure fibre pour ceux qui veulent maintenir hors d'un niveau dangereux leur taux de cholestérol. L'histoire fascinante de cette découverte mérite d'être relatée.

La plupart d'entre nous connaissent bien la farine ou les flocons d'avoine, ne serait-ce que par l'emballage familier où figure un Quaker souriant qui nous semble aujourd'hui si sympathique. Pour obtenir de la farine d'avoine, on traite à la vapeur le grain entier de cette céréale que l'on presse ensuite entre des cylindres, pour les transformer en flocons. Si l'on broie et tamise les flocons d'avoine, on obtient deux moutures : la farine, mouture la plus fine, et les particules plus grossières qu'on désigne sous le nom de son d'avoine. Pendant longtemps, on ne pouvait se procurer de son d'avoine que dans les boutiques d'alimentation naturelle ; grâce à la demande grandissante, on peut maintenant en trouver aussi dans la plupart des supermarchés.

Ce qui différencie le son d'avoine du son de blé, c'est que le premier contient beaucoup de fibres solubles, tandis que le second contient surtout des fibres insolubles. Et c'est la fibre soluble qui a la propriété de réduire le taux de cholestérol [3].

Le tableau 11, en page 79, précise la teneur en fibres de plusieurs aliments. Vous constaterez que le son de blé a la plus forte teneur en fibres végétales dont la plus grande partie est toutefois insoluble. Et que le son d'avoine contient pour sa part plus de fibres solubles que tout autre aliment.

Mais la fibre n'est pas la seule valeur nutritive du son d'avoine. Un coup d'œil au tableau nutritionnel imprimé sur le côté de la boîte de son d'avoine vous apprendra qu'une portion d'une once (30 g) fournit une quantité substantielle de protéines, de glucides, source d'énergie, et de thiamine du complexe B.

Avant de décrire en détail les propriétés du son d'avoine et les nombreuses études de chercheurs qui viennent appuyer ces prétentions, voici un bref aperçu de quelques effets bénéfiques que vous pouvez espérer de l'inclusion du son d'avoine dans votre régime alimentaire quotidien. Le son d'avoine réduit considérablement le taux de cholestérol total et de lipoprotéines de basse densité (LDL), sans pour autant affecter le moins du monde le taux de lipoprotéines protectrices de haute densité (HDL). En prime, le son d'avoine aide même les diabétiques à maintenir un taux normal de glycémie.

Partout dans le monde, on a mené des recherches sur le son d'avoine. Les études cliniques conduites tant sur les animaux que sur les humains ont toujours permis de conclure que le son d'avoine agit efficacement sur le taux sanguin de cholestérol. Comme ce fut le cas pour presque toutes les percées dans le domaine de la médecine et de la nutrition, ce sont des laboratoires où l'on procédait à des expériences sur des animaux qui, les premiers, ont découvert certains des effets bénéfiques du son d'avoine. La première observation en ce sens, faite aux Pays-Bas, en 1963, révélait que les flocons d'avoine réduisaient notablement le taux de cholestérol des rats [4].

En 1967, des hommes de science de la Rutgers University du New Jersey démontraient que la farine d'avoine devait cette propriété à sa partie fibreuse [5]. La Quaker Oats Company, que ces découvertes ne laissèrent évidemment pas indifférente, entreprit ses propres études et identifia l'élément qui réduit le taux de cholestérol : il s'agit de la particule de gomme présente dans le son d'avoine. Depuis, d'innombrables recherches menées sur différents animaux ont confirmé la thèse initiale : le son d'avoine a une indubitable propriété hypocholestérolémiante ; il réduit effectivement le taux de cholestérol. Le docteur James Anderson, de la faculté de médecine de l'Université du Kentucky à Lexington, a été l'un des chercheurs les plus dynamiques pendant la période d'essais en laboratoire sur les animaux. Ses travaux et ceux de ses collègues ont jeté les bases qui devaient servir plus tard à l'expérimentation sur les humains.

Détail intéressant, le docteur Anderson se pencha d'abord sur le son d'avoine dans l'espoir de trouver un aliment qui pourrait aider les diabétiques à contrôler leur glycémie. Et il constata que ses patients en tiraient un autre avantage : la réduction de leur taux de cholestérol.

Pour mieux comprendre l'action du son d'avoine, le docteur Anderson procéda à plusieurs études sur le métabolisme d'hommes ayant des taux élevés de cholestérol. Dans le cadre de ces recherches menées avec le plus grand souci de précision, tous les participants furent soumis à la même diète dont on connaît à l'once et au gramme près la composition pour chaque jour que dura la recherche clinique.

L'une de ces études consista à donner à huit hommes 100 grammes de son d'avoine par jour, ce qui équivaut à environ une tasse (250 ml) de céréales nature [6]. Les participants ingéraient ce son sous forme de muffins. Leur cholestérol total tomba de 13 % et leurs LDL, de 14 %.

Dans le cadre d'une autre étude, on confina six hommes dans une salle de soins métaboliques et on les soumit à la même diète sévère pendant sept jours ; puis, pendant vingt-et-un jours, on ajouta à la diète 100 grammes de son d'avoine [7]. Pendant la première étape de l'étude, leur taux de cholestérol se maintint en moyenne autour de 280 mg/dl. Ce qui prédisposait grandement ces hommes à la cardiopathie. Mais, grâce au son d'avoine, leur taux moyen de cholestérol tomba à 77,8 % de ce qu'il était pendant la deuxième semaine et se maintint à ce niveau jusqu'à ce qu'on renvoie chez eux les participants, après trois semaines de ce traitement. De retour chez eux, les participants adoptèrent un régime riche en fibres, comportant une ration quotidienne de 50 grammes de son d'avoine, et réussirent à préserver cette baisse de

23,5 % de leur cholestérolémie par rapport aux premiers jours de l'étude. Ces résultats se comparent à ceux qu'on obtient par l'usage de médicaments comme le colestipol et la cholestyramine.

Dans le cadre d'une autre étude clinique, le docteur Anderson a établi que la consommation de son d'avoine réduisait de 36 % les concentrations sériques de LDL, tout en augmentant de 82 % le taux de HDL [8]. Il a aussi observé que des fibres solubles d'autre nature, la pectine et le guar par exemple, réduisent également les concentrations sériques de cholestérol, mais provoquent souvent des effets secondaires comme des nausées et des vomissements insupportables.

Tout récemment, le docteur Anderson constatait que les régimes au son d'avoine réduisent les concentrations sériques de cholestérol total de 19 % et de 23 % celles des LDL [9]. Fait intéressant, chez les sujets qui, même après leur retour chez eux, continuèrent à consommer quotidiennement du son d'avoine, le taux de cholestérol diminua encore pour finalement atteindre une baisse de 24 %. Ce fait révèle que plus longtemps un sujet se soumet à un régime qui comporte du son d'avoine, meilleurs sont ses résultats. Les participants à cette étude consommaient 50 grammes de son d'avoine par jour, soit l'équivalent de trois muffins.

Mais le régime alimentaire qu'on proposa aux participants à cette recherche étonne aussi par sa ressemblance avec celui de l'Américain moyen : 20 % des calories consommées étaient des protéines ; 43 %, des glucides ; 37 %, des graisses, dont approximativement 430 milligrammes de cholestérol par jour. En d'autres mots, ce régime ne comportait aucune restriction. Notez en passant que l'American Heart Association recommande à toute la population de limiter son apport en cholestérol à moins de 300 milligrammes par jour. Et dans le cas de ceux qui ont des taux élevés de cholestérol, l'AHA suggère de réduire cet apport quotidien à aussi peu que 150 mg. Rappelez-vous qu'un jaune d'œuf contient environ 250 milligrammes de cholestérol. Qu'une portion de seulement 3 onces (85 g) de bœuf très maigre en contient près de 100. Imaginez donc les résultats qu'aurait obtenus le docteur Anderson s'il avait combiné ce traitement au son d'avoine à une diète beaucoup plus stricte !

Que signifient ces découvertes et ces statistiques pour l'individu moyen ? En quelques mots, cela signifie que, même sans apporter de

On sait aussi que certains individus sont génétiquement prédisposés à des concentrations lipidiques élevées. Cela semblerait s'expliquer espérer réduire considérablement son cholestérol : il lui suffit pour cela de manger chaque jour trois muffins de son d'avoine. En escomptant des résultats identiques à ceux obtenus par le docteur Anderson, un individu dont le taux de cholestérol s'établit à 265 mg/dl peut donc espérer ramener son taux sous la barre des 200 mg, comme le lui confirmera une simple opération mathématique. La plupart des experts s'entendent pour dire qu'un taux sérique de cholestérol total inférieur à 200 mg/dl réduit grandement les risques de cardiopathie. Cette affirmation encourageante ne peut que donner meilleur goût aux muffins !

La farine d'avoine produit-elle les mêmes résultats ? Comme le son d'avoine est une particule du flocon d'avoine, il faudra beaucoup plus de farine d'avoine pour obtenir des résultats aussi satisfaisants. Mais il ne fait pas de doute que la farine d'avoine réduit elle aussi le taux de cholestérol.

COMMENT AGIT LE SON D'AVOINE ?

Personne ne sait avec certitude comment agit le son d'avoine. La plupart des articles sur le sujet font valoir que, lorsqu'on inclut du son d'avoine dans son régime alimentaire, on note une augmentation de l'excrétion des acides biliaires [7, 8, 9]. Qu'est-ce que ça signifie ? On sait que le foie produit les acides biliaires à partir du cholestérol. Plus l'organisme excrète d'acides biliaires, plus le foie doit en fabriquer. Et plus le foie produit de ces acides, plus il prélève de cholestérol dans le sang et même, si nécessaire, dans les autres parties de l'organisme. En conséquence, il y a moins de risque que le cholestérol se dépose alors dans les artères. Ce processus pourrait très bien expliquer pourquoi le son d'avoine réduit le taux de cholestérol.

En ce sens, comparer le son d'avoine avec des médicaments comme le colestipol et la cholestyramine peut s'avérer à la fois passionnant et instructif. Ces deux médicaments sont des résines qui adhèrent aux acides biliaires dans l'intestin, ce qui provoque leur excrétion et abaisse ainsi le taux de cholestérol. Ce qui ne veut pas dire que le son d'avoine est un médicament, mais plutôt que les produits pharmaceutiques en question semblent agir de la même façon que cette céréale naturelle.

Dans le cadre d'une de ses recherches, le docteur Anderson soumit huit hommes à deux régimes différents pendant une période de dix jours ; seule différence entre ces deux régimes : la présence, dans un cas, de 100 grammes de son d'avoine. On a pu ainsi démontrer que les résultats commencent à se manifester dans un laps de temps aussi court, mais que l'effet maximal escompté se concrétise sur une plus longue période. Encore une fois, on n'avait imposé aucune restriction au régime alimentaire de ces individus, qui comprenait chaque jour de grandes quantités de graisses et de cholestérol. On n'en obtint pas moins une diminution de 14 % des LDL, sans qu'en souffre le moindrement le taux de HDL.

AUTRES BÉNÉFICES DU SON D'AVOINE

On ne s'étonnera pas d'apprendre que le son d'avoine présente d'autres avantages que celui d'abaisser le taux de cholestérol. Les régimes à forte teneur en fibres, comme ceux qui comportent du son d'avoine, réduisent les besoins en insuline des diabétiques et les aident à stabiliser leur glycémie. Les travaux du docteur Anderson ont étayé la thèse que les régimes à forte teneur en fibres et en glucides réduisent de 25 % à 50 % les besoins en insuline [10] et sont aussi d'un grand secours pour les diabétiques qui devaient jusque-là avoir recours à d'autres médicaments que l'insuline pour stopper l'évolution de leur maladie. En s'appuyant sur un régime à forte teneur en fibres et en glucides, 90 % des patients diabétiques du docteur Anderson, par ailleurs non dépendants de l'insuline, ont pu discontinuer tout traitement médicamenteux.

Le même type de régime, enrichi d'importants apports en fibres, dont le son d'avoine, s'est avéré efficace pour diminuer d'environ 10 % la pression sanguine [11]. À l'heure actuelle, on poursuit encore des recherches pour mieux comprendre cette propriété des fibres.

Il existe aussi un avantage très spécial à ce type de régime que certains percevront comme une heureuse surprise : une alimentation riche en fibres de son d'avoine permet presque à coup sûr de maîtriser son poids. Cela s'explique aisément. Manger une pomme, fruit à haute teneur en fibres, calme davantage la faim qu'avaler un verre de jus de pomme. On éprouve plus de satisfaction à mastiquer qu'à ingurgiter.

Mais il y a plus : les fibres remplacent ainsi d'autres aliments à forte teneur en graisses et en calories de sorte que l'on absorbe alors moins de calories.

Le plus important, c'est que lorsqu'on mange beaucoup de son d'avoine – disons trois muffins par jour –, on ne sent pas la faim. La sensation qu'on en éprouve n'a rien de celle d'un individu qui s'est gavé et se dit « je me sens plein ». Pour ma part, quand j'avale mes trois muffins et mon lait battu aux fruits le matin, même l'idée de manger ne me vient que bien après midi.

Le son d'avoine est très nourrissant. Tous connaissent d'expérience la sensation de faim qu'on ressent une heure après un repas au restaurant chinois. Et cela s'explique scientifiquement. Les mets chinois sont particulièrement pauvres en graisses, tout particulièrement les spécialités cantonaises. Les légumes et le riz ne procurent pas de satisfaction durable, aussi les gens qui en mangent ressentent-ils plus vite la faim qu'après avoir avalé un hamburger ou un steak.

La teneur en graisses des aliments n'est pas seule responsable de cette sensation de satisfaction qui dépend aussi en très grande part de la vitesse à laquelle les aliments traversent le tube digestif. Et, précisément, le son d'avoine ralentit le rythme de ce qu'on nomme « l'écoulement gastrique », soit le temps que prennent les aliments pour quitter l'estomac. Ce phénomène accentue l'impression de satiété. De plus, les aliments à forte teneur en fibres prennent plus de volume dans l'intestin grêle et exercent une influence sur la sécrétion des glandes intestinales.

L'organisme absorbe plus lentement certains éléments nutritifs, comme les glucides, après un repas riche en fibres qu'après un repas composé d'aliments transformés et pauvres en fibres. Ce rythme lent du processus d'assimilation des éléments nutritifs, qui peut s'étendre sur des heures après un repas riche en fibres, contribue également à la sensation de satisfaction.

Le docteur Anderson avance trois raisons qui pourraient expliquer l'action amaigrissante du son d'avoine [11]. Premièrement, une certaine quantité de calories seraient éliminées directement dans les selles. Deuxièmement, les glucides ne seraient pas alors complètement assimilés. Et, troisièmement, les aliments riches en fibres, du genre du son d'avoine, exigeraient plus d'énergie pour leur digestion et, par conséquent, augmenteraient la consommation de calories par l'organisme dans ce processus. Pour les individus qui ont quelques livres à perdre, il s'agit là d'un bienfait non négligeable. Dans mon cas personnel, grâce à ce régime au son d'avoine, je peux manger presque autant que je le veux. En fait, si je passe un ou deux jours sans manger autant que d'habitude, je perds environ une ou deux livres. Je dois même manger davantage, bien davantage qu'auparavant pour maintenir mon poids.

Presque tous les experts en médecine et en nutrition s'entendent sur un point : les Américains devraient consommer plus de fibres. Le U.S. Department of Agriculture et le U.S. Department of Health, Education and Welfare ont d'ailleurs publié conjointement le très officiel « Guide alimentaire à l'usage des Américains » en 1980 [12]. Les médias d'information ont largement fait écho à ce document. Pour l'essentiel, ce guide invite le grand public à consommer une plus grande variété d'aliments et à éviter les produits trop gras, les graisses saturées et le cholestérol en leur préférant des aliments équilibrés en fibres et en féculents, et, enfin, à réduire sa consommation de sucre et de sodium.

À cette fin, les spécialistes recommandent de consommer plus de glucides complexes en lieu et place des sucres et des fécules simples. Il suffit pour cela de choisir des produits riches en fibres comme le pain de blé entier, les céréales, les fruits et les légumes. En ce sens, la céréale de son d'avoine est tout indiquée puisqu'en plus des avantages communément associés aux fibres qu'on en tire, elle offre un certain nombre d'autres avantages pour la santé qui, comme on l'a vu, ne sont pas négligeables.

Le son d'avoine ne présente-t-il aucun danger ? On n'a émis qu'une seule réserve en ce qui concerne la consommation de grandes quantités de fibres, dont le son d'avoine. Certains experts se demandent si des éléments nutritifs ne sont pas perdus à cause de l'action qu'exercent les fibres sur l'intestin. Je suis heureux de pouvoir affirmer qu'aucune étude n'a jamais décelé l'existence de tels effets pernicieux imputables à des régimes riches en son d'avoine ou en d'autres fibres [11]. Dans le cadre d'une expérience récente, on soumit quinze patients à un régime à forte teneur en fibres pendant presque deux ans. On se pencha sur leurs concentrations d'éléments nutritifs – calcium, phosphore, fer, magnésium, vitamine B_{12}, acide folique et vitamines A, D et K – pour constater que ce régime ne les avait nullement affectées. Des examens post-thérapeutiques, même après plus de quatre années, ont donné des résultats similaires.

La conclusion s'impose d'elle-même : il existe des tas de raisons de manger du son d'avoine et d'autres produits riches en fibres alimentaires, mais pas une seule de s'en priver. Si une pomme par jour vous évite d'avoir à consulter le médecin, il semble que quelques muffins de son d'avoine produisent le même résultat, mais aux dépens du cardiologue.

Constaterez-vous une différence peu après que vous aurez commencé à manger régulièrement du son d'avoine ? À moins que votre régime alimentaire ne comprenne déjà une certaine quantité de fibres, le son d'avoine régularisera le fonctionnement de vos intestins. Vous ne souffrirez plus de constipation. Vous pouvez même vous attendre à plus d'une selle par jour. Les premières observations du docteur Burkitt sur les Africains signalaient que les selles fréquentes sont, en fait, salutaires et les médecins ne disent plus désormais à leurs patients qu'il est tout à fait normal de ne pas aller à la selle chaque jour.

Quand on mange du son d'avoine, les selles sont plus grosses et plus souples. Non pas liquides ni irritantes, mais beaucoup plus souples et elles sont évacuées en douceur. Toutefois, et cela n'a rien d'étonnant, cette activité accrue de l'intestin s'accompagne de flatulence. Mais soyez rassuré, ce phénomène parfaitement normal s'atténue avec le temps.

LA PREMIÈRE BOUCHÉE

On trouve la céréale de son d'avoine dans presque tous les supermarchés et les magasins d'alimentation naturelle. Et vous pouvez vous attendre à la voir bientôt un peu partout. Dans la plupart des cas, le son d'avoine se présente dans des emballages d'une livre (454 g), comme les autres sortes de céréales chaudes. En fait, à l'origine, on apprêtait le son d'avoine en céréale chaude et crémeuse.

Mais le plat de céréales n'est qu'un début. Sur le côté de l'emballage, vous trouverez une recette simple de muffins au son d'avoine. Parce qu'entrent dans cette recette un peu de sucre et des œufs, j'ai mis au point des recettes adaptées à mes besoins.

J'ai vite constaté que, même s'il est très différent des farines et autres ingrédients que j'avais jusque-là utilisés dans la cuisine, le son d'avoine ne pose vraiment aucun problème. Comme je ne suis pas particulièrement friand des céréales chaudes, les muffins me semblèrent la solution logique.

Presque chaque jour mon emploi du temps est très chargé. Je n'ai vraiment pas le temps de m'asseoir pour prendre un petit déjeuner ou un déjeuner en lisant le journal. La plupart du temps, je mange sur le pouce quand je n'engloutis pas mon repas au-dessus de l'évier de cuisine pour ne pas avoir à nettoyer de plats. Dans mon cas, comme aussi, je pense, dans celui de millions d'hommes et de femmes occupés, les muffins sont le repas minute par excellence. Mais je ne prétends pas que ce rythme de vie trépidant soit le meilleur. Je préfère évidemment prendre un petit déjeuner dans la détente, en lisant le journal. Mais un petit déjeuner précipité vaut tout de même mieux que rien du tout. Il m'arrive aussi souvent d'apporter dans l'auto des muffins et un gobelet de café décaféiné. On ne peut en faire autant avec du bacon et des œufs !

Ce qu'il y a de bien avec les muffins, c'est qu'il est presque impossible de s'en lasser. Un jour, on les apprête aux pommes et à la cannelle ; le lendemain, aux bananes et aux dattes ; le jour suivant, à l'ananas ; et on accompagne le tout d'un lait battu d'un parfum assorti. Pour les rendre plus savoureux encore, je les mets au four micro-ondes pendant 30 secondes. Cette opération est particulièrement utile dans mon cas, puisque je conserve mes muffins au réfrigérateur.

Certains aiment ajouter des fibres, comme du son d'avoine, au lait battu. Ce qui donne un peu de « corps » au breuvage. Si cette façon de faire vous convient, tant mieux. Mais attention : cru, le son d'avoine est difficile à digérer et vous pourriez éprouver une sensation de ballonnement si vous en consommez ainsi, *très tôt*, de grandes quantités.

Vous ne mangerez jamais trop de son d'avoine quand vous vous en servirez pour la préparation de muffins, de pains, de brioches, de gâteaux et d'autres plats qui s'y prêtent naturellement. Faites l'essai des recettes que je vous propose au chapitre 14. Puis, songez à vos recettes préférées : sachez que, dans n'importe quelle recette, vous pouvez remplacer la chapelure ou l'enrobage par du son d'avoine.

Si vous êtes boulanger ou si vous avez la chance de partager votre existence avec une personne de ce métier ou d'avoir un bon ami boulanger, le son d'avoine vous promet une gamme infinie de plats délicieux. Quand j'ai commencé à adopter un régime limité aux seuls produits « bons pour moi », les petites douceurs m'ont vraiment manqué. Mais avec le temps, j'ai découvert tant de solutions de rechange que je ne me sens pas du tout privé de quoi que ce soit. Je mange des gâteaux, des brownies, des mokas, des biscuits et toutes sortes d'autres délices. Et pour couronner le tout, je ne me préoccupe même pas des calories. Enfin les plats que vous *devriez* manger sont aussi succulents que ceux que vous *désirez* manger.

Pour commencer, achetez une boîte de céréales de son d'avoine. Cela suffira à préparer deux douzaines de muffins. Pendant le weekend, quand vous aurez quinze minutes à vous, préparez-en une ou deux fournées. La première fois, contentez-vous de douze muffins nature et de douze autres, pommes et cannelle. Puisqu'il vous faut trois muffins par jour, vous en aurez une provision qui durera bien plus d'une semaine. Même si, de votre vie, vous n'avez jamais utilisé un four, préparer des muffins vous paraîtra aussi simple qu'un jeu d'enfant. Voici ce dont vous aurez besoin pour vous y mettre :

- un moule métallique d'une capacité de 12 muffins
- des coupes à muffins, en papier
- des instruments de mesure : cuillères et tasse graduées
- des bols

Jetez aussi un coup d'œil aux recettes pour connaître tous les ingrédients dont vous aurez besoin dans la préparation des muffins qui vous semblent les plus alléchants. Vous avez déjà probablement dans votre cuisine la plupart de ces ingrédients. Et vous constaterez que presque tous les fruits – qu'ils soient frais, surgelés, secs ou en conserve – complètent de délicieux muffins.

Si vous avez un mélangeur, il n'y a pas mieux pour mélanger les ingrédients liquides. Et il faut beaucoup moins de temps, au mélangeur qu'au fouet, pour réduire des bananes en purée, par exemple. Si vous n'en avez pas, il vous en coûtera peu pour vous en procurer un.

Je recommande aussi chaudement l'achat d'un autre ustensile : le thermomètre à cuisson. On ne peut pas, en effet, se fier totalement, pour la température, au bouton de commande du four. Encore une fois, il vous en coûtera très peu et vous vous demanderez comment vous avez pu vous en passer. Vous réussirez mieux vos plats – tous vos plats – si vous suivez à la lettre les recettes, tout spécialement les indications concernant la durée et la température de cuisson.

Qu'on le mange cru, dans des plats cuisinés ou des produits au boulangerie, le son d'avoine est toujours aussi efficace. Mais si vous le mangez cru, vous éprouverez peut-être quelques ennuis gastriques, dont des sensations de ballonnement. Cuit, le son d'avoine se digère mieux. Ce conseil s'adresse tout spécialement aux personnes peu ou pas habituées à un régime riche en fibres. Mais certaines personnes digèrent sans difficulté le son d'avoine cru. Faites-en l'essai, vous verrez ainsi si vous le supportez. Ajoutez-en un peu à un lait battu sans matières grasses ou saupoudrez-en d'autres aliments.

Depuis la première édition de cet ouvrage, plusieurs produits au son d'avoine ont fait leur apparition sur le marché. Certains sont meilleurs que d'autres qu'il vaudrait mieux éviter. Dans tous les cas, lisez d'abord l'étiquette nutritionnelle. Prenons le cas du Cracklin' Oat Bran de Kellogg : cette céréale riche en huile de noix de coco, qui obstrue les artères, contient en fait très peu de son d'avoine. Sur l'étiquette des Oat Bran Flakes de Health Valley, les flocons d'avoine viennent en tête de liste ; cette céréale en est donc composée pour la plus grande part. Le son d'avoine y figure au deuxième rang, suivi de jus de fruit, de farine de riz brun, de farine de seigle, de farine de maïs et enfin de malt d'orge. Il s'agit donc d'un produit très nourrissant ; mais pour obtenir la même valeur nutritive en son d'avoine, vous devrez consommer deux fois plus de cet aliment que d'une céréale entière, par exemple. Les New Morning Oatios contiennent encore moins de son d'avoine, puisque sur leur étiquette la farine de son et le riz brun figurent devant le son d'avoine. Si, par besoin de variété, vous souhaitez manger de ces céréales, libre à vous, mais n'attendez pas d'elles qu'elles vous fournissent les fibres solubles dont vous avez besoin.

Vous trouverez dans le tableau ci-après les conclusions de quelques recherches menées pour évaluer la quantité de fibres hydrosolubles présentes dans quelques céréales. Les données qui y figurent concernent les quantités de fibres, exprimées en grammes, par portion de 100 grammes (3 onces et demie). En suivant les recommandations de ce livre, vous consommerez quotidiennement 4 onces (½ tasse) de son d'avoine cru, ce qui vous assurera presque 4 grammes de fibres hydrosolubles.

Vous pouvez vous reporter à ces données pour évaluer la qualité d'autres produits, comme les comprimés de son d'avoine nouvellement lancés sur le marché. Interrogez le vendeur ou écrivez au fabricant pour connaître avec précision la quantité de fibres hydrosolubles présentes dans chaque produit et, en conséquence, le nombre de comprimés ou l'importance de la portion qu'il vous faut consommer. Voici les résultats de cette étude :

	OAT MEAL DE QUAKER	OAT BRAN DE QUAKER*	OAT BRAN CRUNCH**	OAT BRAN FLAKES***
Fibres totales	12,1 g	18,6 g	ND	ND
Fibres solubles	4,9 g	7,2 g	7,2 g	3,8 g

Pourquoi ne pas apporter une provision de son d'avoine lorsque vous voyagez? Les muffins au son d'avoine se conservent dans une chambre d'hôtel jusqu'à cinq jours, même sans réfrigération. Pour les conserver plus longtemps, vous pouvez déposer votre sac rempli de muffins sur l'appareil de climatisation ou sur une corbeille à papier remplie de glaçons qui agira ainsi comme une glacière. Ou demandez qu'on les garde dans l'un des réfrigérateurs du restaurant de l'hôtel et retirez-en quelques-uns chaque jour ou tous les deux jours.

Peut-être souhaiteriez-vous manger des céréales de son d'avoine en voyage. Versez dans des petits sacs de plastique une demi-tasse (125 ml) de son d'avoine, un quart de tasse (50 ml) de raisin ou d'autres fruits secs et un peu de cassonade ou d'un autre édulcorant. Préparez autant de sacs que nécessaire pour la durée du voyage. S'il se trouve une petite cafetière dans votre chambre d'hôtel, servez-vous-en pour réchauffer de l'eau ; versez le contenu d'un de vos sacs dans un bol, ajoutez-y une tasse et un tiers (325 ml) d'eau chaude, laissez reposer deux minutes. Sinon, apportez un sac au restaurant et commandez de l'eau chaude avec votre café, jus et fruit frais. Je voyage énormément et ça ne m'a jamais créé de problème.

* Comme Quaker se taille la part du lion du marché (et distribue aussi du son d'avoine sous la marque de commerce Mother) on peut présumer que d'autres produits comme ceux de Arrowhead Mills aient une valeur nutritive comparable.
** Une céréale de bonne qualité, importée d'Angleterre.
*** Un produit de Health Valley.

Quand vous apprendrez de combien votre taux de cholestérol a diminué grâce à ce traitement, vous n'hésiterez plus à consentir les quelques efforts nécessaires pour vous y tenir et consommer un peu plus de son d'avoine chaque jour.

J'ai été très heureux d'apprendre du docteur James Anderson lui-même, à qui l'on doit la découverte des bienfaits du son d'avoine, que les National Institutes of Health lui avaient consenti une subvention d'un demi-million de dollars pour comparer les effets présumément hypocholestérolémiants d'un régime de son d'avoine avec ceux des recommandations types de l'American Heart Association. Je parierais ma chemise que le son d'avoine l'emportera haut la main !

Bon appétit ! À votre santé !

Tableau 11. **TENEUR EN FIBRES DE DIVERS ALIMENTS** [2]

	FIBRES VÉGÉTALES	FIBRES INSOLUBLES	FIBRES SOLUBLES
	g par 100 g		
Son de blé	42,2	38,9	3,3
Son d'avoine	27,8	13,8	14,0
Flocons d'avoine	13,9	6,2	7,7
Flocons de maïs	12,2	5,0	7,2
Céréale noix et raisins	13,0	7,4	5,6
Haricots Pinto	10,5	6,0	4,5
Haricots blancs	8,7	4,0	3,7
Haricots nains	10,2	5,5	4,7
Haricots de Lima	9,7	6,4	3,3
Maïs	3,3	1,5	1,8
Patates douces	2,5	1,4	1,1
Chou vert	2,6	2,0	0,6
Asperge	1,6	1,1	0,5
Concombre	0,9	0,5	0,4
Pomme	2,0	1,1	0,9
Orange	2,0	1,4	0,6
Banane	1,8	1,0	0,8
Pêche	1,4	1,1	0,3

4

L'effet stupéfiant de la niacine

Des années durant, je me suis documenté et j'ai écrit sur l'inutilité et, parfois, sur le danger des doses massives de vitamines. Une alimentation bien équilibrée fournit en grande partie toutes les vitamines dont chacun a besoin. Mais l'absorption d'un comprimé de suppléments de vitamines et de minéraux, à titre de « police d'assurances », n'est sans doute pas contre-indiquée. Surtout dans le cas de personnes – et c'est la majorité d'entre nous – qui ne se nourrissent pas convenablement ou qui, en raison de leur mode de vie, devraient consommer plus que les apports nutritionnels recommandés par la National Academy of Sciences du National Research Council. Mais rien ne semble justifier l'absorption massive de quelque vitamine que ce soit.

Lorsque j'ai entendu parler pour la première fois de la niacine et de son effet sur les taux élevés de cholestérol, je me suis montré plutôt sceptique. Puis, par pur hasard, je suis tombé sur un article du Council on Scientific Affairs publié dans le *Journal of the American Medical Association*. Il s'agissait d'un survol de ce qu'on considère communément comme une diète et une thérapeutique médicamenteuse appropriées pour diminuer les facteurs de risque de cardiopathie. C'était écrit, noir sur blanc : « L'administration quotidienne de trois à douze comprimés de 500 mg de niacine réduit de 15 à 30 % le taux plasmatique de lipoprotéines de basse densité (LDL) et agit aussi efficacement sur les lipoprotéines de très basse densité (VLDL). Ce traitement a également un effet positif sur les taux de lipoprotéines de haute densité (HDL) [1]. »

Stupéfiant ! Par la voix des experts de l'American Heart Association et de l'American Medical Association, la communauté médicale préconisait des doses massives d'une vitamine pour traiter un état pathologique qui me concernait au plus haut point. Cette question méritait une analyse plus poussée. J'ai donc entrepris de dépouiller systématiquement la littérature médicale pour retrouver tout ce qu'on avait pu écrire sur cette vitamine.

La niacine, qu'on appelle aussi acide nicotinique, est une vitamine hydrosoluble du complexe B. On doit sa découverte à un médecin qui avait constaté qu'une carence nutritionnelle d'une certaine substance mystérieuse provoquait un état pathologique connu sous le nom de pellagre. Cela se passait en 1917. Vingt années de recherches permirent enfin d'isoler la niacine, à l'Université du Wisconsin.

La dose généralement recommandée, comme c'est le cas pour toutes les autres vitamines, équivaut à la quantité nécessaire pour éviter un état de carence. Aux États-Unis, on en a fixé la ration quotidienne, tant pour l'homme que pour la femme, à 20 mg, ce qui suffit à prévenir la pellagre. Dans les préparations multivitaminiques, où l'on double ou triple même parfois la dose d'autres vitamines, on s'en tient à une quantité minimale de niacine ou de son dérivé métabolique, la nicotinamide ou niacinamide. Le corps humain produit de la niacinamide à partir de la niacine. C'est d'ailleurs ce dérivé qui répond aux besoins nutritifs de l'organisme. Mais seule la niacine agit sur le cholestérol. Cela s'explique peut-être par l'effet hypocholestérolémiant que provoque la transformation, dans le foie, de la niacine en niacinamide.

Le docteur R. Altschul découvrit, en 1955, que la niacine pouvait réduire les taux de cholestérol. Il en administra à des patients 3 grammes par jour – des centaines de fois la ration recommandée – et il obtint d'excellents résultats.

Mais, pour une raison quelconque, les communautés scientifiques et médicales ne se rangèrent pas à son avis. Il fallut attendre jusqu'en 1962 pour que deux autres chercheurs établissent non seulement que la niacine pouvait réduire le taux de cholestérol, mais qu'elle pouvait aussi provoquer une baisse importante du taux de triglycérides [2].

Des dizaines de rapports de recherche ont produit les mêmes conclusions. La niacine s'avère très efficace pour abaisser les taux de cholestérol total, de cholestérol LDL et de triglycérides, tout en augmentant le taux de cholestérol HDL dans le sang [2]. En fait, les résultats du Coronary Drug Project ont démontré, en 1975, que la niacine était à elle seule responsable d'une réduction de 29 % des crises cardiaques non fatales. Et, en 1980, une étude suédoise révélait qu'on avait réussi à diminuer notablement les facteurs de risques de cardiopathie chez des patients auxquels on administrait de la niacine.

J'ignore pourquoi la communauté médicale n'a pas informé de ce fait des millions de patients qui, comme moi, en auraient tiré profit. Pourtant les preuves en ce sens ne manquent pas, mais on les a pour ainsi dire dissimulées dans des revues médicales peu connues et que ne lisent qu'une poignée de chercheurs. Je suis évidemment ravi d'avoir découvert les bénéfices de la niacine pour mon propre compte, mais je suis tout aussi heureux de pouvoir partager avec vous mes connaissances nouvellement acquises sur le sujet.

COMMENT AGIT LA NIACINE?

Si vous vous rappelez bien, c'est le foie qui produit le cholestérol. Et, fort heureusement, c'est justement là que la niacine exerce sa formidable action. Même les experts n'en ont pas encore cerné les mécanismes précis et il se pourrait bien que plus d'un mode d'action y concoure. La plupart des spécialistes concèdent toutefois que la niacine réduit le taux de VLDL en inhibant leur production dans le foie. Et comme les véritables coupables, les LDL, ne se produisent qu'à partir des VLDL, leur teneur dans le sang s'en trouve diminuée [3].

Et la situation s'éclaire davantage quand on saisit que tout problème de cholestérol découle probablement d'une insuffisance métabolique. Ce qui expliquerait qu'un individu réussisse à maintenir à un niveau raisonnable son cholestérol même s'il se gave de jaunes d'œufs et de beurre, tandis qu'un autre devra surveiller tout ce qu'il avale. Le diabète fournit un autre exemple d'insuffisance métabolique : dans ce cas, le pancréas ne libère pas assez d'insuline dans le sang pour qu'y soient décomposés les sucres nécessaires à l'organisme. Pendant des années, les chercheurs se sont penchés sur le processus métabolique par lequel le foie produit du cholestérol, dans l'espoir de trouver un moyen de « court-circuiter » ce processus. Il semble bien que la niacine y parvienne.

La niacine semble aussi exercer une action importante sur la production des prostaglandines, d'infimes quantités de substances hormonales qui jouent un rôle dans presque toutes les fonctions de l'organisme. La prostaglandine, dans le cas qui nous occupe, s'appelle prostacycline ou PGI_2 et la niacine en stimule la production.

En quoi ces résultats sont-ils réconfortants ? On a apporté la preuve irréfutable que la prostacycline contribuait à l'agrégation plaquettaire dans le sang ; sans quantités suffisantes de PGI_2, le sang a tendance à coaguler plus facilement. Et cette tendance à la coagulation accroît le risque d'occlusion vasculaire. Parce qu'elle augmente la production de PGI_2 dans l'organisme, la niacine pourrait donc freiner l'évolution de manifestations athéroscléreuses [2].

On attribue un autre effet bénéfique à la niacine : elle élimine les triglycérides dans le sang par un processus qu'on appelle « l'activité lipoprotéine lipase » [3]. On ne comprend pas non plus très bien ce processus. Mais vous vous rappellerez ce qu'on a déjà précisé au chapitre 1 : lorsqu'on réduit les triglycérides dans le sang, on y diminue du même coup le taux de LDL.

Et ce n'est pas tout. On a constaté que les personnes qui absorbent des doses thérapeutiques de niacine présentent un taux plus élevé de HDL. Vous savez maintenant que les lipoprotéines de haute densité (HDL) sont de puissants agents de protection qui éloignent le cholestérol des parois des artères. Ils combattent ainsi l'effet des lipoprotéines de basse densité (LDL) qui provoquent l'agglomération de cholestérol aux parois des artères et entraînent l'accumulation athéroscléreuse de la plaque.

En somme, la niacine réduit la production de LDL et de VLDL dans le foie, augmente la quantité de PGI_2, réduit le taux de triglycérides et accroît en quantité et en proportion la teneur, dans le sang, des HDL.

QUELQUES RÉSULTATS DE RECHERCHES MENÉES SUR LA NIACINE

On trouve en abondance dans la littérature médicale des cas de patients qui ont réussi à réduire de 10 % à 25 % leur taux de cholestérol en ayant recours à la niacine, avec ou sans autre traitement. À elle seule, sans modification du régime alimentaire ou du mode de vie, l'administration de niacine peut provoquer une baisse importante du taux de cholestérol total. Et combinée à un régime plus pauvre en graisses et plus équilibré, la niacine produit des résultats encore plus spectaculaires.

Dans un rapport rendu public par l'École de médecine de l'Université du Minnesota, le docteur Donald B. Hunninghake affirme que : « De tous les hypolipémiants, la niacine provoque vraisemblablement les plus fortes hausses du taux de lipoprotéines de haute densité (HDL) ; plusieurs études font d'ailleurs état d'augmentations se situant entre 10 et 15 mg/dl. Lorsqu'on administre aux patients la dose type de 3 à 6 g, la plupart des études constatent des réductions de 20 à 30 % du taux de lipoprotéines de basse densité (LDL) [4]. »

Dans son livre *Vitamins in Human Biology and Medicine*, le docteur Mark L. Wahlqvist écrit que la niacine produit un effet hypocholestérolémiant « à tout le moins comparable à celui obtenu à l'aide des autres principaux médicaments hypolipémiants comme le clofibrate (Atromid-S) et la cholestyramine de résine (Questran) [3] ». Il rapporte des réductions de 10 à 25 % des concentrations de cholestérol et, encore une fois, « une augmentation constante des lipoprotéines de haute densité ».

Des chercheurs italiens, cosignataires d'un article paru dans l'*American Journal of Cardiology*, déclarent que « l'administration d'importantes doses de niacine se traduit généralement par une réduction d'environ 15 à 20 % du taux plasmatique de cholestérol et de 45 à 50 % de celui des triglycérides [5] ». Ils relient aussi à l'usage de la niacine une augmentation de 20 % du taux de lipoprotéines protectrices de haute densité (HDL).

Mais la plupart des études traitent de l'usage combiné de la niacine et d'autres médicaments. Dans le *New England Journal of Medicine*, les docteurs John P. Kane et Mary J. Malloy présentent les résultats d'un traitement prolongé, administré à des patients ayant des taux élevés de cholestérol dans le sang [6]. Leur recherche fut conduite en trois étapes. Dans la première, ils comparèrent les effets du colestipol et d'un placebo. Dans la deuxième étape, ils se penchèrent sur les effets du colestipol combiné à un autre médicament, le clofibrate. Et, dans la troisième étape, ils examinèrent les effets de l'usage combiné de colestipol et de niacine. À chacune des étapes, les patients étaient soumis à un régime limité à 200 mg de cholestérol par jour et à 10 % de calories sous forme de graisses saturées. Tous les patients avaient des taux de cholestérol particulièrement élevés.

L'usage du seul colestipol produisit une réduction de 16 à 25 % du taux moyen de cholestérol. L'ajout du clofibrate ne provoqua en moyenne qu'une baisse de 28 %. En comparaison, la combinaison colestipol-niacine se traduisit par une diminution de 45 % du taux sérique. Et dans ce dernier cas, les LDL diminuèrent de 55 %, tandis qu'augmentaient les HDL.

Plus récemment, des chercheurs de l'Université de Southern California ont mené une expérience bien encadrée en soumettant à un traitement à la niacine et au colestipol, combiné à une diète pauvre en graisses, des hommes qui avaient subi un pontage [7]. Certains des participants reçurent les médicaments sus-mentionnés, alors que d'autres n'eurent droit qu'à un placebo. Mais les deux groupes observèrent un régime alimentaire modifié.

Les hommes du groupe témoin, qui étaient « traités » au placebo, mais respectaient une diète, n'ont pu réduire notablement leur taux sérique de cholestérol. Par ailleurs, ceux qui recevaient du colestipol et de la niacine ont obtenu une baisse de 29 % de leur cholestérol total, de 41 % de leurs triglycérides et de 69 % de leurs LDL. Et leur taux de HDL s'accrut de 33 %. On peut donc relier en bonne part le succès de ces derniers à l'usage de la niacine.

Les docteurs Kane et Malloy ont aussi observé un phénomène intéressant : « Certains patients, qui ont continué le traitement posologique (composé de colestipol et de niacine), ont pu préserver cette baisse de leur taux de LDL, qu'ils observent une diète sévère ou s'adonnent au contraire à un régime riche en cholestérol et en graisses saturées [8]. » Ils précisaient toutefois que, chez d'autres patients, le taux de cholestérol augmentait dès qu'était abandonnée la diète sévère. Ils en concluaient donc qu'un régime alimentaire modifié s'imposait dans la plupart des cas et que la combinaison colestipol-niacine constituait, à leur avis, « le plus puissant schéma posologique décrit à ce jour ».

Nous avons déjà vu comment la niacine arrive à réduire un taux élevé de cholestérol. Mais comment agit le colestipol ? Ce produit, qu'on appelle une « résine liante des acides biliaires », a pour effet, comme la cholestyramine, de lier les acides biliaires dans l'intestin. L'organisme n'assimile pas ces médicaments. Et comme l'organisme a besoin de cholestérol pour produire des acides biliaires, plus il excrète ces derniers, plus il utilise de cholestérol qu'il extrait en conséquence du sang. L'absorption, trois fois par jour, de ces résines produit donc une baisse du taux de cholestérol.

Remarquez en passant que le colestipol et la cholestyramine exercent une action très semblable à celle du son d'avoine, un produit d'origine naturelle qui coûte bien moins cher et a bien de meilleur goût. La conclusion s'impose d'elle-même : il n'y a pas de meilleur moyen de réduire le taux de cholestérol qu'un régime alimentaire modifié, combiné à un apport en son d'avoine et en niacine.

Les docteurs Kane et Malloy ajoutent aussi « qu'on peut espérer un effet de complémentarité en utilisant simultanément deux médicaments dont l'un (par exemple, un séquestre d'acide biliaire) augmente le catabolisme (ou la décomposition) des LDL et l'autre (la niacine) inhibe la sécrétion de lipoprotéines de très basse densité, précurseurs des LDL. La normalisation complète du taux de LDL, chez des patients qui suivent fidèlement un traitement au colestipol et à la niacine, démontre que cette dernière substance (la niacine) exerce une action de complémentarité non négligeable [6]. » La combinaison niacine-son d'avoine devrait produire une réduction aussi importante et aussi bénéfique du cholestérol.

Chez certains individus, la combinaison son d'avoine-niacine pourrait même suffire à contenir les taux de cholestérol à l'intérieur ou même bien en deçà des limites normales, et ce, sans qu'ils apportent la moindre modification à leur régime alimentaire. C'est le cas de millions d'Américains qui ont déjà diminué leur consommation d'aliments gras et riches en calories.

En janvier 1986, le *Journal of the American Medical Association* publiait un « Document officiel » pour informer les médecins des plus récents développements en matière de lutte au cholestérol [9]. Il ne s'agissait plus, disaient les auteurs, de se demander « Faut-il avoir recours à un traitement ? », mais plutôt « Quel est le meilleur traitement ? » Écrit par des membres du National Heart, Lung, and Blood Institute, l'article soutenait que « chaque médecin devrait évaluer presque tous ses patients pour s'assurer qu'ils ne souffrent pas d'hyper-lipoprotéinémie (c'est-à-dire d'une concentration élevée de graisses, et donc aussi de cholestérol, dans le sang)».

Que conseillaient ces experts nationaux aux médecins pour aider leurs patients? D'abord, bien sûr, ils préconisaient un régime alimentaire modifié pour réduire l'apport en graisses et en cholestérol. Et pour que les patients parviennent à « maintenir leur cholestérol dans les limites suggérées (180 à 200 mg/dl) », ils recommandaient la niacine.

Pourquoi, parmi tous les médicaments disponibles, ces spécialistes de la santé arrêtaient-ils leur choix sur la niacine? D'abord, parce que « la niacine coûte moins cher » que les médicaments. Puis, parce que la niacine réduit le taux de LDL. Et enfin, parce que « la niacine semble aussi diminuer les risques de maladie cardio-vasculaire. Dans le cadre d'une recherche complémentaire du Coronary Drug Project, écrivaient-ils, on a pu démontrer que la niacine réduit de 21 % la fréquence d'infarctus non fatal du myocarde. »

En octobre 1987, quand des spécialistes de la santé tinrent à Washington, D.C., un colloque subventionné par le gouvernement pour « déclarer la guerre au cholestérol», ils prirent la peine de préciser que tous ne pourraient ramener leur taux de cholestérol sous la barre des 200 mg en ne recourant qu'à une diète. Certains pourraient avoir besoin qu'on leur prescrive des médicaments. Ils mentionnèrent les liants d'acides biliaires, dont je faisais état dans la première édition du présent ouvrage, et ils ajoutaient qu'il fallait considérer la niacine comme un traitement de premier choix [10].

Compte tenu de l'efficacité de la niacine, lorsqu'il s'agit de réduire le cholestérol, efficacité qu'on a établie un peu plus tôt, cette recommandation était légitime. Le 19 juin 1987, un article fort remarqué, paru dans le *Journal of the American Medical Association* [11], révélait non seulement les bénéfices spectaculaires d'une réduction du cholestérol mais, pour la première fois, fournissait la preuve qu'on pouvait réellement inverser le phénomène d'accumulation de la plaque athéroscléreuse !

À l'Université de Southern California, des chercheurs avaient étudié, pendant deux ans, les cas de 162 non-fumeurs ayant subi un pontage. Chacun de ces patients s'était soumis à une artériographie aux premiers jours de l'étude et l'état de ses artères avait été soigneusement évalué. Puis, on avait divisé les participants en deux groupes. Le premier adopta un régime réduit en graisses qui ne constituaient qu'environ 20 % des calories totales ingérées et on lui administra du colestipol, un liant des acides biliaires, et de la niacine. Le second groupe observa la même diète, mais reçut des placebos en lieu et place du médicament et de la niacine. À la fin des deux ans, on constata chez les participants du premier groupe une réduction de 26 % du cholestérol total, une baisse de 43 % des LDL et une hausse de 37 % des HDL. Et en comparant des artériographies récentes avec celles prises au début de l'étude, les chercheurs découvrirent que le régime modifié et le traitement au colestipol et à la niacine avaient non seulement enrayé l'évolution de la maladie, mais que, chez plus de 16 % des patients de ce groupe, il y avait même eu récession de l'accumulation de la plaque athéroscléreuse.

Les auteurs de l'étude concluaient que presque toute personne ayant subi un pontage devrait se soumettre à un traitement énergique pour abaisser son cholestérol. J'étais ravi de constater que cette méthode, qui avait produit des résultats aussi concluants, ressemblait à s'y méprendre à celle que je recommandais dans mon livre. Comme on le sait, j'utilise le son d'avoine et d'autres aliments riches en fibres hydrosolubles plutôt que du colestipol.

Les chercheurs de l'Université de Southern California utilisaient des doses de 3 à 12 grammes de niacine, et en moyenne de 4,3 grammes. J'ai découvert qu'une dose bien inférieure pouvait s'avérer parfaitement efficace dans le cas d'un individu qui adopterait intégralement le programme de *Comment réduire votre taux de cholestérol en 8 semaines*.

Mais quels effets provoque l'usage prolongé de la niacine ? Les résultats d'une étude de longue durée sur les méthodes thérapeutiques ont apporté la preuve des effets bénéfiques de la niacine, non seulement sur les taux de cholestérol, mais fait plus important encore, sur la longévité ! On peut lire ces résultats dans la livraison de décembre 1986 du *Journal of the American College of Cardiology*.

L'étude, qui portait sur des hommes ayant survécu à une première crise cardiaque, avait été entreprise au début de 1966. Après l'étape initiale qui s'échelonna sur six ans et dix semaines, on constata chez les patients traités à la niacine «une incidence beaucoup plus faible d'infarctus non fatal du myocarde (crise cardiaque) que chez le groupe de patients traités au placebo ». Et comme le précise également l'article de 1986, les résultats étaient encore plus spectaculaires après quinze années. Dans le dernier groupe, on déplorait 69 morts de plus que dans le premier : une différence de 11 % pour ce qui est du taux de mortalité. Les individus traités à la niacine vivaient aussi en moyenne un an et six mois de plus que leurs confrères privés de cette vitamine.

Les chercheurs affirmaient également que « le traitement à la niacine s'était avéré le meilleur traitement hypolipidique parmi les cinq schémas thérapeutiques mis à l'essai par le Coronary Drug Project ». Il va de soi que les effets de réduction du taux de cholestérol de la niacine s'accroissent lorsqu'on ajoute du son d'avoine au traitement, ainsi que le suggère le programme *Comment réduire votre taux de cholestérol en 8 semaines*.

Plus besoin de chercher. Le programme préconisé dans ce livre correspond en tous points à celui que recommandent quelques-uns des organismes scientifiques et médicaux les plus prestigieux des États-Unis. Certains pourront réduire suffisamment leur taux de cholestérol en se mettant à la diète, surtout si cette diète comprend du son d'avoine et d'autres fibres hydrosolubles. Mais pour le plus grand nombre, la niacine sera le traitement tout indiqué.

L'USAGE DE LA NIACINE

On peut depuis longtemps se procurer de la niacine dans presque tous les magasins d'alimentation naturelle, les pharmacies et les drugstores. La plupart du temps, on la trouve sous forme de comprimés de 50, 100 ou 500 mg. On peut aussi se procurer des formules à libération lente. Et il existe une toute nouvelle formule dont je vous entretiendrai bientôt. Heureusement, cette vitamine ne coûte pas cher.

Jusqu'à tout récemment, il n'y avait qu'une seule manière d'entreprendre un traitement à la niacine. Il s'agissait d'augmenter graduellement la posologie. C'est la méthode que j'ai moi-même adoptée et que j'ai recommandée à tous, des années durant. La plupart des spécialistes conseillaient par le passé de commencer par trois doses quotidiennes de 100 mg chacune et d'augmenter le dosage tous les trois jours, jusqu'à la posologie thérapeutique prescrite [2, 3, 6].

Autrefois, les médecins prescrivaient de 3 à 8 [6, 7] grammes et même jusqu'à 12 grammes de niacine par jour [14]. Aujourd'hui, la plupart d'entre eux suggèrent d'abord une dose quotidienne de 3 g que le patient atteindra graduellement, en un mois environ. Si les résultats ne sont pas satisfaisants, le patient pourra augmenter la dose.

Certains individus qui suivent mon programme ont réussi à maintenir leur cholestérol à un faible taux, même après avoir diminué leur dose quotidienne de niacine à 2 grammes seulement. Et un compte rendu de recherche paru dans *Family Practice News*, une publication qui s'adresse aux médecins, soutient qu'on peut même obtenir des résultats avec aussi peu qu'un gramme par jour [12]. Des patients qui ont absorbé au moins cette quantité de niacine chaque jour pendant huit mois ont profité d'une baisse de 18 % de leur taux de cholestérol total, alors que leur taux de HDL augmentait de 40 %.

Des chercheurs ont rapporté que même des doses inférieures à un gramme produisaient aussi des effets, toutefois moins importants. Voilà une bonne nouvelle, tout spécialement pour ceux qui pourraient éprouver des effets secondaires, comme des démangeaisons, lorsqu'ils ont recours à des doses plus puissantes.

En dose d'un gramme, la niacine ne provoque aucun effet secondaire. En conséquence, tous, sauf ceux pour qui il y a contre-indication peuvent tirer profit de cette vitamine.

Quelle dose conviendra le mieux dans votre cas particulier ? Si votre taux de cholestérol est à peine trop élevé, une diète et du son d'avoine suffiront peut-être. Ceux qui ont un taux de cholestérol légèrement plus élevé réussiront peut-être à ramener à un indice sans danger leur taux de cholestérol en modifiant leurs habitudes et en absorbant un gramme de niacine par jour. Quant à ceux qui ont des taux très élevés de cholestérol, ils pourraient avoir besoin d'autant que 3 g par jour de niacine. Mais grâce à l'action unique d'une diète combinée à un apport quotidien en son d'avoine et en niacine, la vaste majorité des gens ne devra pas absorber plus de 3 g de cette vitamine. Et comme je l'expliquerai bientôt, en utilisant une nouvelle préparation de cette vitamine, ils pourront même diminuer de beaucoup la dose et s'éviter ainsi les effets secondaires que provoque parfois la niacine.

Le tableau qui suit illustre la méthode la plus couramment utilisée pour augmenter la posologie dans le cas d'une vitaminothérapie à la niacine.

SCHÉMA POSOLOGIQUE D'ADAPTATION À UNE VITAMINOTHÉRAPIE À LA NIACINE

Jours 1 à 3 :	1 comprimé de 100 mg trois fois par jour = 300 mg
Jours 4 à 6 :	2 comprimés de 100 mg trois fois par jour = 600 mg
Jours 7 à 9 :	3 comprimés de 100 mg trois fois par jour = 900 mg
Jours 10 à 12 :	4 comprimés de 100 mg trois fois par jour = 1 200 mg
Jours 13 à 15 :	1 comprimé de 500 mg trois fois par jour = 1 500 mg
Jours 16 à 18 :	1 comprimé de 100 mg et un comprimé de 500 mg trois fois par jour = 1 800 mg
Jours 19 à 21 :	2 comprimés de 100 mg et un comprimé de 500 mg trois fois par jour = 2 100 mg
Jours 22 à 24 :	3 comprimés de 100 mg et un comprimé de 500 mg trois fois par jour = 2 400 mg
Jours 25 à 27 :	4 comprimés de 100 mg et un comprimé de 500 mg trois fois par jour = 2 700 mg
Jours suivants :	2 comprimés de 500 mg trois fois par jour = 3 000 mg

UNE MÉTHODE RÉVOLUTIONNAIRE D'ABSORPTION DE LA NIACINE

À l'époque où j'ai mis au point le programme exposé dans ce livre, seules étaient disponibles les préparations de niacine dont j'ai fait état jusqu'ici. Puis, en 1987, j'ai entendu parler d'une nouvelle formule révolutionnaire, préparée par une petite entreprise de l'Orégon.

Le produit en question, mis en marché sous la marque de commerce Endur-Acin*, est de la niacine à libération lente. La niacine s'échappe très lentement de ce comprimé enrobé de cire et bien plus en douceur que de tout autre produit connu jusque-là. Cette libération échelonnée présente deux merveilleux avantages. D'abord, le patient n'éprouve aucune rougeur. Ensuite, la quantité nécessaire pour obtenir des effets importants s'en trouve formidablement réduite.

---

* Non disponible présentement au Canada.

Le docteur Frank Sacks, chercheur à Harvard, débordait d'enthousiasme lorsque je m'entretins avec lui de la recherche sur l'Endur-Acin, menée dans les laboratoires Channing de l'École de médecine de Harvard. Oui, me confirma-t-il, ce produit ne provoque absolument pas de rougeur. Ce qui permet de procéder à une recherche à double insu, puisque personne ne pourra deviner qui reçoit de la niacine, dans la mesure où la rougeur traîtresse ne se manifeste pas. Fait encore plus important, le docteur Sacks fit la preuve que 1 500 mg suffisaient à réduire sensiblement le taux de cholestérol. On obtenait ainsi, disait-il, des résultats comparables à une dose de 3 g des produits jusque-là disponibles. Pensez-y bien : seulement 1 500 mg de cette vitamine pourraient réduire de façon saisissante votre concentration de cholestérol !

À si petite dose, il n'y a pas à craindre d'effets secondaires, ou fort peu. Le docteur Sacks le confirmait : ses patients toléraient les 1 500 mg sans éprouver le moindre effet secondaire.

Sacks avait administré à ses patients un comprimé de 500 mg trois fois par jour, à l'heure des repas. Et il n'est pas nécessaire, soutenait-il, d'augmenter graduellement la posologie. Mais je conseille à tous plus de circonspection. Au début, prenez un comprimé de 500 mg au souper. Si vous n'éprouvez aucun problème ni aucune indisposition après une semaine, ajoutez alors un autre comprimé que vous prendrez au petit déjeuner. Lorsque vous aurez absorbé 1 000 mg pendant une semaine, passez à trois comprimés, soit un comprimé de 500 mg trois fois par jour.

Ceux qui préféreraient suivre ce schéma posologique n'auront qu'à oublier le précédent. Et si vous le désirez, vous pouvez même commencer le traitement par une dose plus légère : on trouve, en effet, des comprimés de 250 mg.

Pour la plupart des gens, cette précaution ne sera pas nécessaire ; permettez-moi toutefois de vous suggérer de ne surtout pas croquer les comprimés Endur-Acin : vous ruineriez ainsi leur propriété de libération lente.

J'ai mentionné plus tôt que, dans la préparation Endur-Acin, la niacine est protégée par une enveloppe de cire. Bien entendu, il ne s'agit pas de la même cire dont on se sert pour la fabrication des chandelles, mais d'un type particulier de substance pharmaceutique que l'organisme n'absorbe pas. Pendant que le comprimé traverse le tube digestif,

Mais il y a plus : les fibres remplacent ainsi d'autres aliments à forte une partie ou la totalité de cet enrobage. L'intestin de ces individus a un rythme d'évacuation très rapide. Mais il n'y a pas à s'inquiéter : même si l'enrobage est encore intact, la niacine, elle, a bien été libérée.

Cette méthode révolutionnaire d'absorption de la niacine offre d'énormes avantages. Inutile de dire à quel point j'étais enthousiasmé lorsque j'entendis parler de ce nouveau produit. J'ai demandé à de nombreux médecins de ma région, le sud de la Californie, de faire l'essai sur leurs patients de l'Endur-Acin. L'un d'eux, le docteur Charles Keenan, de Santa Monica, s'est montré particulièrement enthousiaste. Il avait participé, à titre de sujet, aux premières études que j'ai menées pour mettre au point ma méthode et, après qu'il eut ainsi réussi à réduire son taux de cholestérol, il avait incité des centaines de patients à adopter mon programme. Grâce à l'Endur-Acin, il put prescrire intégralement mon traitement global à de nombreux autres patients. En tant que médecin, il était aussi ravi, grâce à cette nouvelle préparation, de pouvoir supprimer l'étape d'adaptation graduelle à la niacine qui causait parfois de la confusion.

Concernant la rougeur, permettez-moi une digression qui n'est pas sans intérêt. Pour ma part, j'ai rarement sinon jamais éprouvé ce problème souvent associé à l'absorption de niacine, bien que d'autres gens en souffrent beaucoup. L'organisme de chacun réagit quelque peu différemment. J'en veux pour preuve ma femme. Il y a plusieurs années, elle a avalé un multiple de vitamines contenant tout au plus 50 mg de niacine qui provoqua chez elle une réaction terrible : elle passa soudain au rouge betterave. Même si elle n'éprouve aucun problème de cholestérol, elle a voulu faire un jour l'essai de l'Endur-Acin pour satisfaire sa curiosité. Eh bien, un comprimé d'Endur-Acin de 500 mg ne provoqua chez elle aucune réaction de rougeur ni de picotement, alors que 50 mg de niacine, des années plus tôt, l'avaient affligée d'une terrible rougeur. Et plusieurs autres personnes ont rapporté avoir connu la même expérience.

Bien entendu, j'ai moi aussi voulu faire l'essai de l'Endur-Acin. Et pour en mieux mesurer les effets, j'ai pris le temps nécessaire pour reproduire exactement les conditions dans lesquelles j'avais tenté ma première expérience : je tenais à comparer scrupuleusement les bénéfices de l'Endur-Acin à ceux des préparations courantes de niacine que j'avais utilisées jusque-là.

Pendant huit semaines, j'ai surveillé de très près mon régime alimentaire pour m'assurer de consommer les mêmes quantités de graisses et de cholestérol qu'aux premiers jours de mon programme. Puis j'ai ajouté une demi-tasse de son d'avoine par jour, sous forme de muffins ou de céréales chaudes, le matin. Et j'ai avalé à chaque repas un gramme de niacine, pour un total quotidien de 3 grammes. Les résultats furent très satisfaisants. Une analyse de mon sang au Santa Monica Hospital Medical Center, où j'avais antérieurement mené une recherche, révéla que mon taux de cholestérol se situait au niveau très respectable de 161 mg/dl.

Le jour même, j'adoptais l'Endur-Acin. J'en prenais un comprimé de 500 mg trois fois par jour, à l'heure des repas ; j'en consommais donc quotidiennement 1 500 mg. Il va de soi que je surveillais toujours mon alimentation et que je n'oubliais jamais mon petit déjeuner de son d'avoine.

Huit semaines plus tard, je demandais une autre analyse de mon sang. Quand on me communiqua les résultats, je crus d'abord à une erreur du labo, même si je m'étais adressé au même hôpital. Selon ce rapport, mon cholestérol total s'établissait à 137 mg/dl. Pour écarter toute possibilité d'erreur, j'exigeai une autre analyse, la semaine suivante. Cette fois, mon taux s'établissait à 144 mg/dl – un résultat tout aussi spectaculaire. (Une petite fluctuation du taux, de semaine en semaine, ou même de jour en jour, n'a rien d'anormal.)

Mais il y avait plus important encore : j'obtenais en fait de *meilleurs* résultats qu'au cours des trois années précédentes, tout en m'en tenant à la *moitié* de la quantité de niacine que j'avais absorbée trois années durant ! Les médecins qui prescrivent l'Endur-Acin à leurs patients rapportent des résultats comparables ; 1 500 mg d'Endur-Acin suffisent à améliorer encore l'état de patients qui obtenaient déjà d'excellents résultats en absorbant 3 grammes d'une préparation traditionnelle de niacine.

Combinée à un régime modifié et à une ration de son d'avoine, la posologie de 3 grammes de niacine m'aura merveilleusement réussi, tout comme à de nombreux individus aux taux très élevés de cholestérol qui ont participé à l'étude clinique dont fait état le chapitre 12.

Depuis la parution de la première édition de *Comment réduire votre taux de cholestérol en 8 semaines*, des milliers d'hommes et de femmes ont adopté mon programme pour mieux contrôler leur taux de cholestérol. Certains ont même réussi à maintenir leur taux de cholestérol à un niveau inférieur, même après avoir diminué à 2 grammes par jour leur dose de niacine. Et d'autres, selon le rapport dont il a été question plus tôt [12], ont constaté qu'un seul gramme par jour leur assurait des résultats appréciables. Et la nouvelle préparation Endur-Acin devrait même permettre d'espérer de meilleurs bénéfices de doses très faibles. Pour plusieurs, un seul gramme de ce produit fera amplement l'affaire.

L'Endur-Acin présente un autre avantage pour ceux qui ont un taux de cholestérol extrêmement élevé ou dont le taux ne réagit pas ou peu à l'adoption d'une diète sévère. Si leur taux de cholestérol est toujours supérieur au niveau souhaité après qu'ils ont absorbé 1 500 mg de niacine à libération lente, ils peuvent alors avaler un autre comprimé de 500 mg. Ces personnes pourraient adopter le schéma posologique suivant : un comprimé de 500 mg trois fois par jour aux repas, plus un autre comprimé de 500 mg au coucher. Cette posologie de 2 000 mg est encore bien en deçà des 3 000 mg que je jugeais nécessaires au début de mes travaux ; elle produira pourtant de bien meilleurs résultats.

EFFETS SECONDAIRES ÉVENTUELS

Presque tous ceux qui utilisent les préparations courantes de niacine, et même des comprimés à libération lente autres que l'Endur-Acin, éprouvent des rougeurs. Cela se manifeste par des sensations de picotement ou de fourmillement, surtout aux bras, aux épaules, au dos et à la poitrine. Souvent la peau se colorera de rose ou de rouge, comme si la personne se sentait intimidée ou s'était exposée au soleil. Cette réaction est absolument inoffensive [2, 3]. Les hommes de science la disent reliée à la libération des prostaglandines. À leur première expérience du genre, certaines personnes sont prises de frayeur : elles y voient un signe de danger et s'imaginent même que leur cœur est en cause. En fait, cette réaction est strictement cutanée et ne devrait pas inquiéter. Mais ceux qui choisissent l'Endur-Acin n'éprouveront évidemment pas de rougeur.

Quant à ceux qui optent pour les préparations courantes de niacine, ils noteront une rougeur plus intense aux premiers jours, ou à chaque augmentation de la dose dans le cadre du schéma posologique proposé dans le présent chapitre. Mais la rougeur aura tendance à s'estomper après quelques jours d'adaptation. Et après un certain temps d'utilisation, même une dose de 3 grammes par jour, soit un comprimé à chaque repas, ne provoquera chez la plupart des gens qu'une faible rougeur, peut-être même aucune.

Par le passé, les gens auxquels cette rougeur causait des problèmes pouvaient en diminuer sensiblement l'intensité en avalant en même temps que la niacine, ou trente minutes plus tôt, la moitié d'un comprimé d'aspirine. Ils atténuaient ainsi leur rougeur sans diminuer l'effet hypocholestérolémiant de la vitamine [2].

Certains éprouvent une rougeur plus intense que d'autres. J'en veux pour preuve mon imprimeur qui commença à se traiter à la niacine après que je lui eus parlé de mon programme et qui y réagit plutôt vivement. En fait, chaque fois qu'il absorbait un comprimé, il avait l'air d'avoir passé deux heures au soleil. Puis il découvrit que les préparations à libération lente lui convenaient mieux. Cela se passait voilà plusieurs années, quand j'en étais à élaborer mon programme. Aujourd'hui, il va de soi que je lui recommanderais simplement l'usage de l'Endur-Acin.

D'autres individus – fort peu nombreux, selon mon expérience – souffrent d'acidité gastrique lorsqu'ils prennent de la niacine ou d'autres préparations vitaminiques. Quelques-unes des plus anciennes préparations à libération lente de niacine provoquaient d'ailleurs cette réaction. Fort heureusement, l'Endur-Acin ne cause aucun problème du genre si l'on se limite à la faible dose nécessaire pour obtenir l'effet escompté. À titre préventif, les hommes de science suggèrent d'avaler le comprimé aux repas. Suggestion on ne peut plus sensée puisque nous prenons presque tous trois repas par jour et que nous pouvons ainsi plus facilement respecter le schéma posologique quotidien recommandé.

L'effet secondaire le plus ennuyeux dont fasse état la littérature médicale, et qui s'est manifesté dans le cadre de l'étude rapportée ci-après, est un rash prurigineux. Nous ne disposons d'aucun moyen pour prédire pareil effet secondaire. S'il doit se produire, il surviendra aux premiers jours du traitement. Contrairement à la rougeur, le rash prurigineux ne disparaît pas avec le temps et c'est pourquoi certaines personnes ne peuvent pas absorber 3 g de niacine. Mais ne confondez pas quelques démangeaisons momentanées avec le rash prurigineux. La démangeaison qui accompagne la rougeur s'estompera, mais le rash persistera. Ceux que ce dernier mal frappe en seront totalement libérés quelques jours après avoir discontinué l'usage de la niacine. Aucune irruption du genre ne se manifeste chez ceux qui prennent un gramme ou moins de niacine. Quiconque utilise l'Endur-Acin peut espérer ne pas connaître, sinon bénignement, ce genre de problème.

On a aussi rapporté que des doses massives de niacine pouvaient brouiller la vue. Ce problème disparaît sans laisser de séquelles après qu'on a discontinué l'usage de la niacine. Mais on peut l'éviter en ayant recours à l'Endur-Acin.

CONTRE-INDICATIONS

La niacine, comme plusieurs autres substances, sinon toutes, ne convient pas à tous et chacun. Les personnes souffrant d'un ulcère gastroduodénal évolutif, de maladies du foie, de graves arythmies cardiaques, de diabète et de goutte ne devraient jamais absorber de fortes doses de niacine. Mais des médecins m'ont affirmé avoir prescrit de l'Endur-Acin à des patients diabétiques et même à des patients légèrement atteints de goutte, sans que surgissent des problèmes. Il va sans dire que toutes les personnes présentant l'une ou l'autre de ces pathologies ne devraient entreprendre ce traitement que sous la surveillance de leur médecin.

UN PRODUIT SANS DANGER

La plupart des gens peuvent absorber jusqu'à 3 grammes de niacine sans éprouver d'effets secondaires. Et tous, à l'exception des contre-indications précitées, n'éprouveront aucun effet secondaire s'ils s'en tiennent à moins d'un gramme. Une posologie de 1 500 mg d'Endur-Acin ne provoquera que peu d'effets secondaires, peut-être même aucun. On ne manque pas de documents qui prouvent l'innocuité de la niacine.

Le Coronary Drug Project a démontré que l'utilisation prolongée de la niacine ne provoquait que les effets secondaires bénins décrits ci-dessus [13]. Et huit mille individus ont participé à cette étude, menée de 1969 à 1975.

Depuis longtemps, plusieurs médecins utilisent la niacine pour traiter leurs patients dont les taux de cholestérol et de triglycérides sont trop élevés. Le docteur Louis Cohen, professeur de médecine au Medical Center de l'Université de Chicago, prescrit depuis déjà vingt ans cette vitamine, combinée à un traitement médicamenteux au Probucol [14]. Des dizaines de ses patients en utilisent depuis six ans ou plus sans le moindre problème et on pourrait, à son avis, en user la vie entière.

Parce que la niacine est transformée par le foie, cet organe est ainsi soumis à un petit surcroît de travail qui pourra, chez certaines personnes, faire déborder le vase… Si un individu a beaucoup bu pendant des années, son foie a été mis à dure épreuve et ne fonctionne sans doute plus aussi bien qu'il le devrait. Dans les cas d'hépatite et de cirrhose, le foie sera aussi endommagé et pourra se trouver dans l'incapacité de transformer la niacine absorbée, même à de faibles doses.

Je recommande donc une analyse du sang pour vérifier l'état du foie après qu'on a fait usage de niacine pendant un certain temps, disons deux mois, par exemple. Ce qui n'exigera aucune démarche additionnelle, puisque vous voudrez connaître aussi votre taux de cholestérol et mesurer ainsi les progrès réalisés au cours de cette période.

Les analyses révéleront avec précision la capacité du foie à agir dans le métabolisme de la niacine. Dans la vaste majorité des cas, on ne relèvera aucun problème. En fait, plusieurs médecins, dont ceux de Harvard, font valoir que de légères fluctuations dans les résultats de ces analyses des fonctions hépatiques indiquent même que la niacine fait bien son travail. Mais la même analyse, dans le cas de personnes dont le foie a déjà été surmené, pourra confirmer qu'elles ne devraient pas être traitées à la niacine.

L'importance de ces analyses des fonctions hépatiques souligne une fois de plus la nécessité de la participation de votre médecin à vos efforts pour réduire votre taux de cholestérol.

Ne vous laissez pas rebuter par ma suggestion de vous prêter à de telles analyses. D'abord, il s'agit d'un examen fort simple. Ensuite, la grande majorité de ceux qui s'y soumettent ne présente aucun problème. De plus, surtout si vous utilisez l'Endur-Acin, la faible posologie qui vous sera nécessaire ne devrait soulever aucune difficulté, comme en fait d'ailleurs foi la recherche menée à Harvard, sans compter qu'il suffira d'une seule analyse pour s'assurer que votre organisme peut assimiler adéquatement la niacine. Et enfin, songez que je vous recommande un seul examen du genre : rien de comparable avec ce que suggère le fabricant du plus récent médicament hypocholestérolémiant lancé sur le marché à grands renforts de publicité.

La société pharmaceutique Merck, Sharp & Dohme fabrique de la lovastatine qu'elle distribue sous la marque déposée Mevacor®. En septembre 1987, la Food and Drug Administration approuvait la distribution de ce produit à des fins thérapeutiques, pour le traitement des personnes ayant des taux trop élevés de cholestérol. La presse avait largement traité de ce produit et la compagnie en avait stocké de grandes quantités avant que ne soit donné le sceau d'approbation.

Si l'on peut présumer que ce médicament réduira vraisemblablement le taux de cholestérol des patients qui n'ont d'autre recours, plusieurs questions restent sans réponse. D'abord, aucune recherche n'a été menée sur les conséquences de son usage. Et plusieurs spécialistes craignent que des effets secondaires d'un usage prolongé ne se manifestent dans un avenir pas si lointain. En second lieu, ne faut-il pas s'inquiéter de ce que le fabricant de Mevacor® prenne la peine lui-même de préciser : « On recommande que soient pratiqués des examens des fonctions hépatiques toutes les quatre à six semaines au cours des quinze premiers mois du traitement ; par la suite, tous les patients devraient se soumettre périodiquement à un examen du genre [15]. »

La différence saute aux yeux : une seule analyse des fonctions hépatiques, si vous optez pour la niacine, et un examen aux quatre à six semaines, si vous choisissez Mevacor®. Les raisons qui poussent le fabricant de ce nouveau médicament à recommander d'aussi fréquents examens des fonctions hépatiques auront mis la puce à l'oreille de plusieurs autorités médicales qui se montrent très circonspectes et hésitent à prescrire ce nouveau produit. Elles ont aussi fréquemment répété qu'elles craignaient une surprescription de ce médicament avant même qu'on ait épuisé tous les autres recours pour abaisser le taux de cholestérol, à savoir un régime alimentaire amélioré et l'usage de substances plus éprouvées, dont la niacine.

Soit dit en passant, vous serez peut-être intéressé de savoir qu'il vous en coûtera jusqu'à trois mille dollars américains annuellement pour un traitement au Mevacor®. Rien à voir avec le prix de céréales de petit déjeuner et de quelques flacons de vitamines !

LA NIACINE, COMPLÉMENT D'UN TRAITEMENT

La niacine peut jouer un rôle important dans le traitement que vous adoptez pour réduire votre taux sérique de cholestérol. Combinée à un bon régime alimentaire complété par du son d'avoine, la niacine est efficace et ne présente aucun danger. Depuis que j'ai élaboré mon programme, j'ai eu le plaisir d'apprendre que plusieurs médecins l'avaient prescrit à leurs patients.

Si vous prenez la décision d'inclure de la niacine dans votre traitement pour diminuer votre taux sérique de cholestérol, informez-en votre médecin de famille. Peut-être souhaitera-t-il lire mon livre. En partageant cette information avec votre médecin, vous participerez à la diffusion d'un traitement efficace.

QUELQUES CONSEILS DE PRUDENCE

Même si on a établi la quasi-innocuité de la niacine dans la plupart des cas et qu'on peut se procurer cette vitamine dans tous les magasins d'alimentation naturelle et les pharmacies, voire par commande postale, quelques conseils de prudence s'imposent. D'abord, la niacine ne remplacera jamais de bonnes et saines habitudes alimentaires. Rappelez-vous qu'une consommation réduite de graisses et de cholestérol et un apport accru en glucides complexes constituent la base d'un régime alimentaire équilibré.

Ensuite, seuls ceux qui ont un taux de cholestérol assez élevé devraient songer à inclure la niacine dans leur traitement. Votre taux de cholestérol menace-t-il votre santé ? Dans les cas de taux moyennement élevés, disons de 20 points supérieur au taux souhaitable, un régime alimentaire modifié suffira probablement, surtout s'il comprend du son d'avoine.

Troisièmement, la niacine est médicalement contre-indiquée dans certains cas bien définis. Certaines personnes ne devraient même pas faire l'essai de cette vitamine. Parmi ces contre-indications, mentionnons la goutte et/ou les taux élevés d'acide urique, les ulcères, le diabète et les dysfonctions hépatiques. En cas de doute, adressez-vous à votre médecin. En matière de santé, personne mieux que lui ne peut vous guider et vous conseiller.

Quatrièmement, la niacine provoque des effets secondaires mineurs chez certains individus. En plus de rougeur aux premiers jours du traitement, certaines personnes souffrent de rash, de démangeaison et même parfois de vue brouillée. Ces effets disparaissent de trois à cinq jours après qu'on a discontinué le traitement. On n'a rapporté aucun effet secondaire imputable à un usage prolongé. Comme on l'a mentionné plus tôt, certaines personnes ne supportent absolument pas la niacine. Pour les hommes et les femmes dans ce cas, les meilleurs moyens de contrôler leur taux de cholestérol restent un régime équilibré et le son d'avoine.

Mais la majorité des gens concernés pourront consommer de la niacine des années durant pour réduire leur taux de cholestérol et le stabiliser à un niveau sans danger. La combinaison régime alimentaire-son d'avoine-niacine est l'instrument le plus efficace, mis à la disposition de tous, pour combattre le problème du cholestérol et le risque de cardiopathie qui en découle.

Comme on l'a dit plus tôt, *si vous décidez d'inclure de la niacine dans votre traitement pour réduire votre taux sérique de cholestérol, informez-en votre médecin de famille.*

5

D'autres merveilles
et des aliments fabuleux

Quiconque se préoccupe de son cholestérol pourrait répartir les aliments en trois classes : ceux qui augmentent le taux de cholestérol, comme les œufs et le beurre ; ceux qui n'exercent aucun effet sur la concentration de graisses dans le sang, comme les carottes, la laitue, les produits de boulangerie, etc. ; et ceux qui peuvent réellement réduire le taux de lipides, comme le son d'avoine. La vraie bonne nouvelle, c'est qu'on peut trouver dans les supermarchés d'autres merveilles qui appartiennent à cette troisième catégorie d'aliments.

Le son d'avoine a des effets bénéfiques parce qu'il se compose, en grande partie, d'une fibre hydrosoluble qu'on appelle « gomme ». On trouve plus de gomme, à l'once, dans du son d'avoine que dans la farine d'avoine et c'est pourquoi le son donne de meilleurs résultats. Il paraît raisonnable d'imaginer alors que d'autres types de gommes feront aussi bien l'affaire. Et c'est d'ailleurs ce que soutient la littérature médicale.

Parmi ces substances, mentionnons la gomme de guar, une forme de glucide présente dans les haricots en grappe. Malheureusement, les haricots n'en contiennent pas assez. Si l'on a démontré l'efficacité à réduire le taux de cholestérol de la gomme de guar, à l'état pur, qu'on peut se procurer en poudre, il n'est pas facile de l'incorporer à son alimentation sous cette forme. (Tout d'abord, les haricots en grappe ne se retrouvent pas dans nos comptoirs d'alimentation et ils comportent une faible concentration de gomme de guar qu'il faut d'ailleurs extraire.) Incorporée à des plats comme des potages et des ragoûts, la gomme de guar les rend très épais et très lourds – de cinq à huit fois plus épais que la fécule de maïs. Dans l'espoir de contourner cette difficulté, des hommes de science ont donné à des patients de la gomme de guar en capsule. Ces patients, qui ne modifièrent pas leur régime alimentaire, ne perdirent pas de poids. Après six semaines, la gomme de guar avait réduit en moyenne de 16,6 % leur taux sérique de cholestérol total, sans affecter toutefois ni leurs triglycérides ni leurs HDL. Mais pour parvenir à ce résultat, les patients avaient dû avaler cinq capsules au petit déjeuner, autant à l'heure du lunch et au souper, pour un total de quinze capsules contenant chacune 9 grammes de gomme de guar.

On peut se procurer maintenant dans le commerce de la gomme de guar, tant sous forme de capsule que de poudre qu'on mélange à de l'eau pour obtenir une boisson à saveur d'orange. Les magasins d'alimentation naturelle tiennent ces produits que l'on doit, entre autres, à la compagnie Nature's Way.

Pour obtenir l'effet thérapeutique décrit ci-dessus, il vous faudrait avaler dix-huit capsules ou deux cuillerées à thé (10 ml) de poudre chaque jour. Vous ne souhaiterez vraisemblablement pas opter pour cette solution comme traitement usuel, mais en voyage, vous préférerez peut-être ne pas vous embarrasser du son d'avoine ou vous désirerez simplement un changement, et la gomme de guar vous offrira alors une solution pratique de remplacement.

Nous pouvons tous obtenir d'aussi bons résultats en consommant régulièrement une variété de haricots et de légumes secs ou déshydratés. Les haricots Pinto, Great Northern et de Lima, de même que les lentilles, les haricots rouges, les petits haricots blancs et plusieurs autres variétés du monde entier contiennent de grandes quantités de fibres hydrosolubles. Le même spécialiste qui s'est penché sur les propriétés hypocholestérolémiantes du son d'avoine s'est aussi intéressé à celles des haricots.

Le docteur James Anderson a prescrit à des sujets une ration quotidienne de 115 g de haricots secs, avant cuisson, pour une durée de trois semaines. Les participants à cette étude ont tous pris leurs repas à l'hôpital, de manière à ce que les chercheurs puissent mesurer avec précision tout ce qu'ils avalaient. On leur servit des haricots Pinto et de petits haricots blancs en potages ou en purée, et leur taux de cholestérol diminua en moyenne de 19 %.

Je vous concède que cela fait beaucoup de haricots chaque jour. En fait, les participants ne consommèrent que 88 % des haricots ainsi apprêtés. On ne pourrait demander à personne d'avaler quotidiennement autant de haricots jusqu'à la fin de ses jours. Mais rien n'empêche quiconque d'inclure régulièrement des haricots déshydratés dans son régime alimentaire.

Ils s'apprêtent d'ailleurs de mille et une façons. En plus des potages et des plats au four, faites-en des trempettes, une délicieuse et saine solution de rechange aux trempettes populaires, riches en graisses. Faites aussi l'essai des plats de haricots proposés dans la section des recettes et vous deviendrez rapidement un inconditionnel de cette légumineuse. L'un de mes plats préférés, l'*hummus*, est un aliment de base par tout le Moyen-Orient. J'en conserve une provision au réfrigérateur ; comme casse-croûte, je m'en sers une portion sur pain pita.

Selon une enquête menée au Baltimore Gerontology Research Center, parmi des sujets de tous les groupes d'âge compris entre 30 et 79 ans, chaque portion d'un gramme de fibres alimentaires de fruits correspondrait à une réduction moyenne de 1,5 mg/dl du taux sérique de cholestérol. Chez les 556 participants à l'étude, l'apport en fibres de fruits s'échelonnait depuis moins d'un gramme jusqu'à environ 11 g et on a noté un écart d'environ 14 mg/dl entre les taux de cholestérol des premiers et des derniers. N'est-ce pas une bonne raison de manger plus de pommes et d'oranges ?

Le son de riz constitue une autre excellente source de fibres hydrosolubles, capables de réduire le taux de cholestérol. Tout comme le son d'avoine, qui est une partie du grain d'avoine entier, le son de riz n'est qu'une parcelle du grain de riz entier. On peut maintenant se procurer le son de riz Maximum ou Nutri-Max dans les magasins d'alimentation naturelle.

Ce produit se compose de fibres dans une proportion de 36 %, dont 94 % sont solubles. Pour vous éviter d'avoir à faire le calcul, cela signifie que vous obtiendrez autant de fibres solubles de deux cuillerées à table (30 ml) de fibres de riz que d'une demi-tasse (125 ml) de son d'avoine.

Vous pouvez saupoudrer de son de riz vos céréales, votre yogourt et d'autres aliments, pour les rendre un peu plus croustillants, ou l'ajouter à vos préparations de muffins et d'autres produits de boulangerie. Pour réduire le cholestérol, le son de riz vaut le son d'avoine ; songez-y donc et incluez-en dans votre régime alimentaire. Vous constaterez qu'en cuisine il n'offre pas autant de possibilités que le son d'avoine, mais il vous permettra tout de même de varier votre menu.

Votre mère ou votre grand-mère n'ont-elles jamais préparé de potage à l'orge ? Pour toutes sortes de raisons, nous n'utilisons plus guère cette céréale et le moment est venu de la réinclure dans notre régime. Tout d'abord, l'orge qu'on achète généralement pour l'apprêter en potages et en ragoûts contient environ 5 mg de fibres hydrosolubles par portion de 100 g (3 onces et demie). Vous n'en consommerez évidemment pas tous les jours, mais songez à inclure dans votre alimentation cette autre source de fibres hydrosolubles.

Selon les chercheurs du Cereal Institute de l'Université du Wisconsin, l'orge présente d'autres avantages. Le docteur David Peterson, directeur de cet institut, rapporte qu'on y a isolé deux composants de l'enveloppe extérieure de cette céréale, riches en protéines, dont on se débarrasse habituellement lors de sa transformation, et qui semblent avoir un formidable effet de réduction du taux de cholestérol, différent de celui des fibres hydrosolubles qui fixent les acides biliaires. Ces substances dérivées de l'orge influenceraient plutôt l'action du cœnzyme A – réductase des gonadotrophines des femmes ménopausées, qui détermine la quantité de cholestérol fabriqué dans le foie. Il s'agit de travaux fascinants, malheureusement menés uniquement sur des animaux de laboratoire ; de plus, on ne peut toujours pas se procurer ces substances isolées et purifiées. Entre temps, vous pouvez toujours vous rabattre sur l'orge non transformée qu'on trouve dans les magasins d'alimentation naturelle.

Depuis que le docteur Anderson a complété ses travaux sur les fibres hydrosolubles présentes dans le son d'avoine, on a tenté de trouver d'autres moyens d'enrichir en fibres du genre son régime alimentaire. Le son de riz et l'orge en sont d'excellentes sources naturelles, mais il en existe une autre qui vous intéressera peut-être.

Le Metamucil est le plus connu d'une variété de laxatifs – produits à partir de graines de psyllium – disponibles sur le marché depuis plusieurs années. Une étude récente a démontré que ces produits, riches en fibres solubles, ont une action réductrice du taux de cholestérol. En fait, le docteur Anderson lui-même a examiné la question et découvert que trois cuillerées à thé par jour de ces laxatifs donnaient des résultats, sans présenter de danger pour la santé.

Je m'empresse d'ajouter que, bien qu'il s'agisse de produits « naturels », ces laxatifs ne sauraient d'aucune manière être assimilés à des aliments. Je ne recommanderais certes pas à quiconque d'en consommer en lieu et place de bonnes céréales entières. Mais on peut s'en servir à l'occasion, en voyage par exemple.

Il ne fait pas de doute que, dans les années à venir, les recherches se multiplieront et nous proposeront de nouveaux moyens de contrôler le cholestérol. Récemment, on a entrepris des travaux en ce sens en ayant recours à du charbon activé.

Un article, paru en 1986 dans le journal britannique *Lancet*, continue à retenir l'attention parce qu'on y rapportait que le charbon activé avait réduit d'environ 41 % le taux de cholestérol de sept patients. Mais ne vous précipitez pas au magasin pour vous en procurer. Prenez d'abord connaissance de ce qui suit.

Pour absorber une quantité égale à celle ingérée par les participants à cette étude – soit 8 g en suspension dans un verre d'eau trois fois par jour –, il vous faudrait quotidiennement avaler 92 capsules de charbon. Personnellement, je n'aimerais pas gober tout ce charbon jour après jour jusqu'à ma mort.

De plus, on n'a pas encore commencé à évaluer les effets à long terme de ce traitement drastique. La recherche n'a duré que quatre semaines. L'action du charbon tient à ce qu'il se fixe à des particules insolubles qu'il excrète ainsi de l'organisme par le côlon. Mais nous ignorons si le charbon s'agglutine également aux vitamines et minéraux et provoque ainsi leur évacuation.

On mènera une recherche sur une plus longue période, avec de plus nombreux participants, pour mieux évaluer ce traitement. Entre temps, sachez que le son d'avoine est tout aussi efficace puisqu'il adhère aux acides biliaires, composés de cholestérol, et qu'il réduit ainsi d'autant les troupes de cet ennemi dans l'organisme.

Il ne faut pas non plus perdre de vue une autre recherche prometteuse sur une graisse de synthèse élaborée par Proctor & Gamble. Cette huile spécialement conçue pour éliminer tout apport en graisses s'appelle polyester de sucrose ; on la désigne aussi par l'abréviation SPE.

Voici son mode d'action. Les chimistes de Proctor & Gamble ont utilisé une molécule de sucrose, du simple sucre de table, et y ont ajouté des molécules de glycérol jusqu'à ce qu'ils obtiennent une molécule géante, trop grosse pour passer à travers les parois du tube digestif et entrer ainsi dans le circuit sanguin. De plus, comme il s'agit d'une substance artificielle, notre organisme n'a pas d'enzyme capable de la décomposer. En conséquence, le corps humain ne peut absolument pas assimiler le SPE.

Toutefois, comme cela survient souvent en pareil cas, une ombre persiste au tableau. On n'a pas fait la preuve que le SPE ne produit aucun effet secondaire et plusieurs s'inquiètent des conséquences de sa consommation en grandes quantités.

Il semble maintenant acquis que le SPE sera traité comme les autres types d'huiles. Proctor & Gamble mettra probablement en marché un produit qui contiendra 35 % de SPE et 65 % d'huile végétale. Si cette substance permettra à chacun de réduire son apport en graisses, il ne faudra tout de même pas l'utiliser aussi libéralement que de l'eau. Le produit, qui contiendra 35 % moins de matières grasses, aura une teneur de 8 ou 9 g de graisses par cuillerée à table (15 ml) plutôt que de 14 g, comme les huiles conventionnelles.

Les industries de la transformation des aliments et de la restauration pourront faire un usage commercial du SPE. Dans ce cas précis, on pourra même utiliser une forme plus concentrée de cette huile artificielle. Quoi qu'il en soit, les autorités s'interrogent toujours sur les effets secondaires qui pourraient résulter, à long terme, de son usage.

Il ne faut pas non plus négliger les développements récents concernant la pectine. On a démontré que la pectine, une fibre soluble, réduit le taux de cholestérol. Mais les aliments les plus courants contiennent peu de cette substance et ses dérivés artificiels ont provoqué des réactions pernicieuses. La recherche en ce sens se poursuit.

Des chercheurs de l'Université de Floride, à Gainesville, ont constaté chez des patients qui consommaient environ trois cuillerées à table (45 ml) de pectine de pamplemousse, sous forme de capsules ou de suppléments alimentaires, une baisse moyenne de 7,2 % du taux de cholestérol. Plutôt que le fruit lui-même, on leur fournissait une substance dérivée de la pelure et de la chair du fruit. Il s'est agi d'une étude fort bien documentée ; certains groupes reçurent d'abord de la pectine, puis un placebo. Quelques-uns des vingt-sept volontaires réduisirent même ainsi de 19 % leur taux de cholestérol. Dans leur rapport, les chercheurs firent écho à des résultats comparables obtenus par des confrères du U.S. Department of Agriculture à l'aide de pectine de carotte, tout en précisant toutefois que chaque pectine pouvait agir de manière bien différente.

Une autre recherche intéressante, actuellement en cours, laisse entrevoir qu'une autre famille de légumes devrait retenir notre attention pour ses propriétés de réduction des lipides. Certains diététiciens croient que les crucifères, notamment le brocoli et le chou-fleur, pourraient contribuer à réduire le taux de cholestérol. Il ne s'agit que d'observations préliminaires, mais il n'existe aucune raison de *ne pas* consommer davantage de ces légumes. Tant mieux s'ils aident vraiment à diminuer le cholestérol. Sinon, sachez qu'ils n'en fournissent pas moins des fibres et des vitamines.

On devrait aussi inscrire sur sa liste des produits qui ont la propriété de réduire le taux de cholestérol, de grandes quantités de poisson. On a longtemps considéré le poisson comme un aliment qui favorisait la croissance du cerveau. Nous savons maintenant, grâce aux progrès de la science de la nutrition, qu'il fait aussi des merveilles pour le cœur.

Il n'y a pas si longtemps, les diététiciens et les nutritionnistes classaient encore certains fruits de mer parmi les aliments qu'il fallait éviter ou dont il valait mieux en limiter la consommation. Ils jugeaient le saumon plus gras que la moyenne des poissons. Ils condamnaient aussi le maquereau. L'opinion populaire voulait aussi que les mollusques et crustacés soient riches en cholestérol. Évitez-les tous dans la mesure du possible, prévenaient les guides pratiques bien intentionnés. Mais les mentalités et les techniques changent et se raffinent.

En ce qui a trait aux prétendus poissons gras, on a découvert que la graisse présente dans le saumon et le maquereau était un acide au nom barbare, éicosapentaénoïque, une graisse de type polyinsaturée qu'on retrouve dans la plupart des poissons d'eau froide. Cette huile de poisson, qu'on désigne aussi sous l'abréviation EPA, a la remarquable propriété de réduire les taux de cholestérol et de triglycérides. Certains poissons contiennent plus d'EPA que d'autres. Le saumon, le maquereau et l'alose tyran (ou menhaden) emmagasinent cette graisse dans leur chair ; la morue et le requin en font autant, mais dans leur foie. Toutefois, tous les poissons d'eau froide sont une source d'EPA. Et tous les poissons, tant les variétés d'eau salée que d'eau douce, contiennent beaucoup moins de graisses saturées que le bœuf.

Des chercheurs allemands ont fait consommer à des adultes en santé, qui s'étaient portés volontaires, deux boîtes de 8 onces (227 g) chacune de maquereau qu'ils ajoutaient à leur régime alimentaire quotidien. À des participants d'un autre groupe, ils ont donné la même quantité de hareng, un poisson dont les graisses ne comportent aucun EPA. Après deux semaines de ce régime, le groupe nourri au maquereau enregistrait une baisse de 7 % de son cholestérol et de 47 % de ses triglycérides. La pression sanguine de ces volontaires avait aussi baissé d'environ 10 %. Dans l'autre groupe, on ne constata aucun de ces bénéfices.

Évidemment, c'est beaucoup demander que d'avaler 16 onces (500 g) de poisson chaque jour ; il ne s'agit pas d'une solution très pratique, ni de la seule d'ailleurs, au problème du cholestérol, mais en inclure dans sa diète au moins une fois, mieux encore, deux fois par semaine, contribue à réduire le taux de cholestérol.

En fait, une étude récente publiée dans le *New England Journal of Medicine* révèle que le taux de mortalité dû à la maladie cardiaque est d'au moins 50 % inférieur chez des hommes qui mangent au moins 30 g – une once – de poisson par jour que chez ceux qui n'en consomment jamais. Un seul repas, ou deux, de poisson par semaine, écrivent les chercheurs, assure une protection non négligeable contre la cardiopathie.

En consultant le tableau 10 (en page 54), vous constaterez que certains poissons contiennent de plus grandes quantités de graisses et de cholestérol. Ne devrait-on consommer que ceux qui contiennent peu de ces substances ? Comme nous l'avons vu, l'EPA, grandement responsable du taux élevé de graisses dans le poisson, a une action bénéfique plutôt que néfaste. De plus, dans les poissons à teneur en cholestérol supérieure à la moyenne, on retrouve souvent un taux de graisses plutôt bas. En conséquence, les autorités médicales conseillent de manger une grande variété de poissons, sans en écarter aucune.

Que penser des crustacés et mollusques si décriés ? Il s'est avéré que les premiers compilateurs de données sur le cholestérol avaient commis involontairement une erreur à leur sujet. Le cholestérol appartient à une grande famille de substances chimiques qu'on désigne collectivement comme des stérols. Parmi ces stérols figurent, par exemple, la vitamine E (alpha-tocophérol) et les précurseurs de la vitamine D (ergostérol). Les premières méthodes d'analyse ne permettaient pas de distinguer les différents stérols. D'où la réputation imméritée de forte concentration en cholestérol que se sont attiré crustacés et mollusques. En réalité, les pétoncles n'en contiennent que 35 mg par portion de 3 onces et demie (100 g). Et le savoureux crabe impérial, que 60 mg. Les palourdes, les huîtres et les moules sont particulièrement pauvres en cholestérol. Quant au homard, jadis l'objet d'un interdit en ce sens, même pour ceux qui pouvaient se l'offrir, il en compte un peu moins de 100 mg. En fait, la crevette est le seul fruit de mer qui en contienne une quantité considérable : plus de 100 mg par portion. Malgré cela, une portion de crevettes ne devrait pas poser de difficulté à quiconque observe une diète limitée à 250 mg de cholestérol par jour.

Les crustacés et les mollusques présentent même un avantage supplémentaire : ils sont particulièrement pauvres en graisses. Les pétoncles n'en contiennent que 0,2 g par portion. Les crevettes, seulement 0,8 g. Et le homard, un maigre 1,9 g. Des apports presque négligeables. Alors, si en choisissant l'un de ces aliments vous comblez votre apport limite quotidien en cholestérol, la quantité de graisses que vous en tirerez restera négligeable.

N'y a-t-il rien à éviter à la poissonnerie ? Oui, il existe un interdit qui ne gênera que bien peu de gens. Le caviar, cette excentricité hors de prix, regorge de cholestérol et de graisses. Mais songez qu'on en mange très rarement et en très petites quantités, et bien peu d'entre vous souffriront de s'en priver.

Je me suis souvent plaint de ce que, quand je mangeais peu ou pas de poisson et beaucoup de bœuf, le premier coûtait presque rien et le deuxième était hors de prix. Aujourd'hui, c'est l'inverse. On peut se procurer de bons steaks à bien meilleur prix que du saumon ou de l'espadon. Mais les consommateurs avisés s'offrent fréquemment des fruits de mer sans pour autant grever leur budget.

Le prix des denrées est fonction de l'offre et de la demande. Plusieurs poissons se vendent moins bien. Faites l'essai de certaines variétés moins populaires, comme l'ange de mer, la plie, le poisson chat, la tile, le bar rayé et plusieurs autres. Interrogez l'employé derrière le comptoir ; vous découvrirez ainsi quelques régals que vous auriez autrement ignorés. « Suivez le courant » et achetez le poisson en saison, qui coûte conséquemment bien moins cher.

Ensuite, trouvez quelques produits de substitution très acceptables. Au lieu d'espadon, achetez des steaks de requin particulièrement délicieux lorsqu'on les grille sur le charbon. Ou marinez-les dans une sauce teriyaki composée de sauce soja pauvre en sel, de gingembre fraîchement râpé, de xérès pour la cuisson, d'un soupçon d'ail et de cassonade. Un délice !

Reconnaissons aux Japonais le don d'imiter les meilleures choses de la vie et de les partager avec ceux d'entre nous qui ont des goûts raffinés et dispendieux, malgré leur petit budget. Leur dernière trouvaille porte le nom de *surimi* ; c'est une imitation de crabe faite de poisson à chair blanche, comme la goberge. Servez-le en salade ou comme plat principal. Et surveillez l'arrivée prochaine sur le marché d'imitations de crevettes et de pétoncles. Pauvres en graisses et en cholestérol, ces aliments n'en sont pas moins d'une grande valeur nutritive.

Mais quelle huile faut-il utiliser pour la cuisson ? Cela a-t-il vraiment de l'importance ? Évidemment. Maintenant que nous abordons les huiles de cuisson, je vais pouvoir mettre les points sur les « i » : *aucune* huile végétale ne contient la moindre trace de cholestérol. Point à la ligne. Le cholestérol ne se trouve que dans les produits d'origine animale. Aussi, lorsqu'un fabricant se targue de ce que son huile végétale « ne contient pas de cholestérol », il tient des propos aussi ridicules que s'il disait que l'eau est humide. Voilà qui clôt le sujet. Seules les graisses de cuisson d'origine animale, comme le gras de bacon, le beurre et le saindoux, contiennent du cholestérol. Fuyez-les comme la peste.

L'étape suivante n'est pas aussi simple et exige quelques mots d'explication. Toutes les graisses et les huiles contiennent trois types de graisses : les saturées, les polyinsaturées et les monoinsaturées. S'il n'est pas terriblement important que vous connaissiez leur composition chimique, sachez que leur degré de saturation est fonction du nombre d'atomes d'hydrogène présents dans leur structure moléculaire. Souvent, les graisses les plus saturées sont aussi les plus solides. À titre d'exemple, comparez la consistance du gras en bordure d'un steak à celle de l'huile de maïs liquide. Et rappelez-vous qu'en général plus une graisse est saturée, plus elle contribue à la formation de cholestérol dans l'organisme.

Il y a plusieurs années, les hommes de science ont constaté que le rapport graisses polyinsaturées, monoinsaturées, et saturées, et tout spécialement celui des graisses polyinsaturées et saturées, exerce un effet spectaculaire sur le taux de cholestérol. Plus le rapport entre graisses polyinsaturées et graisses saturées est élevé, plus s'accentue l'effet de réduction du taux de cholestérol. La situation opposée produit, bien entendu, l'effet inverse. En conséquence, les autorités médicales suggérèrent de consommer plus de graisses et d'huiles polyinsaturées et moins de substances saturées. Cela semblait tout indiqué et plusieurs études en ont démontré l'à-propos.

On ne nota qu'un seul problème : un régime riche en graisses polyinsaturées, qui assure un rapport P/S élevé, tend aussi à réduire le taux de HDL. C'était le cul-de-sac.

Puis vinrent de nouvelles données, fruits d'une recherche menée par le docteur Scott Grundy, du Health Science Center de l'Université du Texas, à Dallas.

Depuis des années, on savait que les pays méditerranéens étaient presque totalement épargnés par les maladies cardiaques et que les habitants de ces pays avaient toujours joui de taux de cholestérol relativement bas. Leur alimentation est pauvre en graisses et en cholestérol. Et ils se servent surtout, pour la cuisson, d'une huile monoinsaturée, l'huile d'olive.

Mais, fait intéressant, quand on examine le profil lipidique complet des peuples méditerranéens, on découvre que si leur taux de cholestérol total reste peu élevé, leur taux de HDL se maintient à un niveau supérieur. Il semble donc qu'en utilisant de l'huile d'olive plutôt que des huiles polyinsaturées comme l'huile de maïs on puisse réduire son cholestérol total tout en préservant ses HDL.

Et comment se compare l'effet hypocholestérolémiant des deux types d'huile ? Le docteur Grundy a suivi vingt patients qui utilisaient exclusivement des huiles monoinsaturées ou des huiles polyinsaturées. Les deux types d'huile réussissaient aussi efficacement l'un et l'autre à réduire le taux de cholestérol total. Mais, détail important, les patients qui suivaient un régime riche en graisses monoinsaturées n'accusaient pas une réduction de leurs HDL, contrairement à ceux qui s'étaient soumis à un régime riche en graisses polyinsaturées. Néanmoins, la plupart des autorités médicales ne sont pas disposées à recommander l'usage exclusif de graisses monoinsaturées comme l'huile d'olive. Ils suggèrent plutôt d'utiliser les deux types d'huile.

Bon, avant de vous asseoir pour avaler un plat de poisson sauté à l'huile d'olive, un potage aux haricots et peut-être quelques muffins ou brioches de son d'avoine, que diriez-vous d'un apéro ?

Depuis déjà un certain temps, les chercheurs ont pu relier l'usage modéré de l'alcool à une plus faible incidence de cardiopathie. On en ignora d'abord la raison, mais une étude plus approfondie a démontré qu'un verre quotidien d'alcool augmente le taux de HDL. Plus précisément, l'alcool tend à augmenter la production d'apolipoprotéines, un composant des HDL.

Mais comment faire la différence entre quantité suffisante et quantité excessive ? « La modération a bien meilleur goût. » Une consommation modérée signifie environ 1 once et demie (45 ml) de l'alcool de votre choix. Un Martini avant le dîner, un verre de vin ou de bière pendant le repas ou un petit verre de brandy en soirée semblent parfaitement acceptables. Mais les médecins s'empressent d'ajouter qu'ils *ne* suggèrent *pas* à d'anciens membres de ligues de tempérance de commencer à picoler. Ces statistiques indiquent simplement que ceux qui le désirent peuvent boire un verre sans danger.

Gardez toutefois à l'esprit que des études récentes ont confirmé que l'usage immodéré d'alcool produit des effets toxiques. À l'Université de Chicago, des cardiologues ont démontré que le fait d'avaler coup sur coup trois verres de scotch titré à 90 degrés avait un effet nocif certain sur la fonction cardiaque.

Pour ma part, je trouve réconfortant de savoir que nous n'avons pas perdu toute liberté de choix lorsque nous faisons nos courses au supermarché. Les chercheurs nous fournissent les connaissances dont nous avons besoin pour écarter les aliments préjudiciables et opter plutôt pour ceux qui ont à la fois d'excellentes valeurs nutritives et la propriété de réduire le taux de cholestérol.

ET MAINTENANT, UN MOT SUR LE SEL...

Autant on a pu établir un lien indubitable entre le cholestérol et la cardiopathie dans la moitié de la population, autant on a acquis la certitude que la consommation de sel est reliée à l'hypertension artérielle. Pour être bref, disons que le sel est essentiel en petites quantités pour maintenir la masse et la pression sanguines en attirant et en maintenant de l'eau dans les vaisseaux sanguins. Mais chez plusieurs individus, une trop forte consommation de sel provoque l'hypertension. En fait, cela se fait en deux temps. D'abord, le sel entraîne une rétention d'eau. C'est d'ailleurs pourquoi les médecins prescrivent souvent des diurétiques aux personnes souffrant d'hypertension. En second lieu, au fur et à mesure d'un long processus physiologique, les reins produisent des substances chimiques qui augmentent la pression dans les artères.

Trente millions d'hommes et de femmes souffrent d'hypertension et trente autres millions d'individus sont des hypertendus en puissance. Malheureusement, on ne peut prédire lesquels deviendront des hypertendus. Plusieurs souffrent de ce mal sans le savoir. C'est pourquoi les autorités médicales ont recommandé que nous réduisions tous, sans exception, notre consommation de sel.

Mais que considère-t-on comme une consommation excessive? Le National Research Council a fixé à environ 1 100 à 3 300 mg la ration quotidienne « sûre et suffisante » pour un adulte. Pour vous aider à mieux comprendre, sachez qu'une cuillerée à thé (5 ml) de sel contient environ 2 000 mg. Et des évaluations situent entre 2 300 et 6 900 mg la consommation quotidienne de sel du Nord-Américain moyen.

Le sel constitue la principale source de sodium dans notre alimentation. Mais il ne faut pas négliger l'apport en sel provenant des agents de traitement et de conservation des aliments, comme le nitrite de sodium, le nitrate de sodium et le benzoate de sodium. Enfin, plusieurs plats orientaux contiennent une grande quantité de glutamate de sodium ou MSG, un assaisonnement qui relève la saveur. La sauce soja en est une autre source.

Certains experts estiment que jusqu'au tiers du sel consommé est ajouté à la cuisson ou dans l'assiette. Quand on secoue la salière, quelle quantité en sort? Tentez vous-même cette expérience : agitez la salière au-dessus d'une assiette vide, comme vous le feriez pour assaisonner un plat. Puis recueillez le sel pour en mesurer la quantité. Si vous avez versé environ un huitième de cuillerée à thé (0,5 ml), cela équivaut à 250 mg de sel.

Vous avez déjà sans doute entendu ce refrain, mais on ne le répétera jamais assez : saler est une habitude et un goût acquis. *Nul n'a besoin d'ajouter du sel à son régime alimentaire.* On retrouve le sel, sous forme naturelle, dans de très nombreux aliments et les quantités que fournissent des habitudes alimentaires normales suffisent amplement. Plusieurs salent leurs plats avant même d'y goûter. Au début, on pourra trouver difficile de se passer de la salière, mais très rapidement les sensations gustatives commenceront à se modifier. Très tôt, on préférera la saveur naturelle des aliments et, dans le pire des cas, on ne sentira plus le besoin d'ajouter du sel. Le premier pas consiste à retirer la salière de la table. Une grande variété d'assaisonnements peuvent d'ailleurs remplacer aisément le sel. Faites l'essai d'un peu de poudre d'ail, d'une pincée de poivre ou de quelques gouttes de citron.

Dans un deuxième temps, lisez avec plus d'attention les étiquettes des produits vendus au supermarché. Aujourd'hui, les aliments apprêtés ou transformés sont tous pourvus d'une étiquette nutritionnelle, bien en évidence, qui précise leur teneur en sodium. Et parce qu'un grand nombre d'entre nous s'efforcent de limiter leur apport en sodium, les fabricants offrent maintenant des solutions de rechange pauvres ou réduites en sel. On peut même se procurer de la sauce soja pauvre en sodium.

Pour plusieurs d'entre nous, le fromage est une source importante de sodium. Une once (30 g) de cheddar fondu en contient 406 mg. Et la même tranche de fromage vous fournira aussi 9 g de graisses, presque toutes saturées. La meilleure solution, en ce qui concerne le fromage, c'est de ne pas y toucher.

Pour contrôler son apport en sel, il faut procéder comme pour le cholestérol et d'abord bien connaître la teneur en sodium des aliments. Le tableau 10 du chapitre 2, intitulé « Les numéros gagnants », mentionne aussi la teneur en sodium des aliments.

Si votre médecin vous traite déjà pour hypertension, de grâce suivez ses conseils et ses recommandations. Si vous ignorez l'état de votre pression sanguine, une simple démarche vous le révélera.

L'hypertension est asymptomatique. Vous ne pouvez pas « sentir » que la pression augmente à l'intérieur de vos artères. L'hypertension tue lentement, mais sûrement, et provoque souvent sans prévenir des accidents et des crises cardiaques.

Même si on vous affirme que votre pression sanguine se situe généralement à un niveau normal, ayez la sagesse de réduire votre consommation de sel. Rien ne peut vous assurer que vous ne serez pas, plus tard, prédisposé à cette maladie. Pourquoi courir ce risque par simple penchant pour un assaisonnement ?

Et pendant que vous réduisez votre apport en sel, rappelez-vous cette autre recherche fascinante menée par le docteur David McCarron à l'Oregon Health Sciences University : en étudiant le cas de patients atteints d'hypertension, il a découvert un lien entre cette maladie et une trop forte consommation de sel, de même qu'un apport insuffisant en calcium. Le docteur McCarron a émis l'hypothèse que ces deux minéraux pourraient être associés l'un à l'autre dans un rapport d'équilibre : en cas de disproportion, la pression sanguine en souffrirait. Il suggère donc d'augmenter la consommation de calcium.

Bien qu'il s'agisse d'une théorie controversée, qu'on ne doit surtout pas interpréter comme une incitation à un usage immodéré du sel, il faut admettre qu'une plus grande consommation de calcium est non seulement sans danger mais souhaitable, compte tenu que nous aurons besoin de ce minérau toute notre vie durant. Qui donc n'a pas entendu parler du problème que pose l'ostéoporose aux femmes dont les os se déminéralisent lentement au fil des ans ?

Il existe plusieurs produits laitiers riches en calcium, également pauvres en graisses et en cholestérol. Deux portions quotidiennes de lait écrémé ou de yogourt pauvre en graisses fournissent la plus grande partie du calcium nécessaire pour rester en bonne santé. Mais les femmes pourront aussi avoir besoin d'un supplément de calcium.

En fin de compte, le mot magique en nutrition est la modération. Nous connaissons aujourd'hui le bonheur d'avoir accès à des aliments plus variés et plus abondants que l'homme n'avait pu le rêver. Nous pouvons nous procurer des fraises en hiver et des courges à l'été. Nous pouvons retrouver sur nos tables les poissons des océans et des rivières de ce continent et du monde entier, chaque soir de la semaine si nous le désirons. Plusieurs des produits que nous offrent nos supermarchés peuvent nous aider à contrôler et même à améliorer notre profil lipidique. Sachons les apprécier tous avec modération en portant un toast à notre santé et à notre mieux-être !

6

Qui perd gagne

Si vous adoptez les principes nutritifs suggérés dans cet ouvrage, vous pourrez manger à volonté des aliments sains, sans jamais ressentir la faim ni gagner une seule livre. Tout simplement parce que vous consommerez des produits plus pauvres en calories et surtout à plus faible teneur en graisses. Si vous avez quelques livres en trop, vous les perdrez graduellement. Dans le cadre de la recherche que nous avons menée, nous avons constaté que ceux qui suivaient fidèlement notre programme avaient perdu du poids en quelques semaines seulement, tout en se régalant d'une grande variété d'aliments nourrissants.

Mais si vous devez perdre beaucoup plus de poids, disons quinze livres environ, vous gagnerez à accorder une attention toute spéciale à votre régime alimentaire. Même dans ce cas, il vous sera possible d'arriver à des résultats, sans ressentir la faim ni vous priver. Modifiez simplement vos habitudes alimentaires et choisissez des aliments qui vous aideront à perdre du poids.

L'effort en vaut la peine. Et les résultats, que vous pourrez constater dans votre miroir, ne se feront pas attendre ; songez aux compliments qu'on vous adressera, sans parler de la confiance retrouvée en vous-même et d'une toute nouvelle vitalité que vous y gagnerez. Mais d'autres raisons, plus importantes encore, devraient vous inciter à atteindre, puis à conserver votre poids idéal.

Du simple fait de retrouver votre poids idéal, en fonction de votre taille, vous réduirez votre taux de cholestérol. On n'en connaît pas la raison exacte, mais une diminution de poids entraîne automatiquement une baisse de cholestérol. Ce phénomème est peut-être lié au stockage des graisses dans le sang. Le poids exerce aussi une grande influence sur la pression sanguine. Si vous êtes diabétique, vous aurez moins besoin de médicaments. Et vos chances de vivre plus longtemps s'accroîtront considérablement.

Ce ne sont pas là des promesses en l'air, mais les conclusions de recherches conduites par des sommités des communautés scientifique et médicale les plus respectées du pays. En 1984, dans un article publié pour le compte du Nutrition Coordinating Committee des National Institutes of Health dans les *Annals of Internal Medicine*, les docteurs Artemis Simopoulos et Theodore Van Itallie concluaient que le poids associé à « l'espérance de vie la plus longue semblait inférieur au poids moyen comparable dans la population en général ». Ils affirmaient même que « les personnes obèses meurent généralement plus jeunes que les individus de poids moyen ».

Les quatorze membres de la commission des NIH affirmaient en 1985 qu'on devrait traiter pour obésité les 34 millions d'Américains dont le poids excède de 20 % leur poids idéal. Le docteur Jules Hirsch, président de la commission, précisait aussi que : « L'obésité n'est pas qu'une question d'esthétique, qu'une préoccupation d'Américains particulièrement vaniteux. Elle constitue une menace pour la santé, même dans des cas de surpoids qu'on pourrait considérer insignifiants. » Il estimait aussi que la moitié des problèmes de santé pour lesquels les patients obèses consultent leur médecin sont liés à l'embonpoint.

Depuis longtemps les preuves en ce sens s'accumulent. La Provident Mutual Life Insurance Company a passé en revue les dossiers de ses assurés de 1947 à 1964 ; elle a pu ainsi constater que, dans chaque groupe d'âge, le taux de mortalité augmentait s'il y avait obésité. Plus un assuré était obèse, plus il était probable qu'il meure prématurément.

Des chercheurs ayant participé à la célèbre Framingham Heart Study ont établi un rapport étroit entre l'obésité et la coronaropathie. Leur étude a aussi fait la preuve d'un lien direct entre l'obésité et toutes les causes de mortalité.

Le docteur Hirsch n'a pas craint d'affirmer que : « L'obésité tue. Autant que la cigarette. » Un autre membre de la commission, le docteur Harriet P. Dustan, professeur de médecine à l'Université d'Alabama, à Birmingham, ajoutait même qu'on pourrait prévenir, par simple maîtrise du poids, environ 40 % des futurs cas d'hypertension chez les Blancs et 28 % chez les Noirs.

Au terme d'une longue recherche, l'American Cancer Society concluait pour sa part que les personnes pesant de 80 % à 89 % du poids moyen, en fonction de leur catégorie de taille, jouissaient du plus faible taux de mortalité. Et presque tous les organismes médicaux et de santé, nationaux et internationaux, ont maintes et maintes fois répété que les individus souffrant d'embonpoint mettent en péril leur santé.

Mais quel est le poids idéal ? Un homme de six pieds peut certainement peser de 180 à 190 livres sans être obèse – et nous connaissons tous la blague du médecin qui dit à son patient qu'il n'est pas trop gros, mais seulement trop petit ! On a aussi mis au point de nombreux tableaux et diagrammes pour déterminer et préciser le poids idéal ou souhaitable. La plupart des experts s'en remettent au guide préparé en ce sens par la Metropolitan Life Insurance Company, en 1959. Le tableau 12 indique le poids idéal, pour les hommes et les femmes, en fonction de leur type d'ossature. Mais si vous souffrez de grave obésité, vous n'avez vraiment pas besoin, pour le savoir, qu'un tableau ou un diagramme vous le confirme.

La réponse au problème de poids n'a rien de « magique ». Elle est le fruit d'une science exacte et qui a fait ses preuves. Gagner du poids est l'une des lois de la nature. Impossible d'échapper à ces lois. Laissez tomber d'un arbre une pomme autant de fois qu'il vous plaira, elle s'écrasera toujours au sol. C'est ce qu'on appelle la loi de la gravité. On ne peut y échapper. Cela vaut aussi pour les livres qu'on gagne. Ou celles qu'on perd.

Pour bien comprendre cette loi, voici un exemple, pas très drôle, mais explicite et incontestable. Si vous comptez chaque calorie que vous avalez, si, chaque jour, vous vous contentez de rôties sans beurre et de lait écrémé au petit déjeuner, de fromage Cottage et de tomates au déjeuner et d'un repas bien nutritif et pauvre en graisses au dîner, vous vous en tirerez peut-être très bien.

Mais imaginons que, tout en continuant à bien vous nourrir de la même manière, à faire de l'exercice, à dormir tout autant et à ne rien changer à vos autres habitudes de vie, vous vous permettiez à l'occasion un beigne à l'heure de la pause café. Pas même un gros, juste un beigne de grosseur moyenne. Et sans glace au chocolat, tout simplement nature. Ce beigne contient 100 calories. En trente-cinq jours, soit environ un mois, vous aurez ainsi ajouté 3 500 calories à votre régime alimentaire. Et vous aurez gagné une livre. Après un an de ce régime, vous aurez pris dix livres, seulement à cause de ce petit beigne. C'est ce qu'on appelle la « Loi du Beigne ».

Les hommes de science la nomment autrement. Ils en parlent comme d'une loi de la thermodynamique. Si vous consommez des calories, source d'énergie, ou vous les dépensez en énergie ou l'organisme les met en réserve sous forme de graisses.

Si nos connaissances sur la nutrition se sont enrichies, elles n'ont en rien modifié ses principes de base. On peut évaluer tous les aliments en fonction de l'énergie qu'ils procurent. Les protéines et les glucides fournissent 4 calories par gramme. Les graisses, 9 calories par gramme. L'alcool, 7 calories par gramme. En conséquence, les personnes qui consomment moins de graisses et plus de glucides complexes – qui préfèrent les féculents aux sucres – absorbent évidemment moins de calories.

Il faut, à l'adulte mâle moyen, 15 calories par jour par livre de son poids corporel pour se maintenir au même poids. Supposons qu'un homme pèse 150 lbs. Cela signifie qu'il doit ingérer 2 250 calories par jour pour ne pas engraisser ni maigrir. Mais considérons un autre cas hypothétique : celui d'un homme qui voudrait peser 150 lbs, mais ferait habituellement osciller l'aiguille du pèse-personne à 180 lbs. S'il consomme lui aussi 2 250 calories par jour, il finira également par peser 150 lbs et sa surcharge pondérale fondra graduellement. Il pourra accélérer le processus en réduisant davantage son apport en calories.

Bien entendu, chaque cas diffère. Un individu beaucoup plus actif que la moyenne aura besoin de plus de calories pour maintenir son poids ; les individus totalement sédentaires se contenteront de moins de calories. Et à mesure que nous vieillissons, nos besoins en calories diminuent. Malheureusement, les besoins des femmes en ce domaine sont inférieurs à ceux des hommes. Une femme de stature moyenne et modérément active devra se limiter à 12 calories, plutôt que 15, par livre de son poids corporel idéal.

En vérité, et cela est triste à dire, la plupart des gens ne réussissent pas à maigrir. Et la plupart de ceux qui perdent effectivement du poids le reprennent presque immédiatement. Selon une étude menée en 1983, 43 % des Américains suivaient alors une diète ; chez les femmes, ce pourcentage grimpait à 53 %. Et 35 % de ces personnes en étaient à leur sixième diète ou plus, pour cette seule année.

Les médecins jugent comme une de leurs expériences les plus frustrantes le traitement de l'obésité en raison de leur haut taux d'échec. Les cures amaigrissantes sont devenues l'une des plus florissantes industries de la santé.

À long terme, les diètes ne donnent tout simplement pas de résultats. Sans doute parce qu'elles ne durent normalement qu'un temps. Pendant ce temps, l'individu n'aura pas renoncé aux mauvaises habitudes alimentaires qui ont provoqué son obésité. Il n'y a qu'un moyen de perdre du poids de façon permanente : revoir totalement ses attitudes à l'égard de l'alimentation et sa façon de se nourrir. Cela n'est certainement pas facile. Pas plus facile que de cesser de fumer. Mais ces deux décisions s'imposent à quiconque veut réellement vivre longtemps et en santé.

Scrutez d'abord vos habitudes alimentaires. Pour ce faire, tenez dès aujourd'hui un compte quotidien détaillé de tout ce que vous mangez et buvez. Cela, pendant deux semaines. Je vous suggère à cette fin de glisser un petit bloc-notes dans votre poche ou votre bourse. Ne vous fiez pas à votre mémoire. Notez jusqu'à la plus petite bouchée.

Puis, examinez d'un œil critique ce relevé. Quels aliments pourriez-vous complètement éliminer? Ou remplacer? Ou consommer en moins grandes quantités? Procurez-vous un petit compteur de calories. Quels aliments contiennent le plus de calories?

Mettez dès lors en pratique les recommandations du chapitre 2 pour éliminer le plus de graisses possible de votre régime alimentaire. En notant tout ce que vous mangez, il vous sera plus facile de contrôler votre apport en graisses et en cholestérol.

Pendant une semaine ou deux, apportez les modifications qui s'imposent à votre régime alimentaire. Continuez à calculer les calories. Évaluez vos progrès. Demandez-vous si certains aliments ont bien leur place sur votre table.

Ne vous défilez pas en prétextant qu'il vous est complètement impossible de perdre du poids. Cette réflexion vous semblera cruelle, mais sachez que si vous cessiez complètement de manger, vous vous retrouveriez, pendant un certain temps, à votre poids idéal avant de mourir d'inanition.

Comprenez-moi bien, je ne préconise pas le jeûne. Même si des médecins y ont recours sous surveillance étroite, ce traitement peut s'avérer dangereux. Et par-dessus tout, puisque le malade recommencera bien un jour à manger, sa manière de se nourrir n'en aura pas été changée. Ultimement, tout régime à faible teneur en calories se traduira par une perte de poids. Et moins on consomme de calories, plus on maigrit rapidement. Mais chaque fois que l'on suit une diète très sévère, il vaut mieux prendre un supplément complet de vitamines et de minéraux.

De temps à autre, pour une période qui n'excède pas sept jours, vous pouvez prendre congé de vos habitudes alimentaires courantes. Vous pouvez, par exemple, décider de limiter votre consommation quotidienne aux seuls trois muffins de son d'avoine. Avalez-en un à chaque repas et accompagnez-le d'un verre de lait écrémé. Et buvez beaucoup d'eau, la journée durant.

Un muffin, dont la préparation comporte des fruits et du jus concentré de pomme, contient environ 150 calories. Si vous le préparez nature, vous en retirerez un peu moins de calories. Un verre de lait écrémé vaut 100 calories. À ce régime, votre apport quotidien en calories s'établira à environ 675 calories et vous perdrez rapidement du poids.

Cela vous semble trop exigeant ? Permettez-vous des jus de fruit, une pomme à la collation de l'avant-midi et une généreuse portion de salade, le soir, relevée de quelques gouttes de jus de citron ou de lime. Et vous n'en serez encore qu'à environ 1 000 calories.

En adoptant ce modèle, vous pourrez graduellement élaborer votre régime alimentaire à partir des trois muffins quotidiens de son d'avoine ; vous n'aurez qu'à ajouter les calories dont vous avez besoin pour atteindre votre poids idéal et vous y maintenir. Dans le cas de l'homme de 150 livres dont nous avons parlé plus tôt, cela signifie qu'il pourra ajouter 1 250 calories aux 1 000 calories dont fait état le paragraphe précédent. Il pourra puiser ces 1 250 calories aussi bien dans le pain, les céréales, les fruits et les légumes que dans certains poissons, viandes et volailles. Oui, tous ces aliments, pour un apport raisonnable en calories.

En plus de faciliter l'élaboration du régime alimentaire, les muffins de son d'avoine présentent un avantage inestimable : ils sont incroyablement nourrissants, parce que le son d'avoine absorbe une formidable quantité d'eau dans le tube digestif. À mesure qu'il se charge d'eau, il prend de l'expansion, remplit l'estomac et donne cette agréable sensation de « satiété ».

Pour cette raison, il vaut mieux boire beaucoup d'eau. Idéalement, on devrait en boire quotidiennement huit verres de huit onces (250 ml) chacun, peu importe le régime alimentaire adopté. Le conseil que l'infirmière donnait à l'école primaire vaut encore : on ne boit jamais trop. Si vous n'aimez pas l'eau, optez pour de l'eau de Seltz additionnée de quelques gouttes de lime. Ou pour du café, du thé ou tout autre breuvage. Mais faites preuve de discernement. Choisissez, par exemple, des sodas pauvres en sodium. Du café et du thé décaféinés. Limitez votre consommation de breuvages riches en calories. Six onces (180 ml) de jus de pomme contiennent plus de 90 calories. Et si la bière et les autres alcools se composent en partie d'eau, sachez qu'ils contiennent aussi une grande quantité de calories.

De nos jours, bien des gens prennent des diurétiques, prescrits par leur médecin, pour mieux contrôler leur pression sanguine. Souvent, ces hommes et ces femmes commettent l'erreur de croire que, puisque ces comprimés aident à éliminer l'eau de leur organisme, ils devraient en limiter leur consommation pour ne pas nuire à l'effet du médicament. Erreur ! Ces comprimés ne contrôlent que les quantités d'eau emmagasinées dans les tissus. L'eau qu'on absorbe quotidiennement dans des breuvages est quant à elle naturellement excrétée dans l'urine par les reins. Interrogez votre médecin si vous avez le moindre doute. Il vous confirmera qu'il est non seulement souhaitable mais recommandable de consommer plus d'eau.

Peu importe votre poids ou votre consommation de calories, veillez à entretenir la vitesse du métabolisme. Un phénomène frustrant se manifeste parfois chez les gens qui se mettent à la diète : pour compenser la réduction de l'apport alimentaire, l'organisme brûle plus lentement les calories. En fait, l'organisme se défend naturellement de cette façon en périodes de famine et de disette : les tissus consument alors moins d'énergie puisque l'organisme est moins nourri.

Pour éviter cet écueil, il faut devenir plus actif et forcer ainsi l'organisme à brûler davantage de calories. Pour la plupart des gens, une promenade à pied chaque jour suffira. Et si vous ne l'avez déjà fait, voici le moment tout indiqué pour vous d'entreprendre un programme d'exercices régulier, dont traite le chapitre 7, « Exercez votre jugement pour vivre plus longtemps ».

Dans le cadre d'une étude menée à l'Université Stanford, on demanda à quatorze hommes sédentaires d'âge moyen de courir le plus souvent possible et de manger autant qu'ils le désiraient. Pendant deux années, ils ont ainsi couru en moyenne 12 milles par semaine, ce qui améliora leur condition cardio-vasculaire. Ils ont aussi augmenté de 15 % leur apport en calories. Mais dans le même temps, la proportion de graisses dans leur organisme passa de 21,6 % à 18 %. De plus, leur concentration sanguine de lipides diminua sensiblement.

Connaissez bien ce que vous mangez. Au supermarché, cherchez les meilleurs produits de substitution. Songez à tous les fruits et légumes que vous n'avez jamais goûtés. Si vous vous offriez des vacances de grand luxe sur une île tropicale et que vous vous approchiez d'une table où trône un buffet, elle ne serait pas couverte de petits gâteaux commerciaux et de tartelettes, n'est-ce pas ? Vous y verriez des fruits de toutes sortes, de toutes formes et couleurs, que vous trouveriez délicieux. Alors, au supermarché, imaginez-vous sur une île des Tropiques !

La soupe, voilà un autre aliment susceptible d'aider ceux qui essaient de perdre du poids. Avant tout, c'est un excellent moyen d'ajouter des légumes dans votre alimentation et une agréable solution de rechange à la salade. Bien entendu, choisissez celles qui ne sont pas riches en crème et en beurre. Sans compter qu'à la cuillère il faut du temps pour manger une soupe. Ainsi, vous mangerez moins et vous avalerez aussi plus lentement les autres plats au menu du même repas.

D'après une étude menée auprès de mangeurs de soupe, ces gens consommeraient en moyenne 5 % moins de calories par jour. Ce pourcentage peut paraître insignifiant, mais songez qu'il s'additionne jour après jour. Si un seul beigne par jour vous fait prendre du poids, une soupe peut vous aider à maigrir.

Puisque nous parlons de la rapidité avec laquelle certains avalent leur repas, sachez qu'il s'écoule environ vingt minutes entre le moment où l'on avale une bouchée et celui où l'organisme l'absorbe et la transforme dans le sang, produisant ainsi la sensation d'assouvissement. Attendez donc un moment avant de vous resservir.

Votre mère vous disait-elle toujours de ne pas grignoter avant le dîner parce que vous n'auriez plus faim à l'heure du repas ? Eh bien, le moment est venu de désobéir à votre mère et, du même coup, d'avaler votre ration quotidienne de son d'avoine. Vingt minutes avant chaque repas, mangez un muffin de son d'avoine. Vous constaterez qu'un seul muffin, accompagné d'un verre d'eau ou d'une tasse de café (préférablement décaféiné), calmera votre appétit et que vous mangerez ainsi moins au repas.

Si vous préférez manger vos muffins au petit déjeuner, grignotez une tranche de pain ou un fruit avant le repas. Cela donne d'aussi bons résultats.

Au moment de passer à table, pensez aux techniques behavioristes de modification du comportement dont vous avez probablement déjà entendu parler maintes fois. Le temps est venu de les mettre en pratique. Elles sont vraiment efficaces.

D'abord, utilisez une plus petite assiette ; vous aurez l'impression de vous servir plus copieusement. Chaque jour, mangez à heures fixes. À table, concentrez-vous sur les aliments, ne vous laissez pas distraire par la télévision ou la lecture d'une revue. Assoyez-vous toujours pour prendre vos repas ; ne mangez jamais sur le pouce, au-dessus du comptoir. Ces techniques devraient vous aider à concentrer votre attention sur la quantité d'aliments que vous avalez.

Vous savourerez davantage vos aliments si vous prenez le temps de les goûter vraiment au lieu de les engloutir. Prenez de petites bouchées. Déposez votre fourchette après chaque bouchée et prenez le temps de bien mastiquer.

Plusieurs personnes obèses n'ont aucune idée du nombre de calories qu'elles consomment chaque jour, aux collations. Tenez donc un relevé précis de vos calories et voyez ce qu'il en est dans votre cas. Grignotez-vous juste avant d'aller au lit ? Renoncez-vous à toutes vos bonnes résolutions pour une tablette de chocolat dans la soirée ?

Voici quelques trucs, pour l'heure des collations. Au lieu de vous contenter d'une tablette de chocolat, traitez-vous royalement : des fraises piquées de cure-dents de fantaisie. Ou des quartiers d'orange disposés avec art et ornés d'une cerise marasque pour la touche de couleur. De temps à autre, offrez-vous un traitement de faveur : des framboises et du melon, hors saison. Comme vous n'achetez plus d'aliments riches en graisses, vous économisez ; vous disposez ainsi de plus d'argent pour faire vos emplettes.

Les spécialistes qualifient l'étape suivante, qui consiste à modifier ses comportements et habitudes, de « thérapie cognitivo-comportementale ». En quelques mots, cela signifie simplement l'adoption d'une attitude positive plutôt que négative à l'égard de l'alimentation – et de tous les autres aspects de la vie.

Il nous arrive presque tous, à un moment ou à un autre, de voir tout en gris, ou même en noir. Le seul fait d'en prendre conscience peut modifier notre façon de penser. Quel rapport cela peut-il avoir avec les habitudes alimentaires et la maîtrise du poids idéal ? Jetez un coup d'œil aux quelques exemples suivants :

PENSÉE NÉGATIVE : Il faut une *éternité* pour perdre du poids.
PENSÉE POSITIVE : Je maigris *déjà* et je *serai* plus mince.

PENSÉE NÉGATIVE : J'ai déjà tout essayé, sans succès.
PENSÉE POSITIVE : *Voici* la *réponse* à mon problème.

PENSÉE NÉGATIVE : Je déteste renoncer aux friandises.
PENSÉE POSITIVE : J'adore ces belles fraises.

PENSÉE NÉGATIVE : Je ne pense qu'au chocolat et au fromage.
PENSÉE POSITIVE : Je ne pense qu'à maigrir.

PENSÉE NÉGATIVE : Changer m'est si difficile.
PENSÉE POSITIVE : Je suis si heureux d'avoir pris la bonne décision !

Si l'une ou l'autre de ces pensées négatives vous a déjà traversé l'esprit, alors il est temps pour vous d'entreprendre une « thérapie cognitivo-comportementale ». Pensez positif !

Et puisque vous adoptez des attitudes de pensée positive, faites l'essai d'un exercice mental fort simple. Chaque jour, retirez-vous complètement seul, pendant un moment, peut-être de cinq à dix minutes, dans une pièce sombre et calme. Fermez les yeux. Laissez vos muscles se dénouer. Maintenez une respiration lente, régulière et profonde. Puis représentez-vous mentalement l'allure que vous aurez quand vous aurez perdu vingt, vingt-cinq, trente livres ou même plus. Imaginez la réaction de vos amis et de vos proches.

Chaque jour, représentez-vous mince. Que ferez-vous alors ? Vous achèterez-vous de nouveaux vêtements ? Quelle récompense, autre que de la nourriture, vous accorderez-vous ?

Songez aussi à votre taux de cholestérol. Fermez les yeux et imaginez que votre sang commence vraiment à se « nettoyer » de ses lipides dangereux.

Ceux qui ont réussi, en quelque domaine que ce soit, ont toujours entretenu une pensée positive. Ils se perçoivent comme des gagnants et ne doutent pas un instant de leur succès. La recherche que j'ai menée a prouvé hors de tout doute qu'il est possible de réduire son taux de cholestérol à des niveaux parfaitement normaux. Et des milliers de gens qui ont perdu des livres sont parvenus à ne pas les reprendre. Vous le pouvez aussi !

Pour maigrir, vous n'avez certainement pas besoin des produits fantaisistes mis en marché à grands renforts de publicité. Pour la plupart, ils ne donnent aucun résultat, sinon aux vendeurs des livres et pilules en question qui en tirent d'appréciables revenus. Mais au-delà de leurs belles promesses, qu'en tirerez-vous ?

Passons d'abord en revue les diètes les plus populaires dont on fait grand cas, généralement pour mousser la vente de livres écrits par des gens aux sourires irrésistibles et aux allures de gagnants qui défilent aux émissions d'informations télévisées.

L'une des plus récentes publications, dans le domaine des diètes riches en graisses et en protéines et pauvres en glucides, est la *Dr. Atkins' Diet Revolution*. Vous avez droit à toutes les viandes, de même qu'aux fromages et aux glaces, aussi riches soient-ils en graisses… mais vous devez renoncer au pain et aux brioches. Une « révolution » ? Pas le moins du monde. On y avait déjà pensé au 19e siècle ; à l'époque, on appelait ça la diète Banting. Puis on la connut sous le nom de Diète du buveur, Diète de l'armée de l'air, Diète de la clinique Mayo et enfin de la Diète sans limites de calories. Et ça réussit ? En fait, oui ; pendant un certain temps. Vos excréterez beaucoup d'eau. La perte de poids est-elle permanente ? Non, vous regagnerez les livres perdues dès que vous reprendrez vos habitudes alimentaires courantes. Est-ce sans danger? Parce qu'elle propose une consommation excessive de graisses et de protéines, cette diète peut provoquer une hausse du taux de cholestérol et même, à court terme, causer une cétose, un état similaire au choc diabétique. L'American Medical Association a condamné sans appel cette diète qu'elle juge vraiment dangereuse et génératrice de toxines qui peuvent infliger des dommages permanents au cœur et à l'organisme tout entier.

La diète proposée dans *Dr. Stillman's Quick Inches Off Diet*, comme les autres diètes pauvres en protéines et riches en glucides, reprend en somme une recette datant de 1948 qu'on appelait alors la Diète de riz. Une importante excrétion d'eau *pourra*, dans ce cas aussi, vous faire perdre temporairement du poids que vous regagnerez dès que vous reprendrez vos habitudes antérieures. Mais entre temps, vous aurez mis en péril votre santé en suivant une diète qui présente des carences sur le plan nutritif.

On risque beaucoup à entreprendre la *Scarsdale Diet* sans surveillance médicale. L'auteur précise lui-même de ne s'y soumettre que pendant quatorze jours. Il s'agit d'une des nombreuses diètes dites « cétogènes » qui transforment prétendûment les graisses en urine. Encore une fois, vous excréterez beaucoup d'eau, vous perdrez des tissus protéiques et vous vous exposerez aux mêmes dangers qu'un diabétique dont l'organisme souffre d'un déséquilibre métabolique. Comment espérer maîtriser son poids toute sa vie durant en ayant recours à une diète conçue pour une durée de quatorze jours? Impossible, évidemment.

La *Last Chance Diet* aura de fait été la dernière pour une soixantaine de femmes qui se sont nourries de ce breuvage protidique. Elles en sont mortes. Inutile de dire que les autorités ont mis en garde le public contre ce traitement.

Si vous l'observez à la lettre, la diète *Fasting Is a Way of Life* pourra elle aussi signer votre arrêt de mort. Un jeûne d'une journée ne présente sans doute aucun danger, mais adopter le jeûne comme mode de vie peut entraîner de très graves conséquences, à longue échéance. Vous n'en viendrez probablement pas à cette extrémité puisque la plupart de ces diètes sont si abrutissantes et exigeantes que vous aurez bientôt repris vos vieilles habitudes. Et repris du même coup toutes les livres si péniblement perdues.

La *Cambridge Diet* repose elle aussi sur l'absorption d'un breuvage protéique. Vous achetez d'abord le livre. Puis le breuvage. Ensuite, vous perdez quelques livres. Et vous en avez bientôt assez d'avaler pour tout repas le même breuvage. Vous commencez à tricher. Vous abandonnez finalement la diète. Et vous regagnez tout le poids perdu.

Selon la *Beverly Hills Diet*, la combinaison de certains fruits « feraient fondre comme par magie » les graisses. Foutaise ! En lisant ce livre, tous ceux qui ont quelque notion de physiologie et de nutrition se tordront de rire. Si vous perdez ainsi du poids, vous le devrez à la diarrhée dont vous ne manquerez pas de souffrir en avalant des quantités industrielles de fruits et en vous privant de tout autre aliment. La diète *Fit for Life* produira le même effet.

Si vous optez pour la *Dolly Parton Diet*, vous n'aurez droit, certains jours, qu'à certains types d'aliments. Cette diète difficile, sinon impossible à suivre toute une vie, pourra même vous causer de graves problèmes de santé. Au quatrième jour de cette diète, vous ne mangerez que des bananes et du lait écrémé. Amusant, non ?

Il y a quelques années, l'ouvrage *Zen Macrobiotic Diet* connut beaucoup de succès et, de temps à autre, il revient en vogue. Vous devez graduellement limiter votre alimentation aux seules céréales. Rien d'autre. Plusieurs disciples inconditionnels de l'inventeur de cette diète en sont morts. Ne vous en remettez pas à cette diète comme moyen permanent de surveiller votre poids.

Le *Pritikin Program* propose une diète très sévère. S'il permet de maîtriser efficacement son poids et de réduire son taux de cholestérol, la plupart de ceux qui s'y soumettent ne réussissent pas à rester fidèles à ce traitement pendant de longues périodes. Ceux qui y parviennent se découvrent soudain le teint jaune et le cheveu terne. Ces diètes très pauvres en graisses menacent aussi les HDL.

Voilà pour les livres et les diètes spéciales. Qu'en est-il des soins amaigrissants que vante tant la publicité ?

Le docteur Simeons fut le premier à suggérer l'usage des *gonadotrophines chorioniques humaines* (HCG) en 1954. Ses cliniques administrent encore des injections régulières et coûteuses d'hormones extraites de l'urine de femmes enceintes. Il faut de plus se soumettre à une diète limitée à 500 calories. Si la diète produit des résultats, aucune recherche n'a prouvé jusqu'à maintenant que le traitement diète-injections réussissait mieux que la diète seule. L'efficacité du traitement, s'il en est, tient à ce que ceux qui le suivent ont une raison de plus de se conformer à la diète : le prix élevé des injections.

Les *bandelettes d'herbes* procurent la satisfaction de se sentir dorloté et détendu. On les applique sur une partie du corps ou sur tout le corps. Perdrez-vous ainsi du poids ? Sûrement, autant qu'au cours d'une séance de sauna. Vous éliminerez des liquides. Vous maigrirez. Vous boirez de l'eau, puis vous regagnerez ce que vous aviez perdu.

On vend comme un aliment aux propriétés médicamenteuses les *inhibiteurs d'amylases*. La Food and Drug Administration des États-Unis aimerait bien acculer à la faillite tous ses fabricants. Les utilisateurs de ce produit se sont plaints de nausées, de vomissements, de diarrhées et de maux d'estomac. Les inhibiteurs d'amylases empêcheraient la production de cette enzyme de sorte que les aliments traverseraient l'organisme sans être digérés. Une invention machiavélique, même si elle s'avère efficace. Nous devrions plutôt chercher des moyens de *mieux* digérer les aliments !

La publicité a exagéré les mérites du *glucomannan* qu'elle a présenté comme le secret le mieux gardé de l'Orient. Selon ses promoteurs, les Orientaux devraient leur minceur à cet aliment japonais. La Food and Drug Administration veut retirer ce produit du marché ; elle soutient que tel qu'on le vend aujourd'hui, il s'agit en fait d'un médicament, préparé à partir de racine de konjac, plutôt que d'un aliment. Ce traitement est-il efficace ? Des études préliminaires semblent indiquer que les personnes qui l'utilisent consomment moins des autres aliments. Mais ce produit en lui-même et à lui seul serait sans efficacité.

On prescrit depuis longtemps les *amphétamines* pour tromper l'appétit. L'efficacité de ce produit, comme des imitations en vente libre de plus en plus nombreuses, ne dure que quelques jours – deux ou trois semaines au plus. Oui, vous mangerez moins pendant ce temps. Mais à moins que vous ne modifiiez vos habitudes alimentaires, vous vous remettrez à engraisser dès que vous en cesserez l'usage. Parmi leurs effets secondaires, mentionnons la nervosité extrême, l'accélération du rythme cardiaque, l'insomnie et, en cas d'abus, la mort. La Food and Drug Administration a annoncé publiquement son intention de retirer ce produit du marché et a déjà entrepris des démarches en ce sens. La phénylpropanolamine est l'ingrédient qu'on retrouve le plus fréquemment dans les préparations amaigrissantes en vente libre.

Que penser des nombreux services professionnels ? Des centres, salons et cliniques de santé ? Lisez attentivement la publicité et vous découvrirez rapidement qu'on n'y vend pas de cure miracle, mais plutôt des repas surgelés. Vous y ferez chaque semaine vos provisions ; on en aura même déterminé d'avance pour vous les portions. En ce qui a trait à la teneur en graisses et en cholestérol des aliments, le choix de plats qu'on vous y offre ne vous satisfera pas toujours. Et vous cesserez sans doute de vous y approvisionner. Vous reprendrez donc vos anciennes habitudes et vous vous retrouverez à la case départ.

D'autres salons vous promettent les conseils d'un « professionnel » qui vous aidera à rester fidèle à une diète très pauvre en calories. Une idée pas trop bête, si vous vous sentez le besoin d'être aidé et si vous manquez de volonté. Mais préparez-vous à payer le prix fort.

Par ailleurs, on compte plusieurs groupes d'entraide qui offrent vraiment un service valable. Certains tiennent leurs réunions au YMCA et au YWCA. Les Weight Watchers sont de ceux-là : ils insistent sur la nécessité de modifier de façon permanente les habitudes alimentaires. Tout comme les TOPS (Take Off Pounds Sensibly – Perdez du poids de façon appréciable). Ces deux groupes veillent aussi à limiter leur apport en graisses et en cholestérol. Au fil des ans, ils ont été d'un grand secours pour des milliers d'hommes et de femmes.

Un apport modéré en calories, proportionnel à la dépense d'énergie, voilà l'outil essentiel de tout programme pour maigrir ou maîtriser son poids. La modération a bien meilleur goût quand on songe à tous les merveilleux aliments disponibles. Voilà bien l'un des rares cas où le véritable gagnant est en fait celui qui perd !

Tableau 12. **POIDS IDÉAL POUR LES HOMMES ET LES FEMMES**

TAILLE (AVEC CHAUSSURES)	POIDS (LÉGÈREMENT VÊTU)		
	OSSATURE PETITE	OSSATURE MOYENNE	FORTE OSSATURE
Hommes			
5 pi 2 po	112-120 lb	118-129 lb	126-141 lb
5 pi 3 po	115-123 lb	121-133 lb	129-144 lb
5 pi 4 po	118-126 lb	124-136 lb	132-148 lb
5 pi 5 po	121-129 lb	127-139 lb	135-152 lb
5 pi 6 po	124-133 lb	130-143 lb	138-156 lb
5 pi 7 po	128-137 lb	134-147 lb	142-161 lb
5 pi 8 po	132-141 lb	138-152 lb	147-166 lb
5 pi 9 po	136-145 lb	142-156 lb	151-170 lb
5 pi 10 po	140-150 lb	146-160 lb	155-174 lb
5 pi 11 po	144-154 lb	154-170 lb	164-184 lb
6 pi 0 po	148-158 lb	154-170 lb	164-184 lb
6 pi 1 po	152-162 lb	158-175 lb	168-189 lb
6 pi 2 po	156-167 lb	162-180 lb	173-194 lb
6 pi 3 po	160-171 lb	167-185 lb	178-199 lb
6 pi 4 po	164-175 lb	172-190 lb	182-204 lb
Femmes			
4 pi 10 po	92-98 lb	96-107 lb	104-119 lb
4 pi 11 po	94-101 lb	98-110 lb	106-122 lb
5 pi 0 po	96-104 lb	101-113 lb	109-125 lb
5 pi 1 po	99-107 lb	104-116 lb	112-128 lb
5 pi 2 po	102-110 lb	107-119 lb	115-131 lb
5 pi 3 po	105-113 lb	110-122 lb	118-134 lb
5 pi 4 po	108-116 lb	113-126 lb	121-138 lb
5 pi 5 po	111-119 lb	116-130 lb	125-142 lb
5 pi 6 po	114-123 lb	120-135 lb	129-146 lb
5 pi 7 po	118-127 lb	124-139 lb	133-150 lb
5 pi 8 po	122-131 lb	128-143 lb	137-154 lb
5 pi 9 po	126-135 lb	132-147 lb	141-158 lb
5 pi 10 po	130-140 lb	136-151 lb	145-163 lb
5 pi 11 po	134-144 lb	140-155 lb	149-168 lb
6 pi 0 po	138-148 lb	144-159 lb	153-173 lb

Source : Metropolitan Life Insurance Company. Tableau extrait pour l'essentiel de *Build and Blood Pressure Study* publié en 1959 par la Société des Actuaires.

7

Exercez votre jugement
pour vivre plus longtemps

Faut-il faire ou ne pas faire de l'exercice? Chaque jour, pour un nombre toujours croissant de personnes de tous âges, là n'est plus la question. Un sondage de la société Gallup a révélé que 66 % des répondants du groupe d'âge de 18 à 29 ans s'adonnaient régulièrement à l'exercice. Et 54 % de la population en général pratique aujourd'hui une forme d'exercice.

Ces masses populaires en sueur semblent sur la bonne voie. Dans un article sur ses travaux, publié dans la livraison du 6 mars 1986 du *New England Journal of Medicine*, le docteur Ralph Paffenbarger affirmait que ceux qui font régulièrement de l'exercice augmentaient d'un ou deux ans leur espérance de vie. Il s'agit là d'une moyenne, car certains individus peuvent ainsi espérer vivre dix ou vingt ans de plus. Il précisait sa pensée en ajoutant que chaque heure consacrée à l'exercice augmentait d'autant la durée de la vie et rapportait même un dividende d'une heure supplémentaire. Impossible de trouver meilleur investissement !

À ce jour, trois recherches ont apporté la preuve irréfutable que l'exercice aérobique régulier améliore la santé du cœur. Elles ont porté sur des animaux plutôt que des humains pour la très simple raison qu'on voulait ensuite sacrifier les participants pour examiner leur cœur.

Dans le cadre d'une étude menée à l'Université de Californie, on s'est servi de porcs, dont le cœur et l'appareil circulatoire sont semblables aux nôtres. On a artificiellement obstrué une artère coronaire de dix-huit de ces animaux. Pendant cinq mois, neuf d'entre eux furent régulièrement soumis à de l'exercice physique épuisant dans une roue à tympan ; les neuf autres ne firent aucun exercice. L'autopsie révéla que les porcs du premier groupe avaient développé deux fois plus de vaisseaux coronaires collatéraux que ceux du dernier groupe. Ce détail est important parce que, quand une artère est obstruée, le sang ne peut y circuler. Et les vaisseaux collatéraux peuvent agir comme un pontage naturel autour du blocage et assurer ainsi le débit sanguin nécessaire. Un réseau de vaisseaux collatéraux peut parfois prévenir une crise cardiaque et, si une crise devait survenir, réduire les risques qu'elle s'avère fatale.

Depuis plusieurs années, les partisans de l'exercice régulier alléguaient qu'on pouvait en tirer d'importants bénéfices, dont justement le développement de la circulation collatérale. Nous en avons maintenant la preuve.

Une deuxième étude a démontré que l'exercice physique protégeait contre l'accident cardiaque fatal. On a mené cette recherche à l'Université d'Oklahoma sur des chiens qui avaient déjà subi des crises cardiaques. On imposa de l'exercice à certains d'entre eux. Après six semaines seulement de ce régime, tous les chiens furent soumis à l'épreuve du tapis roulant. Aucun des chiens auxquels on avait imposé de l'exercice ne montra le moindre signe d'arythmie cardiaque ni de fibrillation ventriculaire, indices de dysfonction ou de faiblesse cardiaque, tandis que sept des huit chiens privés d'exercice en furent victimes.

La troisième étude démontra que l'exercice est bénéfique aux individus atteints d'hypertension. Au Montefiore Hospital de New York, on força dix rats à nager régulièrement et dix autres à rester sédentaires. Tous souffraient d'hypertension. La fonction cardiaque de tous les rats soumis à l'exercice revint à la normale.

Pour ceux d'entre nous qui sont préoccupés par le facteur de risque que représente leur taux de cholestérol, voici d'autres nouvelles qui leur réchaufferont le cœur. Il semble que des séances régulières d'exercice énergique puisse accroître le taux des HDL. Une étude parue dans le *Journal of the American Medical Association* laisse entendre que cela s'appliquerait même aux hommes et aux femmes d'un certain âge. Le taux des HDL des participants à cette recherche est passé de 52 ± 5 à 58 ± 6, une augmentation suffisante pour modifier grandement le rapport cholestérol total/HDL et assurer une meilleure protection contre la coronaropathie.

La littérature sur l'importance de l'exercice physique continue de s'enrichir. Les Centers for Disease Control des États-Unis ont même produit un rapport sur ce sujet. Les chercheurs de ces centres avaient décelé des lacunes dans les études antérieures, qui avaient empêché les autorités d'établir un lien indubitable entre l'inactivité et la maladie cardiaque. Pendant deux années, les centres ont passé en revue toutes les études publiées en anglais sur l'exercice physique et la cardiopathie. Ils en sont venus à la conclusion que les gens les moins actifs sont deux fois plus susceptibles de souffrir d'une cardiopathie que les gens les plus actifs.

Parce que trop d'hommes et de femmes ne font pas suffisamment d'exercice aérobique, il semble de plus en plus évident que l'inactivité physique est un important facteur de risque. Oui, la cigarette constitue probablement un facteur de risque plus grand – mais seulement 18 % de la population américaine fume régulièrement. Oui, l'hypertension constitue probablement un facteur de risque plus grand – mais seulement 10 % des Américains adultes ont une pression artérielle systolique supérieure à 150. La clé du problème tient à ce que 80 % à 90 % de la population américaine ne fait pas encore assez d'exercices cardio-vasculaires.

L'exercice produit un effet secondaire intéressant : ceux qui s'adonnent activement à des activités comme la natation ou le jogging tendent à abandonner la cigarette – même des fumeurs de longue date ou qui avaient déjà tenté de renoncer à la cigarette.

Et puis, bien sûr, vient le plaisir de maigrir. Tout programme d'amaigrissement devrait comprendre de l'exercice. Il semble que l'exercice accélère la vitesse du métabolisme de telle sorte que l'organisme brûle plus efficacement les calories, des heures durant après l'activité. Résultat : des livres perdues, même si on ne mange pas moins.

Un dernier bénéfice de l'exercice concerne indirectement le cholestérol. La tension nerveuse qu'on considère depuis longtemps comme un facteur de risque de cardiopathie non négligeable augmente le taux de cholestérol. Pour plus de détails, consultez le chapitre 8, « Comment désamorcer la bombe du stress ». Or, comme chacun sait, l'exercice peut vraiment réduire le stress et, conséquemment, exercer une action bénéfique sur le taux de cholestérol.

Quel est le meilleur type d'exercice ? Au fond, toute forme d'exercice énergique qui vous plaît fera l'affaire : aussi bien le jogging, la marche de compétition, la natation et divers sports. L'important, c'est de vous y adonner régulièrement, de trois à cinq fois par semaine.

Si vous n'avez pratiqué aucun exercice depuis un bon moment, ne brûlez pas les étapes et augmentez graduellement l'intensité de l'effort demandé. Et si on a déjà diagnostiqué des cas de cardiopathie dans votre famille, ou si vous avez plus de 35 ans, consultez votre médecin avant d'entreprendre un programme d'exercices.

Tous s'entendent aujourd'hui pour dire que l'exercice physique pratiqué régulièrement est profitable à court comme à long terme. Alors, exercez votre jugement pour vivre plus longtemps et en santé.

8

Comment désamorcer
la bombe du stress

Bien qu'on ne s'intéresse vivement au stress que depuis peu, il ne s'agit nullement d'un phénomène exclusif à la vie moderne. Dans la nuit des temps, avant l'Antiquité, nos ancêtres, les hommes des cavernes, connaissaient le stress ; ils avaient eux aussi des problèmes. Comme celui de trouver de la nourriture. Ou d'affronter un tigre aux dents aussi meurtrières que des sabres. D'échapper à la charge de mastodontes. Mais, pour ce qui est de l'intensité du stress, disons que l'homme des cavernes menait une vie plus facile que la nôtre. Après avoir combattu le tigre, il pouvait s'asseoir et se prélasser un moment. Quand il avait esquivé une charge d'animaux, il pouvait se contempler le nombril. Pour lui, le stress était un phénomème passager et intermittent.

De nos jours, beaucoup de gens sont soumis à un stress constant. Ou, à tout le moins, ne prennent pas les moyens d'y échapper. Les moments de crise se succèdent sans interruption, depuis les embouteillages, les clients mécontents, jusqu'aux querelles domestiques, et s'ajoute à cela l'inquiétude constante de manquer d'argent, de ne pas réussir au travail, sans compter un nombre ahurissant d'autres préoccupations.

De quoi donner un bon mal de tête. Ou pire encore : prédisposer à la cardiopathie. Voilà qui explique la présence de ce chapitre dans un livre sur le cholestérol. Mais procédons logiquement et voyons d'abord ce qu'est le stress, quels sont ses conséquences sur la santé et les moyens de le combattre.

On peut définir le stress comme toute émotion désagréable : aussi bien l'anxiété, l'inquiétude, la colère, l'hostilité ou des tensions diverses. Il n'y a pas moyen de l'éliminer totalement de nos vies. D'ailleurs, nous ne le souhaiterions pas vraiment. On a fait la preuve qu'un peu de stress améliore le rendement d'un athlète dans un stade ou d'un étudiant dans une salle d'examen. Le moment d'attente, juste avant qu'on annonce le billet gagnant d'une loterie, procure des sensations fortes. Mais à partir d'un certain point, le stress fécond cède la place à un stress des plus morbides.

Le célèbre chercheur canadien Hans Selye s'est le premier intéressé à cette question. Ses observations minutieuses, tant sur des animaux que sur des humains, nous auront valu des dizaines d'articles et de livres. L'une de ses études les plus marquantes portait sur une population de souris qu'il laissa librement se multiplier. À mesure que leur nombre croissait et qu'augmentaient du même coup leur interdépendance et leurs sujets de querelles, les souris développèrent certaines réactions physiques : leur hostilité et leur agressivité s'intensifièrent ; leur appétit s'en ressentit ; leur fécondité diminua. Malheureusement, telles sont les conditions qui prévalent aujourd'hui dans nos villes trépidantes et surpeuplées.

Longtemps, les autorités médicales ont cru que le stress pouvait être néfaste et destructif. Dans leur ouvrage *Type A Behavior and Your Heart*, les docteurs Meyer Friedman et Ray Rosenman décrivaient l'individu surmené, qui ne veut pas perdre une seconde et dont le mode de vie diffère grandement de sa contrepartie, le type B plus décontracté. L'individu du type A est toujours pressé, à tel point qu'il ne vous laisse même pas le temps de terminer vos phrases et les complète à votre place. Il n'a jamais assez de temps pour mener à terme une affaire et ne s'accorde jamais une minute de détente.

Invariablement, le type A considère le type B comme un vrai paresseux ou, à tout le moins, comme une personne qui ne donne pas sa pleine mesure au travail. Mais, comme l'ont souligné les docteurs Friedman et Rosenman, la vérité est tout autre. En fait, plusieurs individus du type A sont toujours si tendus que leur efficacité au travail s'en ressent. Et en étudiant de plus près les individus qui ont réussi, on ne décèle en eux aucune parenté avec le type hypertendu. Le type B a sûrement autant de chances, sinon davantage, de réussir. Et il saura sans doute mieux jouir de sa réussite.

Le stress contribue à de nombreux malaises physiques, dont les ulcères, les maux de tête et d'estomac, la colite et l'hypertension. Il peut aggraver un état asthmatique ou arthritique. On a même pu le relier à des désordres de la fonction sexuelle. Et on n'hésite plus aujourd'hui à dire que le stress tue.

Plusieurs experts soupçonnaient cet état de fait depuis un certain temps, mais les preuves ne manquent plus aujourd'hui. Nous tenons maintenant une explication physiologique à ces phénomènes et nous pouvons constater les effets du stress sur le cœur grâce aux techniques modernes de diagnostic.

Quand des tigres aux dents aussi meurtrières que des sabres jaillissaient des forêts, le chimisme corporel de notre ami, l'homme des cavernes, se modifiait. Son système nerveux sympathique produisait des agents chimiques connus sous le nom de catécholamines. Le plus connu de ces agents est l'adrénaline, hormone dite « de la lutte ou de la fuite ». Elle a bien servi l'homme des cavernes lors de ses confrontations avec des animaux dangereux.

L'homme du Néandertal n'était pas outillé que mentalement pour se battre, son corps réagissait aussi pour le protéger de toute blessure. Si survenait une coupure, le sang refluait de ses membres, produisait plus de plaquettes et accélérait ainsi le processus de coagulation.

Au fil de l'évolution, l'homme a conservé ces mécanismes protecteurs. Avec cette différence qu'aujourd'hui il ne rencontre plus de tigres aussi menaçants. Mais pour beaucoup d'entre nous, les combats se succèdent sans répit. Le stress n'en provoque pas moins encore une accélération du processus de coagulation qui peut favoriser la formation de dépôts dans les artères et finalement provoquer une crise cardiaque.

Et, malheureusement, il y a pire encore. Les artères coronaires, qui apportent le sang au cœur, sont munies d'une membrane musculaire, innervée par le système sympathique qui produit les hormones de lutte ou de fuite. Or il s'avère que le stress force les nerfs à réagir de telle manière que le tissu musculaire se contracte. Ce phénomène, les médecins l'appellent « spasme ».

Chez un individu dont les artères ne sont pas obstruées, un spasme peut provoquer d'assez graves problèmes. Mais si les artères sont obstruées par des dépôts de plaque, provoqués par l'accumulation de cholestérol, un spasme peut empêcher complètement le flux sanguin de se rendre au cœur. Il en résulte alors une crise cardiaque. Dans les cas de spasme moins grave provoqué par le stress, l'individu pourra éprouver une douleur pectorale connue sous le nom d'angine, signe que le cœur ne reçoit pas assez de sang. La douleur ressentie ressemble étrangement à celle qu'on éprouve lors d'une crampe ou d'un spasme musculaire, par exemple après un exercice violent, ou lors d'une foulure du muscle quadriceps crural, qu'on appelle « *charlie horse* » en langage populaire.

Fait intéressant, certaines personnes peuvent se prêter à une épreuve d'effort sur tapis roulant, dans le cabinet d'un médecin, sans jamais laisser soupçonner la moindre trace de blocage artériel alors que, dans un moment de stress, elles éprouveront une douleur thoracique. Les techniques modernes de diagnostic nous en ont révélé la raison.

L'une de ces techniques s'appelle l'enregistrement ECG, sur bande magnétique continue, par le système Holter. On pose sur la poitrine du patient des électrodes qui sont reliées à une sorte d'appareil d'enregistrement porté à la ceinture. L'appareil fonctionne sans interruption pendant vingt-quatre heures, durant lesquelles le patient tient un journal de tout ce qui lui arrive, de même que ses impressions et ses réactions. Le médecin pourra ensuite comparer les tracés enregistrés au journal du patient. Très souvent, les moments d'inconfort dont fait état le journal correspondent aux tracés qui indiquent, sur l'enregistrement, un apport sanguin insuffisant au cœur.

Un apport sanguin insuffisant provoque une insuffisance d'oxygénation, qu'on appelle « ischémie ». Quand la personne se détend et que son flux sanguin augmente, tout comme son apport en oxygène, le malaise s'estompe.

À partir de quelle intensité le stress peut-il provoquer pareilles réactions ? Tout dépend évidemment de l'individu. Le journal britannique *The Lancet* a fait état d'une étude pour laquelle on a sélectionné quatorze patients très malades qu'on a soumis à des ECG, pendant qu'on leur demandait de résoudre quelques problèmes d'arithmétique relativement simples. Même si aucun d'eux ne ressentit de douleur, on n'en a pas moins relevé sur leur ECG des signes avant-coureurs d'insuffisance cardiaque. Un simple problème d'arithmétique ne suffira probablement pas à provoquer un manque angoissant d'oxygène chez des individus en santé, mais le rythme trépidant de la vie moderne pourra avoir sur eux des conséquences aussi dommageables.

On a souvent cité le cas de comptables dont on a analysé le taux de cholestérol juste avant la date limite de la remise des rapports d'impôt et deux semaines plus tard. On a constaté une baisse importante de ce taux après la date limite. On a observé le même phénomène chez les étudiants en médecine en les soumettant à la même analyse, avant et après les examens de fin d'année.

Voici donc établi le lien entre cholestérol et stress. Le stress peut contrecarrer tous nos efforts pour maîtriser notre cholestérol, même lorsque nous recourons aux conseils nutritionnels proposés dans ce livre. Il faut donc agir pour atténuer les effets du stress.

Lorsqu'on veut venir à bout du stress, il faut garder en mémoire ces trois objectifs : (1) réduire le nombre d'événements générateurs de stress ; (2) en atténuer l'intensité ; (3) trouver le moyen de se reposer et de se détendre entre chaque épisode de stress. Difficiles à atteindre, ces trois objectifs n'en sont pas moins réalistes.

Avant tout, il vous faut bien identifier les causes du stress, ce qui déclenche chez vous ces sensations de stress et de pression. Tenir un journal de vos stress quotidiens vous sera aussi utile que de noter tout ce que vous mangez et buvez lorsque vous décidez de modifier votre régime alimentaire.

Supposons que vous éprouviez du stress quand vous vous rendez en voiture à un rendez-vous et que vous êtes déjà un peu en retard. La prochaine fois, pour vous éviter ce stress, mettez-vous en route dix ou quinze minutes plus tôt. Vous pouvez même rendre le trajet plus agréable en apportant une boisson rafraîchissante ou en syntonisant une station qui diffuse de la musique apaisante.

En tenant un journal, vous constaterez peut-être que vous passez d'une situation stressante à une autre, sans vous donner la possibilité de vous reposer ou de refaire vos forces entre chaque épisode. Le corps humain ne manque certes pas de ressources, mais si vous en abusez ainsi longtemps, il finira par se rebiffer. En y réfléchissant, vous trouverez bien un moyen de prendre un « répit », après un moment de stress et avant d'en affronter un nouveau.

La grande majorité des Américains éprouve plus de difficulté à l'étape suivante : apprendre à se détendre dans les moments de répit entre deux stress. La plupart des gens passent ce temps à ressasser ce qui a pu les angoisser ou les mettre en colère ; l'incident prend alors de plus grandes proportions et ils aggravent ainsi leur situation.

Il n'y a pas de technique miracle de relaxation. Certains hommes et certaines femmes plus chanceux y arrivent simplement en se rappelant de s'arrêter et de humer le parfum des roses. Pour d'autres, rien ne vaut le vieux remède de compter jusqu'à dix. Mais la plupart d'entre nous doivent consentir des efforts pour y parvenir.

Fort heureusement, les professionnels nous suggèrent un bon nombre de moyens pour désamorcer cette bombe qu'est le stress. Presque tous les YMCA offrent des cours de yoga, de méditation ou d'autres méthodes de relaxation. On peut aussi suivre ces cours dans certains hôpitaux et centres communautaires, souvent pour un prix ridicule. On peut aussi se procurer des tas de guides pratiques sous forme de livres ou de cassettes. Et des professionnels peuvent aider ceux qui ont besoin d'une assistance spéciale en leur proposant un entraînement à la relaxation profonde ou des ateliers d'auto-analyse.

L'exercice physique pratiqué régulièrement est un excellent moyen de relaxation. Interrogez les coureurs et les nageurs ; ils vous diront la sensation d'euphorie qu'ils éprouvent en pratiquant leur sport. Pour les hommes de science, cette sensation s'explique par la présence d'une substance chimique, appelée endorphine bêta, que tout exercice très exigeant libère dans le sang.

Même si vous ne devenez jamais un marathonien, l'exercice régulier vous profitera grandement. Le célèbre cardiologue Paul Dudley White, qui fut également le médecin de famille du président Eisenhower et qui vécut jusqu'à un très grand âge, attribuait en grande partie sa vigueur et son entrain à l'exercice régulier, dont le vélo, auquel il s'adonnait. Pour d'autres, une longue promenade à pied, en fin de journée, produit l'effet d'un véritable remontant.

Dans ce cas-ci, comme pour le choix d'un exercice, la clé du succès consiste à trouver la méthode de relaxation qui vous convient le mieux. Il faut qu'elle corresponde à votre mode de vie et que vous y preniez plaisir. Surtout, que vos efforts de relaxation ne deviennent pas une nouvelle source de stress !

La nourriture et l'alcool ne sont pas étrangers au stress puisque plusieurs personnes mangent et boivent pour mieux supporter leurs émotions. Ce repas lourd ou cette énorme collation de minuit, pour vous consoler d'une pénible journée, ne vous vaudra qu'une nuit agitée, sans sommeil. Cela vaut tout autant pour l'alcool. Boire avec modération est un plaisir de l'existence ; on ne doit pas se servir de l'alcool comme d'un anesthésique général. Consommé en grande quantité, l'alcool ne vous assurera pas une bonne nuit de sommeil ; au contraire, vous dormirez peu et mal, sans compter qu'au réveil vous vous sentirez misérable.

Si vous buvez du café, vous jetez de l'huile sur le feu. Qui a besoin de ces « tremblements nerveux » que provoque la caféine ? Faites l'essai des nouveaux cafés décaféinés. On recommande tout particulièrement les cafés décaféinés à la vapeur, plutôt que par procédé chimique, qu'on peut se procurer dans les boutiques spécialisées.

Pour combattre le stress, rien de mieux que de vous faire plaisir, par exemple en allant marcher. Trop souvent, par un sentiment injustifiable de culpabilité, nous nous montrons durs avec nous-mêmes, sans doute parce que nous vivons dans une société qui glorifie le travail et condamne le « plaisir ». Pour me récompenser, je m'octroie environ toutes les deux semaines une heure de massage. La personne qui me donne ce massage a aménagé à cette fin un véritable « sanctuaire » décoré de plantes et de jets d'eau, bercé par la musique. Je m'étends sur la table et je laisse ses doigts m'entraîner loin des soucis quotidiens et libérer lentement les tensions et les angoisses. Bien que j'adore ces séances, je cherche souvent des excuses pour les annuler. Puis je dois faire l'effort de me rappeler que, pour ma santé, elles ont autant d'importance que l'exercice physique ou même mon régime alimentaire.

Cherchez ce qui vous plairait autant. Un masque facial, peut-être. Ou une manucure. Peut-être un bain de vapeur ou une séance de sauna. Ou un petit plaisir aussi simple qu'une tasse de café décaféiné, avalée dans un casse-croûte, pendant que vous lisez votre journal du matin ou complétez des mots croisés. Si vous vous traitez durement, comment pouvez-vous espérer que le monde se montre plus indulgent à votre égard ?

Ce qui nous amène à l'étape suivante pour combattre le stress. Comme on s'en doute déjà, le problème trouve sa source dans les six pouces de matière grise entre les deux oreilles. Notre façon de penser le monde modèle en fait la réalité. Les pressentiments ne trompent pas, comme on disait autrefois – et ce vieil adage vaut encore aujourd'hui. Un homme considère un verre d'eau à demi-plein, tandis qu'un autre le juge à moitié vide. Résultat : le premier homme se sent heureux et satisfait, tandis que le deuxième éprouve tristesse et déception. À votre réveil, le matin, si vous vous imaginez que tout tournera mal, il y a fort à parier qu'il en sera ainsi. Efforcez-vous plutôt de vous lever après une bonne nuit de sommeil, en vous promettant de trouver un aspect positif à toutes les expériences que vous connaîtrez au cours de la journée. Tirez parti même des moments difficiles. Quelqu'un se présente en retard au rendez-vous fixé ? Parfait : profitez-en pour lire une revue. Votre épouse se montre d'humeur massacrante le soir et la seule idée de préparer un repas la déprime ? Merveilleux ! Voilà l'occasion rêvée de prendre un premier repas au nouveau restaurant japonais, à deux pas de chez vous. Il n'y a plus un seul espace disponible au stationnement, à proximité de votre destination ? Saisissez l'occasion qui vous est offerte de faire un bout de promenade à pied et un peu de lèche-vitrine. Ne faites pas d'ironie : cela n'est pas au-dessus de vos forces et vous le savez bien. Nous connaissons tous une personne que, pour ainsi dire, aucune contrariété ne semble atteindre. Cherchez à ressembler à cette personne.

Les docteurs Friedman et Rosenman ont démontré qu'une personne du type A pouvait graduellement endosser la personnalité du type B. Et cela, sans renoncer à ses ambitions ni nuire à ses possibilités de réussite. Jetez un autre coup d'œil à votre journal où vous notiez vos stress quotidiens.

Comparez vos remarques, dans des moments de stress, à celles qu'aurait inscrites une personne du type A. Vous êtes du type A si vous insistez trop sur certains mots dans vos échanges – comme pour vous assurer que votre interlocuteur les interprétera dans le sens que vous souhaitez. Au travail comme dans vos loisirs, vous faites tout rapidement – vous ne prenez jamais le temps de savourer le moment présent. Vous jugez que tout va trop lentement et vous voulez précipiter les événements. Les conversations sans lien direct avec vos préoccupations ou votre mode de vie vous ennuient. Vous vous sentez coupable de vous détendre et vous pensez au travail que vous pourriez abattre pendant ce temps. Vous quantifiez tous vos efforts et vous jaugez vos progrès à l'heure ou à la journée ; vous semblez toujours à court de temps. Vous vous intéressez davantage à ce que vous pourriez posséder qu'à ce que vous pourriez faire. Vous accomplissez le travail des autres ou le vérifiez parce que vos exigences excèdent de loin les leurs. Et vous avez la certitude que vous devez à votre personnalité de travailleur infatigable tous et chacun de vos succès. Bref, sans des personnes de votre genre, le monde cesserait de s'améliorer !

Si vous avez opiné de la tête, même à quelques-uns de ces traits, le temps est venu pour vous de chercher un moyen de renverser la vapeur. Faites face aux difficiles et cruelles réalités de la vie : si vous mourriez aujourd'hui, le monde continuerait de tourner, même sans vous. Personne, ni homme ni femme, n'est indispensable. *Oui*, vous avez le temps de prendre des vacances. *Oui*, vous pouvez reporter à plus tard ce rendez-vous. *Oui*, vos enfants vous aimeront, même si vous ne rapportez pas autant de fric à la maison. *Non*, il n'y a vraiment pas de drame à repousser de dix minutes tel rendez-vous.

Vous n'êtes pas un cheval dont les œillères limitent le champ de vision. Vous êtes un humain, un être pensant et assez intelligent pour comprendre que si vous ne vous attaquez pas au stress, lui vous attaquera – droit au cœur.

9

Vous dînez à l'extérieur ?
Bon appétit !

Salut ! L'Chaim ! Na Zdrowya ! Partout dans le monde, les convives lèvent leurs verres et portent le même toast : « À votre santé ! » On ne saurait formuler meilleur souhait. Et il n'existe meilleur moment ni meilleur endroit pour se nourrir sainement que dans un restaurant pour gourmets. « À la santé ! » « À la vie ! »

Certains auteurs d'ouvrages sur la santé ont injustement dénigré les repas pris à l'extérieur de la maison. Pour Nathan Pritikin, les restaurants font partie du « camp ennemi » et il déconseille donc totalement de prendre des repas hors de chez soi. Et quand on y est forcé, il suggère de commander des légumes et du riz vapeur. Une solution plutôt déprimante pour la plupart de ceux d'entre nous qui trouvent plaisir à dîner au restaurant.

À ce stade-ci de votre lecture, vous avez sûrement compris que je ne vous proposerai pas de choisir les plats riches en graisses et en cholestérol qui pourraient figurer au menu. Les casse-croûte où l'on sert des repas minute, par exemple, ont peu à offrir à quiconque est à la recherche d'aliments sains. Jetez donc un coup d'œil à la teneur en calories, en graisses, en cholestérol et en sodium des plats minute qui figurent dans le tableau 10 du chapitre 2, « Les numéros gagnants », et vous comprendrez ce que je veux dire.

À l'autre extrême, la cuisine au beurre et à la crème des restaurants français traditionnels s'avère tout aussi malsaine. Mais, fait intéressant, même certains grands chefs français optent pour des préparations plus légères que l'on nomme *nouvelle cuisine*. Il s'agit de plats moins riches en beurre et en crème, qui mettent davantage en valeur la saveur naturelle du poisson et des légumes apprêtés de façons nouvelles et délicieuses.

Entre la restauration minute et la cuisine française traditionnelle, une vaste gamme d'expériences culinaires, non seulement savoureuses mais aussi saines, s'offrent à nous partout dans le monde. En fait, pour le choix d'un restaurant, rien de mieux que de fermer les yeux, de faire tourner un globe terrestre et de l'arrêter du bout du doigt. Les restaurants ethniques proposent une variété infinie de saveurs et de textures, depuis les sauces de Thaïlande jusqu'à la ratatouille des pays méditerranéens.

L'Orient s'offre à vous, comme à Marco Polo. Les cuisines chinoise, coréenne, japonaise, thaïlandaise et vietnamienne peuvent faire les délices d'une personne à la diète. À elle seule, la cuisine chinoise vous propose plusieurs options. Il y a la cantonaise, qui offre des plats traditionnels de chop suey aussi bien que le chow mein, la soupe won ton, le mu shu et le moo goo gai pan ; vous préférez peut-être la cuisine széchouan et son célèbre poulet da-chien aux piments forts, ses pétoncles yu-shong, son poisson grillé et ses plats aux noms imprononçables, accompagnés de champignons noirs, de gingembre et de sauce aux huîtres.

Quand je vais au restaurant chinois avec des amis, nous commandons toujours plusieurs plats. Pour quatre personnes, par exemple, nous nous ferons servir un plat de poisson, un autre de poulet, un troisième de légumes et une montagne de riz vapeur. Les plats de légumes à la chinoise ne laissent personne indifférent. Faites l'essai d'une aubergine yu-shong assaisonnée d'ail piquant, de racines de gingembre et d'oignon vert. Ou d'un jade impérial : un plat composé de cosses de haricots mange-tout fraîchement cueillis au jardin, sautés avec des châtaignes d'eau croustillantes et succulentes. Ou d'une macédoine de légumes chinois et nord-américains, frits instantanément au wok : un délice incomparable.

Frits ? Oui, j'ai bien dit frits. Mais remarquez l'importance de certains détails. D'abord, les Orientaux n'utilisent pas de beurre. Ils lui préfèrent l'huile d'arachides très saine (monoinsaturée) qui donne un goût unique. De plus, ils n'utilisent qu'une quantité infime d'huile. Enfin, ils chauffent si fort le wok, ce grand ustensile de cuisine qui a la forme d'un bol, que les aliments cuisent avant même d'avoir la possibilité d'absorber beaucoup d'huile. Pour plus de précautions, lorsque je me trouve dans un restaurant que je ne connais pas, je demande au chef d'utiliser très peu d'huile et d'oublier le MSG (glutamate de sodium). De fait, plusieurs restaurateurs insistent maintenant sur le fait qu'ils ne se servent pas de glutamate de sodium, parce que beaucoup de gens surveillent de nos jours leur consommation de sodium.

Pouvez-vous vous permettre tout ce qui se trouve au menu d'un restaurant chinois ? Bien sûr que non. Écartez en particulier les rouleaux impériaux* qu'on sert en entrées. On les frit longuement et ils contiennent souvent des œufs. Il faut aussi absolument renoncer aux plats de canard. Le canard de Pékin, ce mets si délicat, se compose essentiellement de la peau du volatile ; une portion de 3 onces et demie (100 g) contient presque 30 g de graisses. Choisissez du poulet ou des fruits de mer de préférence à l'agneau et au porc, pour éviter les graisses. Ce qu'il y a de bien avec les restaurants chinois, c'est qu'ils apprêtent le même plat avec différentes viandes ; nul besoin de se priver d'une saveur en particulier, pour la simple raison que le plat annoncé au menu se compose de porc.

Si vous avez beaucoup fréquenté les restaurants chinois pendant un certain temps, tournez-vous vers les nombreux restaurants thaïlandais ou vietnamiens qui se multiplient dans toute l'Amérique du Nord. Vous y trouverez des mets d'une saveur que vous n'avez probablement jamais goûtée. Comme entrée en matière, optez pour une salade accompagnée d'une mayonnaise composée de beurre d'arachides et de coriandre. Près de chez moi, un restaurant offre au menu le « pla lard plick » : un poisson à chair blanche et sucrée, spécialement importé de la mer de Chine, arrosé d'une légère sauce rouge au cari et accompagné de pousses de bambou. Ou pourquoi pas le « goong nai som » : des crevettes mises à bouillir dans une écorce d'orange fraîche et nappées de sauce à l'orange ? Si entrent dans la préparation d'un plat certains ingrédients que vous ne désirez pas, des jaunes d'œufs hachés par exemple, demandez qu'on les supprime. On prépare chaque plat selon vos désirs ; vous êtes donc maître de l'élaboration de votre menu.

N'allez surtout pas oublier les merveilleux plats qui vous attendent dans tout restaurant japonais. Beaucoup de Nord-Américains ont appris à aimer les textures et la fraîcheur du sashimi et du sushi, ces délices

* « Egg Rolls ».

de poisson cru, spécialement apprêté, que des chefs tranchent devant vous avec des couteaux affûtés comme des lames de rasoir. Vous ne vous sentez pas encore prêt ? Alors, goûtez au yosenabe, une sorte de bouillabaisse à la japonaise, composée d'une variété de fruits de mer et de légumes. Sinon, vous pouvez toujours vous rabattre sur les poulets teriyaki et sukiyaki. Mais n'oubliez pas de préciser au serveur que vous ne voulez pas d'œufs. Vous ne remarquerez même pas leur absence dans un sukiyaki. Seule autre précaution : oublier la présence, sur la table, de la bouteille de sauce soja. Si la cardiopathie épargne presque tous les Japonais parce qu'ils ont une alimentation pauvre en graisses et en cholestérol, l'hypertension en frappe plusieurs à cause de la forte teneur en sodium de leur régime alimentaire.

Un peu plus à l'Ouest, on trouve la cuisine indienne. Rares sont les villes sans au moins un restaurant indien. Presque tous mettent au menu ce délice connu sous le nom de poulet tandoori, mariné et cuit dans un four d'argile typiquement indien. Impossible de décrire avec précision sa saveur et sa texture ; ce poulet ne ressemble à aucun autre de ceux que vous avez pu goûter. On l'accompagne d'une variété de plats de légumes. Seules restrictions quand on mange à l'indienne : les galettes de pain beurrées et les plats d'agneau saturés de graisses. De toute manière, apprêté à l'indienne, le poulet a bien meilleur goût que l'agneau. Mentionnons encore deux autres plats : le « murg jalfraize », – du poulet sauté (demandez qu'on n'utilise pas de beurre), assaisonné d'épices fraîches, de tomates, d'oignons et de poivrons – et le poulet « saag », aux épinards et aux épices indiennes. Puis, bien sûr, n'oubliez pas les plats traditionnels au cari, aussi piquants que vous le désirez, et que vous arroserez de grandes quantités de thé ou de bière froide.

D'autres cuisines vous promettent aussi des délices. Songez seulement à l'expérience culinaire que vous propose le Mexique. Si plusieurs plats mexicains contiennent beaucoup de fromage, riche en graisses et en cholestérol, sachez qu'on peut presque tous les commander sans cet ingrédient. Et toutes les sauces inventées pour accompagner les fruits de mer y sont excellentes.

Les États-Unis ont eux aussi apporté leur contribution à l'art culinaire en créant un grand nombre de plats savoureux et sains. Le moment est venu de découvrir la variété de la cuisine américaine, depuis les fruits de mer de la Nouvelle-Angleterre, jusqu'à la cuisine créole de la Nouvelle-Orléans avec ses gombos et jambalayas cajuns. Puis il y a la technique des grillades sur mesquite à la mode de l'Ouest, qui s'est répandue comme un feu de brousse. Les aliments ont tellement meilleur goût quand on les cuit de cette façon.

Le comptoir de salades est un autre phénomène récent, typiquement nord-américain. Je ne parle pas ici de quelques feuilles de laitue défraîchies et d'un ou deux radis ramollis. Mais bien d'un comptoir occupant un mur entier de restaurant, garni de vingt, trente ou même davantage de variétés de légumes qui serviront à composer vos créations toutes personnelles.

Et, à mon sens, ce qu'il y a de bien avec le comptoir de salades, c'est qu'on peut s'y resservir à volonté. Mieux encore : on n'en éprouvera aucun sentiment de culpabilité, aussi longtemps qu'on évitera les jaunes d'œufs, qu'on limitera sa consommation d'avocats et qu'on choisira avec discernement ses vinaigrettes.

En matière de sauces vinaigrettes, la plupart des gens croient que le meilleur choix, compte tenu des calories et des graisses, reste le vinaigre et l'huile. Faux. En réalité, certaines sauces aussi crémeuses que la Kraft ou la Ranch contiennent moins de graisses et de calories. Demandez donc au serveur ou au gérant quels ingrédients entrent dans la composition de chaque sauce. Et, bien entendu, faites preuve de modération.

Vous aurez remarqué que, plus d'une fois, je vous ai suggéré d'interroger le serveur ou la serveuse sur les plats qu'on vous propose. Il me paraît presque inconcevable que les gens se montrent si timides quand il s'agit de demander de l'information sur les aliments qu'ils sont sur le point de commander, de consommer et de payer. Au restaurant, vous êtes le patron !

Si vous choisissez un plat sauté, suggérez simplement qu'on l'apprête sans beurre. Le chef pourra le sauter ou dans un peu de bouillon ou dans un soupçon d'huile végétale. Si vous avez des doutes sur un plat, demandez comment on le prépare. Et s'il s'y trouve un ingrédient malvenu, exigez qu'on le remplace par un autre ou qu'on l'élimine. Si l'on hésite à acquiescer à votre requête, changez de restaurant. Les meilleurs ne feront aucune difficulté pour satisfaire à vos exigences.

Au restaurant, on sert souvent des portions gargantuesques. Voici quelques suggestions pour contourner ce problème. Si vous êtes accompagné, pourquoi ne pas songer à commander plusieurs entrées, puis à partager un plat principal? Ou demandez deux plats principaux pour trois personnes. Toute autre combinaison qui vous viendra à l'esprit pourra convenir. Non seulement consommerez-vous ainsi moins d'aliments, mais vous aurez aussi l'occasion de goûter plus d'un plat.

Quand on vous apporte votre assiette, divisez-la mentalement pour ne retenir que la portion dont vous avez vraiment besoin et dont vous devriez vous contenter. Puis, n'avalez que cette portion. Si vous avez commandé une tranche de viande et qu'on vous en sert une de douze onces (340 g), n'en consommez que la moitié. Le serveur ou la serveuse connaît le poids, en onces ou en grammes, de chaque plat principal; pour tous les restaurants, il s'agit d'ailleurs d'une importante considération.

Que faire de ce que vous n'avez pas mangé? Demandez qu'on mette les restes dans un sac que vous emporterez à la maison. C'est une pratique courante et il n'y a pas à en rougir. Tout le monde le fait, même dans les plus grands restaurants.

Un dernier mot d'explication pour clore le sujet. De nos jours, les restaurants doivent maintenir des prix élevés en raison des coûts d'exploitation toujours à la hausse. Pour justifier ces prix, ils vous servent plus de nourriture que vous n'en voulez. Les restaurants ne peuvent absolument pas réduire leurs coûts en diminuant les portions. Alors, rapportez simplement le surplus à la maison. Vous en tirerez un excellent déjeuner ou même un autre dîner.

Évidemment, tout le monde n'a pas à surveiller sa consommation de graisses et de cholestérol. Comme je l'ai dit plus tôt, mon frère considère les pommes de terre au four comme un plat d'accompagnement pour le beurre et la crème sure et son taux de cholestérol se maintient à seulement 170. Mais si vous n'avez pas cette chance, vous aurez intérêt à commander nature vos pommes de terre au four.

J'en conviens, cette perspective n'est guère appétissante ni séduisante. Voici donc quelques suggestions. Faites l'essai de salsa relevée. Ou demandez à la serveuse s'il se trouve à la cuisine une sauce, pauvre en graisses et en cholestérol, qui ferait l'affaire. La suggestion suivante pourra d'abord vous sembler embarrassante, mais quand vous l'aurez mise en pratique une ou deux fois, vous conviendrez avec moi que c'est une idée merveilleuse. Apportez avec vous un flacon de Molly McButter, une poudre à saveur de beurre, sans graisses ni cholestérol. Saupoudrez-en la pomme de terre au four encore fumante.

L'attaque est la meilleure défense, même contre les manques de volonté. Saupoudrée de Molly McButter, la pomme de terre au four a bien meilleur goût que nature. Songez qu'autrement vous n'auriez peut-être pas résisté à la tentation de vous verser de la crème sure. Puis ç'aurait été le beurre sur les petits pains. Et avant même que vous ne vous en rendiez compte, vous auriez tout balancé.

Devez-vous pour autant renoncer à jamais à la crème sure ? Ou au beurre ? Ou au dessert ? Bien sûr que non. Rappelez-vous ce conseil du chapitre 2, « Les numéros gagnants » : ce qui compte, c'est votre consommation quotidienne totale de graisses et de cholestérol.

Alors, si vous commandez un poisson pauvre en graisses et grillé, vous pouvez vous permettre un peu de crème sure sur votre pomme de terre. À moins que vous ne préfériez un dessert. Vous avez vraiment le choix ; tout ce qui compte, c'est que vous n'excédiez pas les limites que vous vous êtes fixées en ce qui a trait aux graisses et au cholestérol.

Personnellement ce ne sont pas les sauces subtiles ni les desserts raffinés qui me posent des difficultés, mais bien les produits sans valeur nutritive. Quand j'ai suivi scrupuleusement ma diète toute la journée, je me permets de grignoter des croustilles tortilla ou guacamole, même si je les sais riches en graisses. Parfois je meurs d'envie d'une bouchée de Häagen Dazs. Quand, dans la journée, je me suis contenté d'une salade au déjeuner, de poisson au dîner et, bien sûr, de mes muffins de son d'avoine au petit déjeuner, je n'éprouve aucune culpabilité à m'offrir ce petit régal de crème glacée, plus tard, dans la soirée.

La décision que vous avez prise de réduire votre taux de cholestérol ne fait pas pour autant de vous un moine et ne vous oblige pas à renoncer à tous les plaisirs de la chère. En fait, ceux qui optent pour un régime de vie aussi spartiate ne peuvent longtemps tenir le coup.

Mais revenons un instant aux restaurants. Si votre vie durant, vous avez fréquenté les restaurants italiens, il est absurde de croire que vous pourrez simplement vous en passer. Songez plutôt à un compromis. Commandez du veau arrosé de sauce tomate et basilic plutôt que de sauce au fromage. Remplacez le fettucine Alfredo par une assiette de linguine dans une sauce aux palourdes.

Le pire qui puisse vous arriver dans un restaurant, c'est de ne rien trouver au menu qui satisfasse à vos besoins. Si vous vous retrouvez dans un restaurant où on ne sert que des aliments frits, vous consommerez bien malgré vous d'énormes quantités de graisses, sans rien pouvoir y changer. Alors prévenez le coup et informez-vous. En cas de doute, appelez le restaurant en question et demandez qu'on vous lise le menu. Il vous faudra peut-être suggérer à vos amis une solution de rechange, si le menu ne vous permet pas de commander des plats qui vous plaisent, sans vous gaver du même coup de graisses.

Pour vous aider à choisir vos restaurants, lisez les chroniques que leur consacrent journaux et revues. Généralement, le chroniqueur énumère tous les ingrédients qui composent quelques plats ; vous savez ainsi d'avance ce que l'on vous servira. Vous pouvez aussi acheter un carnet de coupons-rabais. Mon épouse et moi utilisons ces carnets pour découvrir des restaurants qu'autrement nous n'aurions même pas songé à visiter. L'un de ces carnets, intitulé *Entertainment '87* (mais cela vaut pour les autres années) et que vendent des organismes de charité, précise le menu complet d'un grand nombre de restaurants. Des coupons-rabais vous donnent droit gratuitement au plat principal le plus économique, à l'achat de tout autre plat au plein prix. Ma femme et moi planifions ainsi souvent nos sorties et nous n'avons jamais eu de surprises désagréables.

Mais on ne saurait clore le sujet des repas pris hors de la maison, sans aborder les problèmes (si vous l'entendez ainsi) que soulèvent les invitations chez des amis. Encore une fois, tout se résume à une question de communication. Rappelez-vous d'abord qu'il s'agit d'amis et qu'entre amis on s'entraide. Manger une omelette au fromage peut représenter pour vous une expérience pénible si vous songez à ce que cela signifie pour les parois de vos artères. Prévenez donc vos amis.

N'attendez pas leur invitation à dîner ou à souper. Dites-leur comme vous êtes heureux d'avoir découvert un moyen de maîtriser votre cholestérol et de réduire ainsi les risques de coronaropathie. Expliquez-leur que vous préférez écarter certains aliments ou, à tout le moins, en limiter votre consommation. Puis, lorsqu'ils vous inviteront, vous n'aurez sans doute même pas à leur rappeler que vous ne mangez pas de beurre ni de jaunes d'œufs et que vous consommez le moins possible de fromage. Il n'y aura pas d'effet surprise.

Et vous constaterez – c'est du moins ce qui m'est arrivé – que la plupart des gens informés que vous surveillez votre alimentation vous demanderont même quels aliments vous préférez.

Aujourd'hui, plus de gens que jamais auparavant sont conscients de l'influence qu'exerce sur leur santé leur alimentation. Dans tout groupe d'hommes ou de femmes pris au hasard, l'un réduira son apport en calories, un autre sera devenu végétarien, un troisième se sera découvert une allergie à certains aliments et un dernier, une intolérance quelconque, par exemple aux produits laitiers. Presque tous savent aujourd'hui qu'existe un lien entre graisses, maladie cardiaque et cancer.

Voilà qui explique d'ailleurs que de plus en plus de restaurateurs cherchent à répondre aux besoins des individus soucieux de leur santé. Plusieurs indiquent à l'aide d'un symbole – un petit cœur – leurs plats pauvres en graisses et en cholestérol. D'autres précisent qu'ils ont réduit la teneur en sel de leurs plats. On trouve même parfois des sections complètes du menu consacrées à des plats particulièrement sains.

Mais les restaurants ne vous offrent pas que les aliments dont vous avez besoin pour diminuer votre apport total en graisses et en cholestérol, ils vous proposent aussi des idées que vous pourrez reprendre à votre compte, à la maison. Informez-vous de la préparation de certains plats qui vous ont davantage plu. Ou procurez-vous un livre de recettes où figurent les plats dont vous raffolez.

Mais pour l'amour du ciel, ne vous privez pas du plaisir de dîner au restaurant. Et la prochaine fois, levez simplement votre verre pour porter ce toast traditionnel et universel : À votre santé !

10

Une initiation sans douleur aux principes de la nutrition

Le problème avec la plupart des méthodes conçues pour enseigner les principes de base de la nutrition, c'est que leurs auteurs s'embrouillent dans les détails. Pas besoin de devenir nutritionniste pour choisir avec discernement ses aliments et ceux de sa famille. Toutefois, tous doivent s'assurer d'une parfaite compréhension des principes de base qui guideront leurs choix d'aliments. Surtout lorsqu'ils consentent un effort pour modifier leur régime alimentaire – dans le cas présent, pour réduire la quantité de graisses et de cholestérol qu'ils consomment.

À la limite, on pourrait résumer toute la science de la nutrition à cette phrase : la nutrition est le processus par lequel les aliments et tout ce que nous consommons est assimilé par l'organisme et exerce une influence sur notre santé et notre croissance. Les aliments permettent à l'organisme de fonctionner. C'est aussi simple que ça.

Deuxième concept qu'il importe de comprendre : la nourriture se compose de diverses substances chimiques qui agissent les unes sur les autres et sur le chimisme corporel. Chaque catégorie d'aliments apporte à l'organisme certains nutriments qui lui sont propres. Il faut donc, comme nous le verrons, consommer une grande variété d'aliments pour s'assurer d'absorber la gamme complète de ces nutriments.

Indépendamment de leur âge, de leur sexe ou de toute autre particularité physique ou pathologique, tous les humains ont besoin des mêmes nutriments. La quantité de nourriture requise varie d'un individu à un autre. Mais notre vie durant, nous avons besoin des nutriments de base que nous puisons dans les aliments.

L'alimentation tient un rôle important dans nos vies. Le festin a depuis longtemps acquis un sens cérémoniel, tant sur les îles désertes que dans les somptueuses salles de réception de Manhattan. Quand des invités se présentent chez vous, vous leur offrez à manger. Les rassemblements et les célébrations de toutes sortes comprennent fréquemment un repas, même un banquet. Pourtant, peu importe le menu, le moment, le service, le lieu ou l'occasion, les aliments fournissent ces nutriments essentiels qui, à leur tour, procurent les matériaux pour construire, réparer ou sauvegarder les tissus de l'organisme. Ils fournissent aussi les substances chimiques nécessaires à la régulation des fonctions de l'organisme et apportent le combustible nécessaire à la production d'énergie.

On peut répartir sommairement en six classes les nutriments : les protéines, les glucides, les graisses, les vitamines, les minéraux et l'eau. (Oui, l'eau constitue à elle seule un nutriment distinct, sans lequel nous ne pouvons survivre.) Chaque nutriment remplit une fonction particulière, mais plusieurs d'entre eux agissent de concert. Par exemple, la constitution des os exige l'action combinée de la vitamine D, du calcium et du phosphore. S'il y a altération de l'un de ces nutriments ou carence, l'os ne pourra se régénérer normalement. On dénombre une cinquantaine de nutriments spécifiques à l'intérieur de cette classification sommaire en six groupes.

Faut-il en conclure que nous devons tenir compte de cinquante nutriments différents dans notre alimentation quotidienne ? Ce qui exigerait d'incroyables efforts et d'interminables calculs. Heureusement, les nutritionnistes n'en ont retenu que dix qu'ils appellent les nutriments de « première ligne ». Ce sont les protéines, les glucides, les graisses, la vitamine A, la vitamine C, la thiamine, la riboflavine, la niacine, le calcium et le fer. On assume généralement qu'en absorbant ces nutriments en quantité suffisante on puisera aussi dans les aliments qui les contiennent les quarante autres nutriments. Tout en gardant cela à l'esprit, examinons de plus près ces dix nutriments de première ligne.

LES PROTÉINES

Toute la vie durant, il nous faut des protéines pour régénérer et constituer les tissus que l'organisme remplace constamment ; pour produire de l'hémoglobine dans le sang qui transportera de l'oxygène aux cellules de l'organisme ; pour constituer des anticorps responsables du processus immunitaire qui protège l'organisme contre les infections et pour produire des enzymes et des hormones qui maintiennent les fonctions de l'organisme. Le corps pourra aussi utiliser, mais inefficacement, le surplus de protéines comme source d'énergie. Contrairement aux autres nutriments, les protéines ne peuvent être stockées pour usage ultérieur. Ce qui explique qu'il faut consommer quotidiennement des protéines. Heureusement, cela ne pose aucun problème.

En fait, les Nord-Américains consomment beaucoup plus de protéines qu'ils n'en ont vraiment besoin. Et les raisons ne manquent pas pour expliquer cet état de fait. D'abord, ils habitent des pays d'abondance. Ensuite, on trouve des protéines dans une grande variété de viandes et de végétaux. Enfin, ils choisissent par goût des aliments à haute teneur en protéines.

L'être humain n'a vraiment besoin que de huit ou neuf acides aminés indispensables ou essentiels, qui constituent les « pierres d'assise » des protéines. Ainsi armé, l'organisme peut produire les molécules complètes des vingt-deux acides aminés présents dans le corps humain. Les protéines animales fournissent à elles seules tous les acides aminés nécessaires. Il en va de même pour les protéines tirées d'une variété de végétaux. Par exemple, les haricots et le riz se complètent merveilleusement et on les retrouve d'ailleurs dans l'alimentation de plusieurs peuples latins. À moins que vous n'ayez adopté un régime exclusivement végétarien, vous n'avez pas vraiment à surveiller votre alimentation pour vous assurer qu'elle est bien équilibrée en acides aminés. Je le répète, les Nord-Américains consomment en fait plus – beaucoup plus – de protéines qu'ils n'en ont besoin.

Mais quelle quantité suffit ? Les hommes de science qui se penchent sur les besoins en ce sens des Nord-Américains publient tous les cinq ans leurs recommandations présentées sous la forme d'apports nutritionnels recommandés (ANR) (RDA – Recommended Dietary Allowances). Pour les protéines, l'ANR a été fixée à 45 g. Pour vous faire une juste idée de ce que cela signifie, sachez qu'un verre de lait écrémé de 8 onces (250 ml) contient 9 g de protéines. 4 onces (125 g) de poitrine de poulet vous en donneront environ 37 g. Même un craquelin Matzo en contient plus de 3 g. Consommer suffisamment de protéines ne constitue donc pas un problème. Même si l'on observe un régime végétarien strict, on n'a aucun mal à obtenir toutes les protéines dont on a besoin.

Ce détail a son importance, quand on veut diminuer sa consommation de graisses et de cholestérol. Comme la majorité des graisses et du cholestérol proviennent des viandes et des œufs, il n'y a aucune raison de craindre une carence en protéines quand on réduit sa consommation de ces aliments. En fait, en absorbant moins de protéines, on ménage ses reins qui transforment les sous-produits d'azote.

Si vous le souhaitez, vous pouvez très facilement calculer la quantité de protéines que vous consommez quotidiennement. Pendant quelques jours, notez-en le relevé détaillé dans un carnet. Consultez les étiquettes nutritionnelles des emballages et additionnez les grammes de protéines que vous consommez en vous reportant aux quantités indiquées par portion. Comptez aussi 30 g en moyenne par portion de tout produit d'origine animale. Vous découvrirez vraisemblablement que votre total excède de loin les 45 g proposés comme ANR.

LES VITAMINES

La plupart des nutritionnistes considèrent que les aliments que nous mangeons régulièrement contiennent des quantités suffisantes des treize vitamines connues. Beaucoup de gens croient toutefois qu'un comprimé ou une dragée de multiple vitaminique par jour leur procure une assurance additionnelle. Jamais personne n'a prétendu que cette habitude pouvait causer le moindre mal et plusieurs experts, surtout en privé, vous diront que c'est vraisemblablement une bonne idée.

Il existe essentiellement deux types de vitamines : les liposolubles et les hydrosolubles. Les vitamines liposolubles s'emmagasinent dans l'organisme : elles comprennent les vitamines A, D, E et K. L'organisme ne stocke pas les vitamines hydrosolubles qui comprennent la vitamine C et tous les éléments du complexe vitaminique B. Lorsqu'elles se retrouvent en quantité excessive dans l'organisme – qu'elles proviennent des aliments ou de comprimés –, les vitamines hydrosolubles sont excrétées dans l'urine. Les liposolubles, quant à elles, s'accumulent et une intoxication peut résulter d'une consommation excessive de ces vitamines.

Passons d'abord brièvement en revue les treize vitamines connues. On trouvera au tableau 13 (pages 178-179) l'ANR établi pour chacune.

La *vitamine A* aide à constituer les cellules du corps, permet de voir dans la demi-obscurité et prévient certaines maladies de la vue. Nous puisons ce nutriment dans les légumes, par exemple les carottes, les patates douces, les légumes à feuillage, mais aussi dans des produits comme le lait et les céréales enrichies. Est-il difficile d'en consommer suffisamment? Une seule demi-tasse (125 ml) de patate douce contient une fois et demie l'apport nutritionnel recommandé.

La *vitamine D* participe à la constitution des tissus osseux et à l'absorption du calcium pendant son séjour dans le tube digestif. Nous en obtenons la quantité nécessaire du poisson, du lait enrichi et d'autres produits laitiers, de même que du soleil. À notre époque, on ne connaît pas de cas de carence en vitamine D.

La *vitamine E* protège la vitamine A et les acides gras non saturés de la destruction par oxydation. Si une carence de cette vitamine peut provoquer un désordre de la fonction sexuelle, son absorption massive ne stimule pas pour autant la même fonction. On n'a jamais pu prouver les prétendues vertus préventives de la vitamine E en ce qui a trait à la cardiopathie. Parmi les aliments qui contiennent de la vitamine E, mentionnons les huiles végétales, les légumes à feuillage vert, les céréales de grain entier, le germe de blé, les matières grasses du beurre et les jaunes d'œufs.

La *vitamine K*, dernière des vitamines liposolubles, est essentielle à la coagulation du sang. Il n'existe pratiquement aucun risque de carence en cette vitamine présente dans les légumes et d'autres aliments, puisque l'organisme en produit également dans l'intestin.

La *vitamine C* fournit les substances qui soudent littéralement les unes aux autres les cellules de l'organisme ; elle accélère la cicatrisation et accroît la résistance à l'infection. Elle est présente dans une variété de fruits et de légumes ; l'industrie en additionne aussi un grand nombre d'aliments et de breuvages. À ce jour, personne n'a jamais démontré que de *très* fortes doses de cette vitamine puissent être bénéfiques.

La *vitamine B_1* (ou thiamine) contribue au bon fonctionnement du système nerveux, régularise l'appétit et aide l'organisme à bien utiliser l'énergie disponible. On trouve ce nutriment dans les noix, les céréales enrichies et le porc maigre. Une petite quantité suffit.

La *vitamine B₂* (ou riboflavine) donne une peau saine et une bonne vision et permet aussi de mieux utiliser l'énergie. Le lait, le yogourt et le fromage Cottage constituent d'excellentes sources de ce nutriment.

La *niacine* est une vitamine B sans indice. Elle favorise la santé de la peau, des nerfs et du tube digestif et sert aussi à l'utilisation de l'énergie. Parmi les sources naturelles de niacine, mentionnons les viandes, le poisson et la volaille, aussi bien que les arachides et les produits céréaliers enrichis. De fortes doses de niacine réduisent les taux de LDL et de triglycérides et augmentent le taux de HDL. La niacinamide, métabolite de la niacine, n'a pas cette dernière propriété, bien qu'elle remplisse elle aussi toutes les autres fonctions énumérées ci-dessus.

La *vitamine B₆* aide à la régénération des globules rouges et règle l'assimilation des protéines, des graisses et des glucides. On la trouve dans plusieurs viandes, les fèves de soja, les haricots de Lima, les bananes et les céréales de grain entier.

La *vitamine B₁₂* contribue au renouvellement des tissus nerveux et à la production du sang. Seuls les produits d'origine animale fournissent ce nutriment. On en trouve dans le poisson, les crustacés, le lait et d'autres produits laitiers. Les personnes qui observent un régime végétarien devraient prendre des suppléments de vitamine B₁₂.

L'*acide folique* ou *folate* aide à la préservation des tissus nerveux et des globules sanguins. On en trouve surtout dans les légumes à feuillage vert, les noix et les légumineuses. Certaines études laissent entendre que les femmes qui prennent la pilule anticonceptionnelle auraient besoin de plus d'acide folique que l'ANR minimal.

La *biotine* est une autre vitamine B ; on ne lui a toutefois pas attribué d'ANR. La plupart des légumes frais, le lait et les viandes en contiennent ; ce nutriment aide à régler le métabolisme des glucides. Il n'y a pas risque de carence.

On n'a pas non plus établi d'ANR pour cette autre vitamine qu'est l'*acide pantothénique*. On le trouve dans les céréales de grain entier et les légumes. Ce nutriment contribue au métabolisme de tous les nutriments.

LES MINÉRAUX

On a aussi fixé pour six minéraux des apports nutritionnels recommandés : ce sont le calcium, le phosphore, l'iode, le fer, le magnésium et le zinc. Neuf autres minéraux sont aussi nécessaires, en quantité inférieure ; on considère que les produits qui contiennent les six minéraux essentiels nous les fournissent également. L'organisme a besoin des minéraux pour ses fonctions régénératrices et régulatrices.

Toute la vie durant, l'organisme a besoin de *calcium* en quantité suffisante pour assurer la santé des os et les fonctions régulatrices du sérum sanguin. Les principales sources de calcium sont le lait et les autres produits laitiers. On peut aussi tirer du calcium des arêtes de sardines et de saumon en conserve ; mais qui voudrait en manger chaque jour ? On en trouve aussi dans les légumes, mais leur faible teneur en calcium nous obligerait à en consommer plusieurs fois par jour. Les produits laitiers contiennent de plus de la vitamine D et du phosphore, nécessaires à la formation des tissus osseux.

Deux verres de lait de 8 onces (250 ml), ou leur équivalent en produits laitiers, fournissent à un adulte presque tout le calcium dont il a besoin selon l'ANR. Heureusement, on trouve autant ou même davantage de calcium dans le lait écrémé ou partiellement écrémé que dans le lait entier. Du point de vue de la diététique, il n'existe aucune raison de consommer du lait entier. Une portion d'une once (30 g) ou d'une once et demie (45 g) de fromage fournira la même quantité de calcium qu'un verre de lait de 8 onces (250 ml). Le fromage Cottage n'apporte que peu de calcium. Les similifromages ou fromages additionnés d'huile végétale contiennent du calcium, sans le cholestérol qu'on trouve en grande quantité dans les vrais fromages. Si vous préférez les yogourts, rappelez-vous que leur teneur en graisses peut varier considérablement. Optez pour les variétés pauvres en graisses ou sans graisses. D'autres sources alimentaires de calcium, dont les sardines et divers légumes, ajouteront à votre consommation totale par jour de cette substance minérale, mais ne sauraient efficacement remplacer en ce sens les produits laitiers.

Les femmes ont un plus grand besoin de calcium. Pendant la grossesse et l'allaitement, il leur faut deux fois plus de ce nutriment. Et en vieillissant, les femmes ont tendance à perdre le calcium présent dans les os. Il en résulte souvent une maladie dégénérescente des os, appelée ostéoporose. Surtout après la ménopause, les femmes auraient avantage à prendre quotidiennement des suppléments de calcium. Les autorités médicales leur recommandent un apport quotidien de 1 000 mg ou plus. Le meilleur supplément de calcium est le carbonate de calcium, plus riche que tout autre en ce nutriment.

Le *fer* s'associe aux protéines pour fabriquer l'hémoglobine, cette substance rouge des globules de même couleur qui facilite le transport de l'oxygène dans toutes les parties du corps. Le fer est soumis à un cycle ininterrompu de reconstitution dans l'organisme, de sorte qu'on en a constamment besoin. Ce qui vaut tout spécialement dans le cas des femmes menstruées qui pourraient devoir recourir à des suppléments de fer pour répondre à tous leurs besoins. Le bœuf et les céréales, surtout les céréales enrichies, constituent des sources alimentaires de fer.

Le *phosphore* s'associe au calcium pour aider à la formation des tissus osseux et contribue à bon nombre de fonctions régulatrices. On le retrouve dans le lait et d'autres produits laitiers, dans les viandes, le poisson, la volaille, les œufs, les céréales de grain entier et les légumineuses. Les eaux gazeuses et plusieurs produits transformés fournissent également de grandes quantités de phosphore. Certains spécialistes avancent que nous consommons trop de ce nutriment et que nous menaçons ainsi l'équilibre nécessaire entre calcium et phosphore. Ils nous conseillent donc de réduire notre consommation d'eaux gazeuses et d'aliments transformés.

L'*iode* aide l'organisme à contrôler son rythme d'utilisation de l'énergie et prévient la formation de goître. On le retrouve dans les fruits de mer et le sel iodé. Nul ne court le risque de manquer d'iode, même ceux qui ont renoncé au sel de table. L'iode se retrouve aussi en quantité considérable dans toutes les variétés de lait, en raison de nos techniques de production agricole.

Le *magnésium* participe au métabolisme et contribue au bon fonctionnement des fibres nerveuses et musculaires. Les sources de magnésium comprennent les légumineuses, les céréales de grain entier, le lait, les viandes, les fruits de mer, les noix, les œufs et les légumes verts.

Le *zinc* entre dans la composition de plusieurs enzymes et de l'insuline. On en puise dans les viandes, les œufs, les huîtres et d'autres fruits de mer, de même que dans les céréales de grain entier.

Le *cuivre* joue un rôle important dans le stockage du fer et dans la formation des globules rouges. On n'a pas fixé d'ANR pour ce nutriment qu'on tire d'une grande variété d'aliments comme les fruits de mer, les viandes, les légumineuses, les céréales de grain entier, les noix et les raisins secs.

LES GRAISSES

S'il ne fait aucun doute que la très grande majorité des Nord-Américains et de tous ceux qui ont des habitudes alimentaires occidentales consomme beaucoup trop de graisses, il ne faut pas moins en absorber une certaine quantité pour vivre en santé. Les graisses fournissent les acides gras essentiels et indispensables à la vie, servent de véhicules aux vitamines liposolubles et agissent directement sur le métabolisme de tous les aliments. Elles servent aussi à constituer les parois des cellules, protègent comme des coussins les organes vitaux et agissent comme un isolant.

On retrouve des graisses tant dans les produits d'origine animale, et végétale que dans toutes les variétés de céréales. On divise les graisses en trois catégories, en fonction de leur structure moléculaire : ce sont les saturées, les monoinsaturées et les polyinsaturées.

Les graisses saturées comprennent les graisses d'origine animale, de même que celles présentes dans l'huile de noix de coco, l'huile de palme et les huiles hydrogénées. À température ambiante, les graisses saturées sont solides ou semi-solides. Les huiles d'olive et d'arachides, les noix d'acajou (ou cajous) et les avocats contiennent d'importantes quantités de graisses monoinsaturées. Parmi les huiles polyinsaturées, mentionnons les huiles de maïs, de carthame et d'autres sources végétales. Aucun aliment ne se compose exclusivement d'un seul type de graisses, mais dans chacun l'un ou l'autre prédomine.

La plupart des spécialistes recommandent aux Nord-Américains de réduire leur consommation de graisses de sorte qu'elles ne représentent au maximum que 30 % de leurs calories totales, alors qu'aujourd'hui elles comptent en moyenne pour 40 ou même 50 %. Ce qui signifie une réduction de l'apport total en graisses – en graisses de toutes sortes. En général, on suggère que 10 % des calories ingérées se composent de graisses saturées ; un pourcentage égal, de graisses monoinsaturées et une autre portion de 10 %, de graisses polyinsaturées. Pour un adulte moyennement actif, cela équivaut à 65 ou 75 g de graisses par jour, soit de 20 à 25 g de chacun des trois types de graisses. Ceux qui désirent modifier davantage leur régime alimentaire, pour réduire par exemple de 20 % leur apport calorique total en graisses, n'en consommeront en tout et pour tout que 50 g par jour qu'ils devront tirer également de chacun des trois types de graisses.

Au premier abord, cette perspective en découragera plus d'un ; mais consolez-vous en vous disant que les changements d'habitudes les plus essentiels feront presque tout le travail. Par exemple, les aliments frits, aussi bien à la maison qu'à l'extérieur, sont responsables de la plus grande partie des graisses ingérées. Jusqu'à 50 % des calories des plats cuisinés peuvent se composer de graisses. Les graisses ajoutées à ces aliments, comme le beurre, la margarine, les huiles et la mayonnaise, y contribuent pour beaucoup. Quand on réduit sa consommation de ces produits, on est moins tenu de se préoccuper des formes de graisses les plus dissimulées.

On ne trouve le *cholestérol* que dans les graisses animales. Il n'y a pas la moindre trace de cholestérol dans les aliments d'origine végétale. Même si on éliminait tout le cholestérol d'origine alimentaire, en adoptant un régime végétarien très strict, le corps n'en produirait pas moins assez pour suffire à ses besoins. En fait, l'organisme de plusieurs individus en produit trop et même une diète pauvre en cholestérol ne suffit pas à ramener à un niveau normal leur taux sanguin de cholestérol. Il faut aussi diminuer sa consommation de graisses, puisque l'organisme les utilise pour produire du cholestérol. Certains devront même songer à des mesures additionnelles et avoir recours, par exemple, à du son d'avoine et à des doses de niacine supérieures à l'ANR.

LES GLUCIDES

Les sucres et les féculents sont les deux principales variétés de glucides alimentaires. Ils sont apparentés par leur structure chimique et sont essentiellement classés en fonction de leur composition moléculaire. D'où l'expression « glucides complexes », variété de glucides la plus recommandable.

S'il ne fait aucun doute que nous consommons tous beaucoup trop d'«oses», nous ne devons pas oublier que le corps ne fait pas de différence entre le sucre absorbé sous forme de sucrose et celui qui provient de jus de fruit, par exemple. Tous les sucres fournissent le même nombre de calories et sont ultimement transformés par l'organisme en glucose, une forme de sucre qu'on retrouve dans le sang. Les glucides complexes, ou féculents, ont un métabolisme plus lent que les oses et maintiennent donc dans l'organisme un taux de glycémie plus constant et plus stable. Sans compter que les oses sont plus susceptibles d'augmenter le taux de triglycérides. Enfin, les oses ne contiennent aucune fibre.

Nous avons tous beaucoup entendu parler des fibres, autre variété de glucides. Il existe deux types de fibres : les solubles et les insolubles. Le type insoluble, comme la fibre de blé, exerce une action bénéfique sur les intestins en accélérant le processus d'élimination des selles. Plusieurs spécialistes croient que les fibres ont une action préventive contre le cancer du côlon. On qualifie aussi ces fibres insolubles de fibres non nutritives, puisque le corps ne les assimile pas. Par ailleurs, les fibres solubles fournissent un apport nutritif non négligeable.

L'EAU

Si vous demandez à des gens de vous nommer les nutriments essentiels à la santé et à la vie, peu d'entre eux vous mentionneront l'eau. Pourtant, ce nutriment compte pour la moitié ou les trois quarts du poids corporel total. L'eau sert à la formation des tissus, agit comme un solvant organique et règle la température du corps. Elle transporte les nutriments aux cellules et rejette les déchets dans l'urine. C'est aussi le principal composant du sang. Elle contribue à la digestion et elle est nécessaire à une large gamme de réactions chimiques.

Chaque jour, nous perdons de l'eau de diverses manières. Bien sûr, une grande quantité d'eau sert à produire l'urine et à évacuer ainsi du corps les déchets organiques. Mais on perd aussi de l'eau par la sueur, aussi bien perceptible qu'imperceptible. Et les selles contiennent aussi beaucoup d'eau. Il faut donc remplacer tous ces liquides.

Vous vous souvenez de ce conseil d'antan : Buvez chaque jour huit verres d'eau de 8 onces (250 ml) ? Eh bien, il n'a rien perdu de sa pertinence. Et il vaut encore plus pour ceux qui consomment du son d'avoine et d'autres fibres alimentaires : leurs besoins en eau augmentent alors d'autant pour constituer les selles et prévenir la constipation.

N'oubliez pas que le son d'avoine absorbe beaucoup d'eau. Il faut une grande quantité de liquide pour garder molle cette fibre pendant qu'elle traverse le tube digestif.

L'eau est le breuvage idéal pour étancher la soif ; elle ne contient ni calories ni additifs chimiques. Qu'elle vienne du robinet ou d'une bouteille importée, elle désaltère toujours. Mais d'autres breuvages peuvent s'ajouter à l'apport quotidien en eau : les eaux gazeuses diététiques, par exemple, les cafés et thés décaféinés, le lait.

LES SUPPLÉMENTS NUTRITIFS

Les nutritionnistes et diététiciens de la vieille école affirment presque catégoriquement que l'alimentation fournit à elle seule tous les nutriments dont nous avons besoin. À leurs yeux, tous les suppléments sont une dépense superflue et sont évacués dans l'urine. Pour d'autres, qui soutiennent la thèse opposée, les suppléments sont plus importants encore que la nourriture. La vérité se situe probablement quelque part entre ces deux extrêmes.

Comme nous l'avons vu, d'importantes doses de niacine peuvent contrôler efficacement les concentrations de graisses dans le sang. Les preuves apportées en ce sens sont irréfutables. Mais tient-on des preuves semblables dans le cas des autres nutriments ?

Des suppléments de calcium peuvent pallier les carences en minéraux – qui servent à la formation des os – de bien des régimes alimentaires. Il peut s'avérer difficile, voire impossible par le seul moyen de l'alimentation – bien qu'il faille commencer par là –, d'obtenir l'apport nutritionnel d'un gramme ou d'un gramme et demi de calcium recommandé par plusieurs autorités pour prévenir l'ostéoporose. Sans compter qu'on a aussi démontré que le calcium ralentissait la prolifération des cellules épithéliales dans le côlon et prémunissait ainsi contre le cancer.

Plusieurs études successives ont établi que l'alimentation de la plupart des femmes était trop pauvre en fer. Dans ce cas comme dans le précédent, leur régime alimentaire ne peut fournir à lui seul aux femmes une quantité suffisante de cette substance minérale pendant toutes les années comprises entre la puberté et la ménopause. Les suppléments leur seront certainement en ce sens d'un grand secours.

De plus, les femmes qui prennent des contraceptifs par voie orale sont très susceptibles de présenter des carences en acide folique. Ce qui vaut également pour celles qui fument. Encore une fois, elles ne parviendront pas à approvisionner suffisamment leur organisme en acide folique si elles s'en remettent aux seuls aliments.

Il y a peu d'espoir que se résorbe dans un proche avenir la controverse soulevée par la vitamine C. Des enquêtes sur la nutrition font ressortir que les régimes des femmes et des hommes accusent une carence en cette vitamine. Plusieurs dentistes prescrivent de la vitamine C à leurs patients atteints de gingivite (dont les gencives sont douloureuses et saignent). Et, comme nous le savons tous, le docteur Linus Pauling et d'autres médecins soutiennent que des doses massives de vitamine C peuvent à la fois prévenir et atténuer l'intensité et les symptômes d'un simple rhume.

Que pense-t-on de la vitamine E? En fait, peu de gens estiment que des suppléments de cette vitamine peuvent améliorer leurs capacités sexuelles à moins que ne préexiste un véritable état de carence. Il y a quelques années, on le prétendait pourtant souvent. Aujourd'hui, nous avons peut-être d'autres raisons de songer à augmenter notre apport en vitamine E, bien au-delà des quantités que nous trouvons dans les céréales et d'autres aliments. La vitamine E joue le rôle d'un antioxydant et, à ce titre, elle peut nous protéger contre les effets de la pollution de l'air et le rancissement des graisses et des huiles présentes dans la nourriture. On n'en détient pas encore la preuve absolue et irréfutable, mais la logique de l'argumentation semble inattaquable.

Ce qui vaut aussi pour les suppléments d'oligo-éléments qu'on ne retrouve qu'en quantité infime dans la nourriture. Connaissez-vous l'exacte quantité de cuivre, de zinc et d'autres minéraux que vous puisez chaque jour dans les aliments que vous consommez? Sans doute pas. Par ailleurs, on n'a jamais prouvé que l'absorption de doses massives de ces nutriments puisse avoir des effets pernicieux.

Toutefois, de fortes doses de vitamine A pourraient s'avérer dangereuses. L'organisme emmagasine cette vitamine liposoluble dans ses tissus et ne l'excrète donc pas dans l'urine. On a rapporté des dommages persistants chez les individus qui en absorbaient des doses massives.

Ceux qui limitent leur consommation de viande rouge devraient tout particulièrement s'intéresser à la vitamine B_{12}. Ce qui est *a fortiori* le cas des végétariens. Un supplément de cette vitamine semble tout indiqué dans leur cas.

Pareillement, on pourra constater une carence en d'autres vitamines du complexe B chez les personnes soumises à un stress physique ou mental. Enfin, ceux d'entre nous qui prennent d'importantes doses de niacine seraient avisés de s'assurer un apport équilibré de toutes les vitamines du complexe B.

En tenant compte de toutes ces considérations, j'ai finalement pris la décision de compléter mon alimentation par des suppléments. Voici donc le régime que j'ai adopté en cette matière et qui ne conviendra pas nécessairement à tous. En plus de la niacine, je prends un supplément complet de vitamines, de minéraux et d'oligo-éléments. J'avale aussi un comprimé vitaminique équilibré du complexe B, 500 mg de vitamine C et une gélule de 400 UI de vitamine E. Je me sens ainsi protégé et rassuré.

Quand j'ai fait mes premiers pas dans la carrière de rédacteur scientifique, il y a vingt ans, on considérait les suppléments nutritifs comme des médecines de charlatans. Des recherches scientifiques bien étayées ont démontré les effets bénéfiques des suppléments. Et je crois que des preuves additionnelles de ces bienfaits nous seront apportées à mesure que progressera la recherche.

LE CHOIX DES ALIMENTS

Il ne serait évidemment pas commode de se rendre au restaurant ou au supermarché avec une liste des nutriments nécessaires pour la journée. Quand il est question de nourriture, la plupart d'entre nous ne pensent pas en milligrammes de ceci ou en grammes de cela. Il doit donc exister un meilleur moyen d'établir son menu de la journée.

L'une des meilleures solutions à cette fin n'est pas nouvelle. Il s'agit du *Daily Food Guide*, mis au point par le U.S. Department of Agriculture, dans les années 40 : un système par lequel les chercheurs en nutrition évaluent l'apport moyen en nutriments qu'assure la consommation d'un certain nombre de portions de divers types d'aliments, qu'on désigne souvent comme les « quatre groupes d'aliments ».

Les diabétiques ont recours à une variation sur ce thème qui prend la forme de « groupes d'équivalence ». Peu importe la forme ou le nom qu'on lui donne, cette méthode précise le nombre de portions nécessaires d'aliments des quatre groupes de base pour se procurer tous les nutriments et prévenir toute carence. Ces quatre groupes se répartissent comme suit : les viandes, les produits laitiers, les fruits et légumes, les pains et céréales ou grains. Aujourd'hui, nutritionnistes et diététiciens parlent aussi d'un groupe dit « d'extra » ou « d'autres aliments », pour désigner les produits qui contiennent une quantité insignifiante de nutriments, mais qui ajoutent saveur et... calories : les assaisonnements, les huiles, le beurre, le sucre et les alcools, par exemple.

S'il est incontestable que plusieurs aliments différents fournissent un même nutriment, les quatre groupes se constituent à partir de quelques produits à très forte teneur en plusieurs nutriments.

On devrait sans doute parler de groupe « des protéines » plutôt que « des viandes », puisque c'est en ce nutriment que les produits de cette catégorie sont les plus riches. En plus des viandes, ce groupe comprend le poisson, la volaille, les œufs, les noix et les haricots secs comme les lentilles ou les haricots Pinto.

Certains des aliments de ce groupe contiennent aussi une grande quantité de graisses ; il faut donc en limiter sa consommation. Sans cholestérol, les noix n'en ont pas moins une très forte teneur en graisses. Faut-il pour autant les éliminer de son régime alimentaire ? Pas du tout. Mais simplement en limiter sa consommation. La modération est le mot clé. Et cela vaut aussi pour les viandes. Plus riches en graisses que le poisson, elles n'en ont pas moins leur place dans une diète pauvre en graisses et en cholestérol, si on les pare et les grille plutôt que de les frire à la poêle. Même les œufs peuvent être mis à contribution. Ceux d'entre nous qui surveillent leur apport en cholestérol devront toutefois jeter les jaunes ou les ajouter à la nourriture du chien. Les

blancs d'œufs constituent une excellente source de protéines, sans cholestérol, et contiennent très peu de calories.

Opter pour une grande variété : voilà la meilleure solution lorsque
vient le moment de choisir ses aliments du groupe des viandes ou des
protéines. Un jour, préparez-vous du poisson ; le lendemain, de la
dinde ; puis un plat végétarien de riz et de haricots ; une autre fois, du
veau, etc. En variant ainsi son menu, on peut se permettre, certains
jours, de consommer un peu plus de cholestérol puisqu'on compensera
les jours suivants en en consommant moins. Et on réussira mieux ainsi,
à long terme, à maintenir à un faible niveau son apport en graisses et
en cholestérol.

Mais comment définir une portion ? Voilà bien le problème crucial de nos habitudes alimentaires courantes. Plusieurs considèrent
comme une « portion » de viande un chateaubriand de 24 onces
(700 g). Mais pour le nutritionniste et le diététicien, une portion de
viande se limite à environ 3 onces et demie (100 g). Deux portions
quotidiennes de viande, de poisson ou de quelque autre produit de ce
groupe combleront les besoins de quiconque en protéines et fourniront
même une variété d'autres nutriments.

Lorsque vous faites votre choix parmi l'abondante diversité d'aliments disponibles sur le marché, prenez le temps de consulter le
tableau 10 du chapitre 2, intitulé « Les numéros gagnants », en page 54.
Vous constaterez que la teneur en graisses des aliments de ce groupe
varie considérablement. Pour cette raison, la dinde a remplacé chez
nous le bœuf, comme viande de base. Nous servons encore du bœuf
et du veau, mais nous n'en faisons nos délices qu'à l'occasion plutôt que
d'en consommer quotidiennement comme nous en avions l'habitude.

Sans compter que, lorsqu'on s'efforce de varier le plus possible son
menu, il n'y a vraiment plus aucune raison de manger souvent le même
plat. Et quand nous avons du bœuf au menu, nous nous en servons des
portions plus petites que par le passé. À titre d'exemple, reportez-vous
à la brochette de bœuf aux légumes (dont la recette figure en page 297).
Nous utilisons des morceaux de filet mignon marinés (nous comptons
4 onces/125 g par personne), des champignons, des tomates, des poivrons verts et des oignons. Grillé sur le charbon, c'est un régal somptueux aussi satisfaisant en bouche qu'à l'œil. Pourtant ce plat contient
une quantité très raisonnable de graisses et de cholestérol. On l'accom-

pagne d'une pomme de terre au four ou de riz et d'une bonne bouteille de rouge, preuve irréfutable qu'une diète pauvre en cholestérol permet de prendre de délicieux repas.

Vous aurez peut-être du mal, au début, à évaluer avec précision les portions. Mais voici un moyen très simple qui vous facilitera la tâche : quand vous achetez une livre (500 g) de bœuf, divisez-la simplement en quatre portions égales avant congélation. De cette façon, quand viendra le moment de préparer le repas, vous aurez déjà toutes prêtes des portions de 4 onces (125 g) pour chaque convive. Vous pouvez procéder de la même manière pour le poisson, la volaille et les autres viandes.

Il n'est pas plus compliqué d'établir vos besoins en aliments du groupe des produits laitiers. Ce groupe procure surtout du calcium. S'y retrouvent le lait, le yogourt et le fromage. Les adultes ont chaque jour besoin de deux portions ou plus de produits de ce groupe : soit 2 verres de lait de 8 onces (250 ml), 2 tasses (500 ml) de yogourt, 2 onces et demie (70 g) de fromage ou une combinaison équivalente de ces différents produits. Inutile de dire qu'il vaut mieux choisir les variétés sans graisses ou pauvres en graisses. Lisez bien l'étiquette pour savoir combien de graisses vous consommez par portion. On offre depuis peu, par eexemple, des yogourts que la publicité qualifie de « suprêmes ». Cela signifie qu'on les fait à partir de lait entier ou même de crème plutôt que de lait partiellement écrémé ; en conséquence, leur teneur en graisses, en cholestérol et en calories, est très élevée.

Le groupe suivant ne pose aucune difficulté en ce qui a trait au cholestérol. Le groupe des fruits et légumes nous fournit les vitamines A et C, de même qu'une quantité appréciable de fibres. Certains experts considèrent que les fruits et les légumes devraient constituer deux groupes différents plutôt qu'un seul. Chaque jour, un adulte a besoin d'au moins deux portions de fruits et deux portions de légumes. Pour satisfaire votre appétit sans vous sentir coupable, remettez-vous-en à ce groupe. Engouffrez maïs, courges, épinards et laitue ! Profitez de tous les fruits de saison et régalez-vous de savoureuses importations.

On peut en dire autant du groupe des produits de boulangerie et des céréales ou des grains. Il comprend tous les pains, céréales et grains, tout spécialement les grains entiers. Voici une source abondante de fibres, de thiamine (B_1), de fer, de niacine et de bons glucides complexes. Pour plusieurs peuples, l'aliment de base se trouve dans ce groupe : c'est le riz en Orient ; les pâtes en Méditerrannée ; les pains nourrissants en Europe. Au lieu de rêver de « boulettes de viande et de spaghetti », pensez donc « spaghetti et un peu de viande ». En prime, vous pourrez même remplir davantage votre assiette tout en consommant moins de calories. Les adultes ont besoin d'au moins quatre portions de ce groupe chaque jour. Recourez à ce groupe pour bien équilibrer vos besoins quotidiens en calories. Et mangez tous les grains, pains et pâtes que vous désirez, sans engraisser.

On nous a presque tous enseigné que les aliments amylacés (féculents) sont engraissants et que ceux qui surveillent leur poids devraient en conséquence en limiter leur consommation. En réalité, les calories qui s'ajoutent ainsi viennent plutôt du beurre et des sauces dont on accompagne ces aliments. Les pains, les pâtes et une grande variété d'aliments de grains entiers fournissent proportionnellement plus d'éléments nutritifs que de calories. Et rappelez-vous que, du même coup, vous remplacerez des calories grasses par des calories glucidiques. Chaque gramme de graisse contient 9 calories alors qu'un gramme de glucides n'en donne que 4. En consommant plus d'aliments riches en glucides, vous éprouverez aussi une plus grande sensation de rassasiement. Vous vous étonnerez même de ce qu'en mangeant autant, vous réussissiez pourtant à maintenir votre poids, sinon à maigrir.

Un seul conseil de prudence s'impose ici et il concerne la boulangerie. Plusieurs produits de boulangerie, sinon tous ces produits apprêtés commercialement, ont une importante teneur en graisses et en cholestérol. Optez donc plutôt pour le pain de son, le pain de seigle et les pains dont l'étiquette ne porte pas les mentions œufs et matières grasses « shortening ». Malheureusement, cela exclut pratiquement tous les biscuits, tartes et gâteaux. À l'exception toutefois du gâteau des anges (ou gâteau de Savoie), fait de blancs d'œufs. La meilleure solution, c'est de les préparer vous-même à la maison, en n'utilisant que du lait partiellement écrémé et des succédanés d'œufs.

Vous trouverez au chapitre 11, « L'heure des emplettes », des tuyaux et des conseils pratiques pour choisir les meilleurs aliments et adopter ainsi une diète pauvre en cholestérol. Vous découvrirez qu'avec un peu d'imagination vous pourrez encore déguster presque tous vos plats préférés. Pour ce faire, il suffira d'une modification ou d'un correctif par-ci par-là.

Vous ne trouverez pas dans ce livre de suggestions de menus pour chaque jour. Des années d'expérience m'ont démontré que personne n'accorde la moindre attention à ces menus ni ne consent le temps et les efforts nécessaires pour les respecter scrupuleusement. Je propose toutefois quelques exemples de menus pour une journée complète afin de vous prouver qu'on peut choisir parmi une grande variété d'aliments, tout en restant dans des limites raisonnables en ce qui concerne les graisses et le cholestérol. À ce sujet, reportez-vous aux pages 200 à 202.

La meilleure méthode consiste à modifier vos habitudes alimentaires sans pour autant renoncer à vos recettes et restaurants préférés. Il serait irréaliste d'espérer pouvoir modifier en une nuit – ou même jamais – des habitudes alimentaires acquises au fil des ans. Mais il n'est pas impensable qu'on puisse y apporter quelques correctifs. S'il faut de la crème sure dans une recette, remplacez-la par du lait partiellement écrémé évaporé. Si vous boulangez, utilisez de la margarine en contenant de plastique plutôt que du beurre, et réduisez de moitié la quantité demandée. Au lieu d'un œuf entier, ajoutez deux blancs d'œufs. Pour la friture, n'utilisez qu'un jet de Pam en bombe aérosol.

Ces recommandations s'adressent à toute la population plutôt qu'aux seules personnes qui doivent agir pour atténuer le facteur de risque que représente pour elles le cholestérol. On considère qu'un régime alimentaire à forte teneur en fibres et en glucides complexes et pauvre en graisses et en cholestérol est le plus indiqué pour tous les Nord-Américains, hommes et femmes, jeunes et vieux. Ceux qui cherchent à maîtriser leur diabète devraient suivre les mêmes principes, mais en mettant particulièrement l'emphase sur les oses. On pense généralement que ce régime alimentaire protège aussi contre plusieurs types de cancer, spécialement ceux du côlon et du sein. Pauvre en graisses, et donc nécessairement pauvre en calories, il profitera aussi aux nombreux Nord-Américains obèses. Comme il fournit en abondance tous les nutriments nécessaires, il répond même aux besoins des enfants en période de croissance. De plus, il n'existe absolument aucune contre-indication à ce régime, même si vous deviez l'observer jusqu'à la fin de vos jours. Le plan nutritif proposé dans cet ouvrage assure à tous et chacun un régime équilibré, complet, et des minéraux, des vitamines ainsi que des protéines en quantité suffisante.

Par-dessus tout, ce plan nutritif reconnaît l'importance des plaisirs de la chère. Nous devrions chérir et apprécier pleinement l'abondance qui prévaut dans nos sociétés. La plupart des experts insistent sur l'importance de varier le menu, ce qui nous autorise à déguster toutes les saveurs et les textures de la corne d'abondance à notre portée.

Rappelez-vous que les riches sauces françaises ont été créées pour masquer les odeurs de pourriture et de putréfaction des viandes, avant l'apparition des réfrigérateurs. Et que les croquettes de poulet des restaurants minute se composent, parfois jusqu'à 50 %, de peau et de cartilage hachés. Les hot-dogs contiennent des ingrédients qu'aucun

Tableau 13. **APPORTS NUTRITIONNELS RECOMMANDÉS (ANR) POUR LES PRINCIPAUX NUTRIMENTS**

	ÂGE (ANS)	POIDS (kg)	POIDS (lbs)	TAILLE (cm)	TAILLE (po)	ÉNERGIE (kcal)	PROTÉINE (g)	Vitamine A Activité (RE)	Vitamine A Activité (UI)	Vitamine D (UI)	Vitamine E Activité (UI)
Nourrissons	0,0-0,5	6	14	60	24	kg × 117	kg × 2,2	420	1 400	400	4
	0,5-1,0	9	20	71	28	kg × 108	kg × 2,0	400	2 000	400	5
Enfants	1-3	13	28	86	34	1 300	23	400	2 000	400	7
	4-6	20	44	110	44	1 800	30	500	2 500	400	9
	7-10	30	66	135	54	2 400	36	700	3 300	400	10
Hommes	11-14	44	97	158	63	2 800	44	1 000	5 000	400	12
	15-18	61	134	172	69	3 000	54	1 000	5 000	400	15
	19-22	67	147	172	69	3 000	54	1 000	5 000	400	15
	23-50	70	154	172	69	2 700	56	1 000	5 000		15
	51+	70	154	172	69	2 400	56	1 000	5 000		15
Femmes	11-14	44	97	155	62	2 400	44	800	4 000	400	12
	15-18	54	119	162	65	2 100	48	800	4 000	400	12
	19-22	58	128	162	65	2 100	46	800	4 000	400	12
	23-50	58	128	162	65	2 000	46	800	4 000		12
	51+	58	128	162	65	1 800	46	800	4 000		12
Femmes enceintes						+300	+30	1 000	5 000	400	15
Femmes allaitant						+500	+20	1 200	6 000	400	15

Source : Food and Nutrition Board, National Academy of Sciences / National Research Council des É.-U.

homme ni aucune femme n'avalerait sans doute s'ils n'étaient maquillés. Lisez la liste des ingrédients de certaines friandises et vous n'aurez sans doute plus guère envie de mordre dans ces cocktails de produits chimiques. Et souvenez-vous de l'époque où vous ne vous refusiez aucun caprice, mais souffriez de maux d'estomac et d'indigestion.

Oubliez ces « délices » et découvrez un univers inépuisable de saveurs naturelles et délicieuses, comme devraient en avoir tous les aliments. Jouissez de la vie ! Vous en connaissez assez sur la nutrition pour vous nourrir sainement !

VITAMINES HYDROSOLUBLES							MINÉRAUX					
Acide ascorbique (mg)	Acide folique (mcg)	Niacine (mg)	Riboflavine (B$_2$) (mg)	Thiamine (B$_1$) (mg)	Vitamine B$_6$ (mg)	Vitamine B$_{12}$ (mcg)	Calcium (mg)	Phosphore (mg)	Iode (mcg)	Fer (mg)	Magnésium (mg)	Zinc (mg)
35	50	5	0,4	0,3	0,3	0,3	360	240	35	10	60	3
35	50	8	0,6	0,5	0,4	0,3	540	400	45	15	70	5
40	100	9	0,8	0,7	0,6	1,0	800	800	60	15	150	10
40	200	12	1,1	0,9	0,9	1,5	800	800	80	10	200	10
40	300	16	1,2	1,2	1,2	2,0	800	800	110	10	250	10
45	400	18	1,5	1,4	1,6	3,0	1 200	1 200	130	18	350	15
45	400	20	1,8	1,5	2,0	3,0	1 200	1 200	150	18	400	15
45	400	20	1,8	1,5	2,0	3,0	800	800	140	10	350	15
45	400	18	1,6	1,4	2,0	3,0	800	800	130	10	350	15
45	400	16	1,5	1,2	2,0	3,0	800	800	110	10	350	15
45	400	16	1.3	1,2	1,6	3,0	1 200	1 200	115	18	300	15
45	400	14	1,4	1,1	2,0	3,0	1 200	1 200	115	18	300	15
45	400	14	1,4	1,1	2,0	3,0	800	800	100	18	300	15
45	400	13	1,2	1,0	2,0	3,0	800	800	100	18	300	15
45	400	12	1,1	1,0	2,0	3,0	800	800	80	10	300	15
60	800	+2	+0,3	+0,3	2,5	4,0	1 200	1 200	125	18+	450	20
80	600	+4	+0,5	+0,3	2,5	4,0	1 200	1 200	150	18	450	25

11

L'heure des emplettes

C'est au supermarché qu'il faut commencer à modifier ses habitudes alimentaires et celles de sa famille. Quelques minutes consacrées à la planification de vos repas vous aideront grandement à améliorer votre alimentation et à réduire davantage votre taux de cholestérol. Du même coup, vous économiserez temps et argent et vous découvrirez avec plaisir une nouvelle façon de vous nourrir.

Depuis longtemps, les conseillers en économie familiale pressent les ménagères avisées de préparer une liste d'achats. Cela vous semble peut-être aller de soi ; sachez pourtant que la plupart des consommateurs se rendent au marché sans trop savoir ce qu'ils s'y procureront. On fait ainsi des achats sous l'impulsion du moment et, à la caisse, la facture s'élève à plus qu'on ne s'y attendait. Dresser une liste d'achats et s'y tenir aide à économiser.

De la même manière, on suggère aux consommateurs à la diète de ne pas s'aventurer dans les allées d'un supermarché l'estomac vide. Nous en avons tous fait l'expérience, chaque fois avec le même résultat. On achète alors plus de produits que nécessaire ou qu'on le voulait vraiment – et de ceux qu'il faut éviter. Et on achète encore une fois sous l'impulsion du moment.

Vous aviez sans doute déjà entendu ces conseils. Il est temps de les mettre en pratique et de choisir vos aliments avec plus de discernement, pour vous nourrir plus sainement. Permettez-moi d'ajouter une dernière suggestion pour vos premières visites au supermarché : n'y allez que lorsque vous avez suffisamment de temps. Ne vous pressez pas. Que les courses soient pour vous une expérience enrichissante.

Arrêtons-nous maintenant à quelques détails. Nous nous pencherons d'abord sur une nouvelle façon de préparer une liste d'achats. Rappelez-vous les quatre groupes d'aliments : il n'y a pas meilleur moyen de choisir des produits nutritifs. Chaque jour, nous voulons consommer des aliments de ces quatre groupes : viandes, produits laitiers, fruits et légumes, céréales et grains. Ce faisant, comme nous l'avons vu au chapitre consacré à la nutrition, nous obtiendrons tous les nutriments essentiels, sans excès de calories, de graisses ni de cholestérol.

LA LISTE DU GROUPE DES VIANDES

Le groupe des viandes comprend une grande variété d'aliments riches en protéines. Et certains d'entre eux sont plus indiqués que les autres. Trop souvent, lorsque nous pensons aux viandes, l'image qui nous vient immédiatement à l'esprit est celle d'une tranche de bœuf saignant. Mais le mot « viande » englobe aussi le veau, le poisson, le poulet, la dinde et, pour leur apport en protéines, les œufs et les haricots secs.

Examinons d'abord le bœuf. Il n'existe aucune raison d'éliminer les viandes rouges de votre régime alimentaire, surtout si vous en raffolez. Choisissez les coupes plus pauvres en graisses parmi celles qui figurent au tableau 10 du chapitre 2, « Les numéros gagnants ». Toutefois, n'oubliez pas que les teneurs indiquées s'appliquent à des portions de 3 onces (85 g), après cuisson, de viandes débarrassées de tout le gras perceptible à l'œil nu. Lorsque vous faites vos courses, comptez donc 4 onces (125 g) par personne.

Si vous n'en avez pas encore pris l'habitude, variez les viandes au menu. Le veau, par exemple, est une délicieuse solution de rechange, d'une teneur beaucoup plus faible en graisses. Le veau haché n'en contient qu'environ 10 %, alors que le bœuf haché le plus maigre en compte environ 15 %. Le veau offre aussi un meilleur rapport qualité/prix que le bœuf haché le moins riche en graisses et permet de préparer une plus grande variété de plats. Faites-en l'essai en hamburger, en chili con carne sur petit pain, ou dans toute autre recette de bœuf haché.

Plus les consommateurs opteront pour des viandes moins riches en graisses et en cholestérol, plus les producteurs de bœuf offriront de la viande maigre.

Si vous recherchez la viande la plus pauvre en graisses, choisissez la volaille. Le bœuf haché de qualité moyenne contient 30 % de graisses. Le bœuf maigre en contient 15 %. On en trouve aussi peu que 10 % dans le veau. Et à peine une trace, moins de 4 %, dans la poitrine de dinde. J'insiste sur le mot « poitrine » ; il en va tout autrement pour la peau et la chair brune de ce volatile. La peau de dinde contient plus de 39 % de matières grasses et la chair brune, plus de 8 %. Ces données ne valent d'ailleurs que pour les jeunes volailles, moins grasses que les volailles adultes.

Lorsque vous faites vos courses, lisez bien les étiquettes sur les emballages de dinde hachée ou de saucisses de dinde et vous constaterez que ces produits sont faits de dinde entière, peau comprise. En conséquence, leur teneur en graisses s'établit à environ 15 %, ce qui ne vaut guère mieux que le bœuf haché maigre.

Demandez donc au boucher de désosser et d'enlever la peau de la dinde, puis d'en hacher la poitrine. Et tandis qu'il y est, commandez-lui aussi quelques escalopes de dinde que vous conserverez au congélateur, en portions prêtes à servir.

Le poulet constitue une autre excellente source de protéines, pauvre en graisses et en cholestérol, dont la chair brune contient également plus de matières grasses que la chair blanche. Rien de mieux que les poitrines de poulet qui s'apprêtent d'ailleurs de mille et une façons.

On ne peut en dire autant des autres volailles. Le canard et l'oie, par exemple, ont une forte teneur en graisses et on ne devrait en servir qu'aux occasions spéciales, si on y tient vraiment.

Sur la liste d'achats, les poissons devraient figurer en deuxième position. Si vous n'êtes déjà un inconditionnel du poisson, sachez qu'il existe plusieurs façons d'apprendre à l'apprécier et de se régaler de cette solution de rechange à la viande. Même ceux qui détestent le poisson n'en aiment pas moins généralement le thon en salade ou en sandwiches. Faites l'essai, par exemple, de saumon en conserve pour certaines de vos recettes de thon. Depuis peu, la compagnie Clover Leaf nous facilite la tâche avec ses conserves de saumon sans arêtes ni peau.

Utilisez-le tel quel, directement de la boîte, comme s'il s'agissait de thon.

Les amateurs de crustacés et de mollusques ont appris au chapitre 5 qu'en raison de techniques d'analyse inadéquates on avait surestimé jusqu'à récemment la teneur en cholestérol de ces aliments. Seuls les crevettes et le homard contiennent une importante quantité de cholestérol. Mais on ne trouve que des traces de matières grasses dans tous les autres crustacés. Et comme nous avons presque tous tendance à nous servir de plus petites portions de fruits de mer que de viande, on peut donc avaler quelques crevettes sans s'inquiéter. Dans cette course aux aliments à faible teneur en graisses et en cholestérol, le meilleur choix reste le pétoncle, si populaire et qui s'apprête à tant de sauces.

Ceux qui doivent surveiller leur budget pourront se rabattre sur les imitations de crustacés et de mollusques de plus en plus savoureuses, faites de surimi.

Si vous préférez le poisson surgelé en croquettes ou en bâtonnets, n'y renoncez pas, mais prenez soin de lire attentivement les étiquettes. Certaines des pâtes dont on enrobe le poisson sont frites, contiennent du jaune d'œuf et une grande quantité de matières grasses. D'autres, comme dans les délicieux plats d'aiglefin en pâte légère Tempura de Blue Water, sont apprêtées sans jaune d'œuf et ont une faible teneur en graisses comparativement à la plupart des aliments frits. Malgré tout, réduisez au maximum votre consommation d'aliments frits.

Quand vous achetez du poisson frais, laissez-vous guider par votre goût. Au fil des ans, plus les Nord-Américains apprenaient à aimer le poisson, plus ils en découvraient de variétés de meilleure qualité, par tout le continent. Pas besoin de vivre près de l'océan pour se procurer les filets les plus frais.

Au comptoir des viandes, on trouve aussi les charcuteries, véritable écueil pour plusieurs d'entre nous. Malheureusement, même produites à partir de dinde ou de poulet, ces viandes ont une teneur en graisses préjudiciable. Une seule tranche de salami comporte de 9 à 12 grammes de graisses. Et je n'ai jamais rencontré personne qui se contente d'une seule tranche. Par contre, une tranche de bacon de dos n'en contient que 2 grammes. Et les tranches de poitrine de dinde comme de jambon constituent des solutions acceptables. Vous êtes étonné de retrouver ici le jambon? Lisez bien les étiquettes et vous constaterez que certains produits de porc contiennent aussi peu que 2 % de matières grasses.

Malheureusement, le hot-dog tant prisé par tous les Nord-Américains contient des quantités excessives de matières grasses. Par exemple, la saucisse tout bœuf Maple Leaf en comporte 9,5 grammes. Et même la saucisse de poulet Maple Lodge Farms n'en compte pas moins de 6,8 grammes. Ces quantités sont inacceptables et nous avons donc, chez nous, virtuellement banni les hot-dogs de notre régime alimentaire.

Il en va de même pour les viandes de petit déjeuner. Beaucoup trop gras, le bacon et la saucisse sont aussi très riches en sel. Pour le petit déjeuner, on choisira donc plutôt la saucisse de dinde, qui se compose à 15 % de matières grasses. On peut même réduire cette proportion de graisses en faisant bouillir à demi la saucisse avant de la brunir. Mais rien ne vaut la saucisse qu'on prépare soi-même en se servant de chair blanche hachée de dinde, en suivant l'une des recettes proposées plus loin.

Peu d'aliments ont une plus forte teneur en cholestérol que les œufs, qui constituent par ailleurs une excellente source de protéines. Pour l'individu qui surveille son cholestérol, rien de plus abominable que les œufs au jambon en meurette ou « œufs Benedict », dont chaque portion fournit environ 1 500 grammes de cholestérol. Mieux vaut se limiter aux seuls blancs d'œufs ou se contenter de succédanés. Sans la moindre trace de cholestérol, les blancs d'œufs n'en sont pas moins une excellente source de protéines. Si vous préférez les succédanés, choisissez les Egg Beaters ou l'une ou l'autre des marques de commerce sans matières grasses.

Pour de délicieux œufs brouillés, mêlez des blancs d'œufs et des Egg Beaters. Les blancs frais ajouteront de la saveur au plat, de sorte que vous aurez peut-être même l'impression de manger des œufs complets.

Parce que le groupe des viandes comprend aussi les aliments qui fournissent une importante quantité de protéines, on y retrouve également le beurre d'arachides et les haricots secs. Parmi ces derniers, mentionnons les lentilles, les petits haricots blancs, les haricots Pinto, les pois chiches, les haricots nains et d'autres variétés ; vous pouvez aussi vous les procurer en conserve et vous épargner ainsi la corvée de la cuisson. On a fait la preuve que les haricots secs avaient la propriété de réduire sensiblement le taux de cholestérol. Apprêtez-les en salades, en potages, en trempettes ou autrement.

Quant au beurre d'arachides, il fait problème. Il ne contient pas de cholestérol, mais est très riche en matières grasses. Une cuillerée à table (15 ml) en contient plus de 7 grammes. Et, dans un sandwich, on en utilise généralement deux ou trois cuillerées combles (30 à 45 ml). Ne vous permettez qu'occasionnellement ce caprice.

On peut en dire autant des noix de toutes sortes. Une cuillerée à table (15 ml) de noix hachées contient 4,8 grammes de graisses. La même quantité d'arachides en compte 7 grammes. Une once (30 g) d'amandes salées et grillées en fournit plus de 16 grammes.

Ceux d'entre nous qui adorent croquer des noix trouveront dans les châtaignes un aliment tout aussi savoureux mais pauvre en matières grasses. En réalité, ce ne sont pas des noix, mais quel délice quand on les grille dans leur coquille. Il suffit de les inciser et de les mettre au four à 350°F (180°C), pendant une heure. On les laisse refroidir avant de les écaler, puis on s'en régale. Deux grosses châtaignes ne contiennent que 0,2 gramme de matières grasses. Grignotez-en donc une poignée! Elles ne sont toutefois pas sans calories. Les glucides des deux mêmes châtaignes vous fourniront 29 calories. Pas si terrible, au fond, si vous replacez ces chiffres dans le contexte de votre apport alimentaire quotidien.

LE CHOIX DES PRODUITS LAITIERS

Nous puisons dans les produits laitiers, comme on nous l'a appris à l'école, l'essentiel de nos besoins en calcium. S'il est vrai qu'en vieillissant nos besoins en calcium ne diminuent pas, nous pouvons toutefois nous passer des graisses et du cholestérol. Il faut donc faire ses choix parmi ce groupe d'aliments en tenant compte de cette réalité.

Choisissez du lait écrémé ou partiellement écrémé, plutôt que du lait entier. Entre chaque type de lait, les différences sautent aux yeux. Le lait entier contient 9 grammes de matières grasses par portion de 8 onces (250 ml). Le lait partiellement écrémé, 4 grammes. Et le lait écrémé, une infime quantité. Le cholestérol diminue dans les mêmes proportions que les graisses. Et vous en viendrez même rapidement à préférer le produit au goût plus léger et plus frais. Commencez dès maintenant à vous départir de l'habitude de boire du lait entier. Passez d'abord au lait partiellement écrémé, ensuite au lait écrémé.

Cela vaut aussi pour les fromages. Efforcez-vous de lire les étiquettes nutritionnelles. Une once (30 g) de cheddar fondu ne contient pas moins de 8,4 grammes de matières grasses. Mais « L'Envol » de la laiterie Etchemin n'en compte que 1,2 gramme. Une tasse (250 ml) de fromage Cottage en contient 9,5 grammes, alors qu'une variété à 2 % n'en donne que 4,4. Et vous pouvez en obtenir aussi peu que 1,6 gramme, en optant pour un fromage Cottage à 1 %.

Les mozzarella les plus courants contiennent 6,1 grammes de matières grasses à l'once (30 g). La variété partiellement écrémée et à faible teneur en eau n'en apporte que 4,8 grammes.

Vous pouvez retrouver dans vos plats la saveur du fromage, mais sans les matières grasses de cet aliment ; il vous suffit d'utiliser du Parmesan râpé : une cuillerée à table (15 ml) de ce produit n'en contient que 1,5 gramme, alors qu'une portion d'une once (30 g) de Parmesan en meule ferait osciller la balance à 7,3 grammes.

Rappelez-vous que la teneur en cholestérol baisse dans la même proportion que la teneur en graisses. Les variétés pauvres en graisses vous donnent donc beaucoup moins de cholestérol que les variétés courantes.

Au comptoir des yogourts, lisez encore les étiquettes. Vous constaterez d'énormes différences. Les types de yogourts les plus répandus et les plus populaires sont pauvres en matières grasses dont ils contiennent environ 3,4 grammes par portion d'une tasse (250 ml). Les variétés sans matières grasses ont en ce sens une très faible teneur : 0,4 gramme. Alors que les produits de lait entier en fournissent jusqu'à 7,7 grammes par contenant de 8 onces (250 ml). Quant aux nouveaux yogourts « suprêmes », composés de crème et de lait entier, ils en contiennent encore davantage. Ces yogourts « suprêmes » font la preuve qu'on peut transformer un aliment nutritif et délicieux en un produit funeste, gorgé de matières grasses et de cholestérol – somme toute, un aliment sans valeur nutritive. La teneur en calories varie grandement d'un type de yogourt à un autre, en fonction de son contenu en graisses et en sucre. Lisez donc les étiquettes.

Et les autres produits laitiers? On peut facilement remplacer la crème sure par le yogourt sans matières grasses et réduire ainsi considérablement sa consommation de graisses et de cholestérol. Chaque verre de 8 onces (250 ml) de lait de poule regorge de cholestérol et donne 19 grammes de matières grasses. En vous servant du produit Egg Beaters et de lait partiellement écrémé évaporé, vous pourrez en préparer une savoureuse version (voir la recette en page 260).

La crème contient beaucoup de matières grasses et de cholestérol. Les poudres substituts de crème éliminent le cholestérol, mais contiennent tout autant de graisses – et de graisses saturées. La meilleure solution reste le lait partiellement écrémé évaporé en conserve. Servez-vous-en pour remplacer la crème, la crème fouettée ou le lait entier dans toutes vos recettes. Parce qu'on lui ajoute des solides de lait écrémé, il a beaucoup de « corps ». En fait, on peut même le fouetter. Faites-en l'essai en ajoutant un soupçon de blanc d'œuf, une pincée de sucre et une goutte d'essence de vanille. Pour vous assurer un meilleur résultat, placez le mélange et les fouets au réfrigérateur avant de tenter l'expérience. Pour cuisiner, j'utilise pour ma part le lait partiellement écrémé évaporé de Carnation. Vous trouverez certainement un produit équivalent dans votre région.

LE CHOIX DES FRUITS ET LÉGUMES

Passez un long moment au comptoir des fruits et légumes de votre supermarché. Ou entrez chez un marchand qui en fait sa spécialité. Arrêtez-vous aux comptoirs en bordure des routes. Goûtez à tous les fruits et légumes du pays et du monde entier. Adressez-vous au gérant pour savoir comment apprêter ou cuire certaines des variétés les plus exotiques.

Maintenant que vous réalisez des économies parce que vous avez diminué vos portions de viande et de fromage, vous pouvez consacrer plus d'argent à l'achat des fruits et légumes.

Lors de vos visites au supermarché, vous n'aurez à vous méfier que d'un seul fruit. L'avocat contient en effet 16,4 grammes de graisses monoinsaturées par portion de 3 onces et demie (100 g). Il est évidemment sans cholestérol, uniquement présent dans les produits d'origine animale. Bien qu'il s'agisse de graisses monoinsaturées, moins dommageables que les saturées, vous n'en consommerez pas moins beaucoup de graisses. Mais si vous appréciez la saveur particulière et la chair délicate des avocats, n'en servez que de petites portions.

À cette seule exception près, tous les fruits et légumes du super-marché s'offrent à vous. Vous trouverez dans les légumes surgelés ou en conserve les mêmes nutriments que dans les produits frais, mais généralement à meilleur prix. Si vous optez pour les conserves, lisez toutefois attentivement les étiquettes pour connaître leur teneur en sel ou n'achetez que les marques sans sel. Les haricots sautés en conserve contiennent parfois du saindoux ; optez plutôt pour les préparations « végétariennes ».

Les fruits en conserve font aussi de délicieux desserts ou colla-tions. Il vaut mieux choisir les fruits conservés dans l'eau ou dans leur jus, plutôt que dans un sirop épais et riche en sucre.

LE CHOIX DES CÉRÉALES ET DES PRODUITS DE BOULANGERIE

Ce groupe englobe tous les aliments faits de grains. Il constitue une importante partie de l'alimentation puisqu'il fournit les fibres, les glucides et plusieurs vitamines du complexe B. Pour savoir exactement ce que vous mangez, lisez encore les étiquettes.

Les produits de boulangerie contiennent fréquemment des jaunes d'œufs ou des graisses et parfois les deux. On trouve dans chaque tran-che de pain blanc, par exemple, 1 gramme de graisses. Et ces gram-mes s'accumulent rapidement. Cela vaut aussi pour plusieurs pains complets. N'hésitez donc pas à lire soigneusement les étiquettes nutri-tionnelles pour déceler la présence de toute « graisse partiellement hydrogénée ».

La plupart des craquelins qu'on émiette dans les soupes et les ragoûts contiennent du saindoux. J'achète de préférence des craquelins faits d'huile végétale, que l'on retrouve dans les magasins d'aliments naturels. Quant aux bagels, choisissez de préférence ceux à base d'eau plutôt que d'œufs.

Qu'en est-il des pâtes et des nouilles ? La plupart des spaghetti et des autres pâtes ne se composent que de farine et d'eau. Cependant, comme l'indique leur nom, les nouilles aux œufs contiennent des œufs. Ce qui signifie 50 mg de plus de cholestérol par tasse (250 ml) de nouilles cuites. Achetez plutôt des nouilles sans œufs, identifiées comme des nouilles « diététiques » ou « minceur ». Ou procurez-vous plutôt des fettucine.

Parmi les autres sources de cholestérol dissimulé, mentionnons les pâtisseries et les préparations à crêpes qui contiennent des jaunes d'œufs. Mieux vaut les faire soi-même, en se reportant aux recettes qui figurent à la fin de ce livre, et les conserver au congélateur.

En ce qui concerne les céréales de petit déjeuner, le problème ne tient pas à leur teneur en graisses et en cholestérol, mais en sucre. Les céréales sans sucre de nos grands-parents restent le meilleur choix. Et, bien entendu, vous veillerez à augmenter votre consommation de son d'avoine sous forme de céréales et de muffins. Vous pouvez vous procurer du son d'avoine en emballages d'une livre (454 g) au comptoir des céréales chaudes. Dans certains magasins, vous pouvez maintenant en acheter en vrac, ce qui réduit considérablement le prix de revient. Pourquoi ne pas tenter d'obtenir du gérant un escompte pour tout achat en grande quantité ?

Un dernier mot sur les aliments du groupe des céréales et des produits de boulangerie : les rédacteurs publicitaires ont convaincu le grand public que les friandises dites granola (à base de farine d'avoine) sont à la fois bonnes pour la santé, nutritives et « naturelles ». Un examen plus attentif révèle qu'il ne s'agit en fait que de tablettes de bonbon. La tablette au beurre d'arachides Nature Valley, par exemple, ne contient pas moins de 6 grammes de matières grasses, sans compter tout le sucre. À ce compte, mieux vaut du vrai bonbon. Une tablette Snickers comporte « seulement » 6,2 grammes de matières grasses.

LE CHOIX DES AUTRES ALIMENTS

En plus des produits de base dont nous avons parlé, presque toute liste d'épicerie devrait comprendre une grande variété d'aliments qu'on classe généralement sous la rubrique « divers ». On peut regrouper dans cette catégorie les huiles et les graisses, les sucres, les épices, les fines herbes et divers assaisonnements. Ils sont plus savoureux que nutritifs et il faut les choisir avec soin.

En matière d'huiles et de graisses, il vaut mieux éliminer complètement certains produits : le beurre, le saindoux, la margarine solide et les produits dont l'étiquette porte la mention « huiles végétales partiellement hydrogénées ». De plus, deux huiles végétales sont aussi saturées que les graisses animales : l'huile de palme et l'huile de noix de coco, souvent utilisées dans la préparation d'aliments frits en usine et de produits de boulangerie. Tentez au moins d'en diminuer la quantité dans votre panier à provisions.

La publicité télévisée nous porte à croire que le choix d'une huile végétale est compliqué alors que, dans les faits, rien n'est plus simple. Quoi que disent les rédacteurs publicitaires des produits qu'ils vantent, *aucune* huile végétale ne contient de cholestérol. De ce point de vue, toutes les huiles se valent.

Les messages publicitaires insistent ensuite sur la quantité de graisses polyinsaturées que contient le produit. Et, de fait, l'huile de carthame en contient davantage que l'huile de maïs. Mais ce désavantage de la première est compensé par la présence de graisses monoinsaturées fort profitables. En réalité, les graisses monoinsaturées réussissent mieux que les graisses polyinsaturées à maintenir le taux de HDL.

En ce qui concerne les huiles d'usage courant dans la cuisine, faites donc votre choix en fonction de vos goûts personnels et du prix puisque, d'un point de vue strictement nutritif, elles se valent toutes.

Vous pourriez aussi vous procurer deux autres types d'huiles. Comme je l'ai indiqué au chapitre 5, les huiles d'olive et d'arachides sont essentiellement des graisses monoinsaturées et on a pu associer leur usage, dans certaines parties du globe, à des taux inférieurs de cholestérol sans pour autant qu'en souffrent les taux de HDL. Ces deux huiles rehaussent certains plats. Chez nous, nous nous servons de trois types d'huiles : végétale, d'olive et d'arachides.

Peu importe l'huile utilisée, il vaut mieux en limiter les quantités. Il existe un moyen agréable d'y arriver : cuisiner au Pam ou à l'aide d'autres huiles végétales en aérosol sur le marché ; on obtient ainsi une couche fine et uniforme d'huile dans le poêlon. On s'étonnera toujours de l'infime quantité d'huile nécessaire pour faire sauter un morceau de poisson ou de poulet.

J'ai découvert un autre usage fascinant et savoureux à ces bombes aérosol. J'ai toujours adoré le pain à l'ail, mais je l'ai pratiquement éliminé de mon menu, pour me passer de beurre. Puis j'ai mijoté cette recette : vaporiser de Pam à saveur de beurre une tranche de pain de son ; saupoudrer de poudre d'ail, au goût, et cuire cinq minutes au four préchauffé. Un délice, presque sans graisses.

Le produit appelé Molly McButter est une autre solution pour réduire l'apport total en graisses. Ses fabricants ont réussi à emprisonner la saveur du beurre dans une poudre sans graisses ni cholestérol. Nous nous en servons de mille et une façons. On peut, par exemple, en saupoudrer des légumes chauds. Elle ajoute une saveur de beurre aux produits de boulangerie et est utile également pour la cuisson. Nous en saupoudrons même le maïs soufflé. Chaque fois que vous utilisez la poudre Molly McButter, vous vous évitez de consommer du beurre – et c'est là l'objectif primordial.

Toujours au comptoir des huiles de cuisine, nous arrivons au rayon des vinaigrettes. Rien de mieux encore que de lire les étiquettes. Vérifiez le nombre de grammes de graisses par cuillerée à table (15 ml). Rien ne vous oblige toutefois à n'acheter que les vinaigrettes à plus faible teneur en graisses, sans tenir compte de vos préférences. Il suffira peut-être d'en utiliser un peu moins à la fois. Tout est question de mesure.

Vous serez peut-être étonné de constater que les vinaigrettes embouteillées, composées traditionnellement de vinaigre et d'huile, contiennent plus de graisses par portion que les vinaigrettes Mille-Îles ou Ranch. Pour faire de vos courses une expérience enrichissante, n'hésitez pas à vous arrêter et à prendre le temps de lire les étiquettes avant tout achat. On trouve aujourd'hui plusieurs produits du genre, sans huile. Avec le temps, vous identifierez les meilleurs types et marques de vinaigrettes.

La composition de la sauce tartare varie aussi considérablement selon le fabricant. Lisez donc l'étiquette. Si vous apercevez la mention jaunes d'œufs sur la liste des ingrédients, passez à un autre produit. Faites de même pour les vinaigrettes.

Plusieurs achètent maintenant des préparations d'assaisonnement pour vinaigrettes. On suggère souvent dans le mode d'emploi de ces préparations l'usage de mayonnaise. Pourquoi ne pas utiliser alors une mayonnaise pauvre en graisses. Ou y substituer du yogourt sans graisses. Et si le mode d'emploi recommande l'usage d'une huile, n'incorporez que la moitié de la quantité suggérée et remplacez le reste par d'autres liquides.

Mais comment s'y prendre pour les mayonnaises ? Lisez toujours l'étiquette. On trouve sur le marché un grand nombre de mayonnaises pauvres en graisses. J'aime particulièrement le produit des Weight Watchers. Et bien que la mayonnaise contienne des jaunes d'œufs, sachez que vous n'en tirerez en réalité d'une portion qu'une quantité infime, quasi insignifiante. Mais tant mieux si vous préférez la vinaigrette sans trace de cholestérol. Choisissez les marques à faible teneur en graisses.

Le sucre constitue la deuxième plus importante source de calories, tant au supermarché comme dans votre assiette. La cassonade, le sucre cristallisé, le sucre turbinado « naturel » se valent tous pour leur teneur en calories et pour la façon dont l'organisme les digère. Le sucrose reste toujours du sucrose, quelle que soit sa provenance. Et *tous* les sucres, y compris le miel et le fructose, subissent la même transformation dans l'organisme pour devenir du sucre sanguin qu'on appelle glucose.

Le choix d'un type de sucre et de la quantité utilisée dépend donc finalement de vos goûts personnels... et de votre tour de taille. Car si le sucre ne provoque pas directement de hausse du taux de cholestérol, il peut conduire à l'obésité ou augmenter la concentration de triglycérides.

Ce qui nous amène tout naturellement à la catégorie suivante des produits classés sous la rubrique « divers ». Les desserts donnent des maux de tête à ceux d'entre nous qui s'efforcent de limiter leur consommation de cholestérol et de graisses. On pourrait en dire autant des collations. Les crèmes glacées, les tartes, les gâteaux, les biscuits et les autres sucreries sont riches en graisses et en cholestérol. Plus ils sont riches et meilleurs au goût, plus ils contiennent de ces matières dommageables. Dans bien des cas, mieux vaut se résoudre à y renoncer complètement.

Au lieu d'une crème glacée, prenez un sorbet. Goûtez quelques-uns des parfums de sorbet récemment lancés sur le marché. Lisez les étiquettes et vous constaterez qu'ils se composent essentiellement de purée de fruits. Les Européens en font depuis longtemps leurs délices.

Ou encore, optez pour le yogourt glacé et divers desserts glacés à base de yogourt. Ceux de marque Sealtest sont presque exempts de graisses.

Arrêtez-vous aussi aux nouveaux produits qui font régulièrement leur apparition sur le marché. Je pense par exemple aux sucettes de gélatine glacée qui ne contiennent chacune que 35 calories. Et comme collation, au lieu d'un biscuit glacé, optez plutôt pour un « *popsicle* ».

Pour ce qui est des gâteaux et des biscuits, à l'exception du gâteau des anges, fait de blancs d'œufs, il faut pratiquement y renoncer. Si vous ne pouvez vraiment pas vous en passer, vous auriez avantage à consentir l'effort de les préparer vous-même à la maison, comme autrefois. De cette façon, vous pourrez utiliser des succédanés d'œufs et des huiles végétales.

N'oubliez pas non plus d'acheter des sachets de raisins secs et d'autres fruits secs. Disposez-les de manière attrayante dans des bols à portée de la main où vous puiserez chaque fois que vous sentirez une fringale. Pour vous gâter, pourquoi ne pas vous offrir une corbeille de fruits exotiques ? Vous le méritez bien.

Vient enfin la catégorie des breuvages pour faire passer tous ces aliments. En ce domaine, il y a peu d'interdits. Les Nord-Américains se sont entichés des eaux embouteillées, tant plates que gazéifiées, aussi bien importées que domestiques. On peut même trouver des eaux à faible teneur en sel. Et, de nos jours, les boissons gazeuses sans calories, sucrées au Nutra Suc et qui ne laissent aucun arrière-goût d'amertume, ne manquent pas.

Pour ma part, j'ai préféré renoncer au sucre des boissons gazeuses pour pouvoir en consommer dans mes biscuits et les produits de boulangerie. C'est une question de choix et de juste équilibre. Quand je bois un cola sans sucre, je ne perçois pas vraiment de différence ; mais j'aime bien cette petite touche de sucré dans mes muffins de son d'avoine et mes biscuits maison.

Lorsque vous dressez votre liste d'achats, vous devez avoir pour objectif de choisir les aliments qui vous permettront de respecter les limites de sucre, de graisses et de cholestérol que vous vous êtes fixées pour chaque journée. Et, bien sûr, vous en profiterez également pour surveiller les milligrammes de sodium.

Deux éléments vous aideront à modifier avec succès votre régime alimentaire dans le cadre de ce programme. D'abord, le fait que vous saurez à quelle quantité de graisses vous devriez vous limiter chaque jour. En second lieu, parce que vous lirez les étiquettes des produits transformés, de même que les tableaux de ce livre qui indiquent la teneur en graisses et en cholestérol des aliments.

Si vous limitez comme moi votre apport en graisses à 50 grammes par jour, vous n'aurez aucune difficulté à vous y retrouver. Les trois muffins que je mange le matin me fournissent au total 10,5 grammes de graisses. En suivant la recette sans huile, vous réduirez même presque à zéro cet apport en graisses. Le lait, le café, les jus et autres breuvages contiennent peu de graisses, sinon pas du tout. À l'heure du lunch, je mange parfois un sandwich de thon en salade. Chaque portion de 3 onces et demie (100 g) de thon ne comporte que 0,8 gramme de graisses ; sachez que cela représente la moitié d'une boîte de thon conservé dans l'eau. J'incorpore à ce sandwich une cuillerée à table (15 ml) de mayonnaise Weight Watchers, pauvre en graisses, qui représente 4 grammes additionnels de matières grasses. Mon breuvage, comme je l'ai déjà dit, ne m'apporte pas de graisses ni, d'ailleurs, le fruit que je croque dans l'après-midi comme collation.

Jusqu'à ce moment de la journée, j'ai accumulé 15 grammes de graisses. J'ai encore droit à 35 grammes. Pour le souper, je peux me régaler d'une côtelette ou d'une escalope de veau (9 grammes par portion de 3 onces et demie/100 g), d'une salade verte arrosée d'une vinaigrette au fromage bleu (7,3 grammes par cuillerée à table/15 ml), de spaghetti et d'une sauce apprêtée commercialement (1 gramme par portion de 3 cuillerées à table/45 ml), d'une cuillerée à table (15 ml) de Parmesan râpé (1,5 gramme) et, comme dessert, d'une crème de tapioca (3,1 grammes par portion de 3 onces et demie/100 g). Ce qui totalise 22 grammes pour le dîner, encore moins que la ration allouée pour la journée. Je ne l'oublie pas et, le lendemain, je peux manger au restaurant et commander des frites, sans me sentir coupable.

Faites-en vous-même l'expérience. Pensez à ce que vous mangez dans une journée. Planifiez quelques menus et calculez le nombre de grammes de graisses présentes dans chaque aliment. Vous serez tout bonnement renversé de voir la quantité et la variété des aliments que vous pouvez consommer en toute tranquillité d'esprit, jour après jour.

Vous ne rencontrerez des difficultés que lorsque vous voudrez manger des aliments dont vous savez d'avance qu'il faut les éviter. Je pense, par exemple, aux plats minute très gras. Ou à la sauce hollandaise. Ou encore à une crème glacée, nappée de fondant encore chaud, garnie de crème fouettée et saupoudrée de noix hachées.

En peu de temps, vous saurez presque instinctivement si vous avez ou non dépassé votre ration quotidienne totale de graisses. Vous n'aurez plus à compter les grammes de graisses pour chaque aliment consommé parce que vous choisirez d'instinct des produits dont vous savez qu'ils vous permettent de rester dans les limites que vous vous êtes fixées.

Mais préparez-vous à éprouver des frustrations au supermarché. Tous les produits ne portent pas d'étiquette nutritionnelle complète qui vous informe de leur teneur en graisses, en cholestérol et en sodium. La législation en ce domaine manque de dents. Graduellement, de plus en plus de produits seront étiquetés. Mais, d'ici là, l'industrie alimentaire fera tout en son pouvoir pour ne pas fournir ces renseignements sur ses emballages. Elle ne veut pas que vous sachiez combien de graisses se retrouvent dans une once (30 g) de tel fromage, dans une poignée d'arachides, dans une demi-douzaine de craquelins ou dans n'importe quelle quantité de plusieurs autres produits.

Si vous considérez que les fabricants devraient préciser ces quantités de graisses, de cholestérol et de sodium pour vous rendre plus facile la tâche de mieux vous nourrir, écrivez à vos députés pour le leur laisser savoir. Croyez-moi, ils accordent beaucoup d'attention aux lettres du genre. Lorsqu'ils font entendre leur voix, les électeurs comptent beaucoup plus que les lobbyistes. Mais, d'ici à ce que tous les produits soient étiquetés, reportez-vous aux tableaux de ce livre.

En préparant votre liste d'achats, pensez aussi aux repas que vous pourrez ainsi vous cuisiner. Pour vous simplifier la tâche et vous la rendre plus agréable, planifiez alors vos repas pour une semaine entière. Vous saurez ainsi quels aliments de chaque groupe vous procurer et, en un seul coup d'œil à votre panier, vous vous assurerez de choisir une plus grande variété d'aliments. Puis viendra le moment d'apprêter ces aliments.

Pour en tirer le meilleur parti, faites l'essai de toutes sortes d'herbes et d'épices. On devrait trouver dans toute cuisine un grand assortiment de fines herbes déshydratées et d'épices. En parcourant des livres de recettes, il vous arrivera d'en découvrir de nouvelles que vous voudrez peut-être vous procurer. Expérimentez aussi avec de fines herbes fraîches, disponibles au comptoir de votre supermarché. Rien ne vaut, par exemple, le basilic frais pour relever une sauce tomate. Ou de l'ail frais.

Si vous utilisez des fines herbes et des épices, vous ressentirez moins le besoin de saler vos plats. Une pincée de ceci ou une goutte de cela peut très avantageusement remplacer le sel.

USTENSILES ET APPAREILS NÉCESSAIRES

Jouir de la bonne chère toute une vie durant vaut bien un petit investissement. Certains ustensiles qui permettent de cuisiner plus facilement des plats pauvres en graisses et en cholestérol sont plus coûteux, mais à long terme valent bien la somme déboursée. Équipez graduellement et selon vos moyens votre cuisine.

Un ensemble de couteaux de qualité rend la tâche plus agréable. Rien n'est plus frustrant que d'essayer de trancher et de découper des aliments avec une lame émoussée. Un bon ensemble de couteaux de cuisine constitue un investissement pour la vie. En vous procurant aussi une planche à découper, vous serez parfaitement outillé.

Parmi les appareils ménagers d'un grand secours, mentionnons le batteur-mélangeur et le robot culinaire. Au fil des ans, leur prix a considérablement diminué et on les offre souvent en solde. Le robot culinaire facilite tant la cuisine qu'il vous permet de savourer des plats et des produits que, sans lui, vous n'auriez même pas goûtés.

Lorsque vous tranchez, coupez en dés ou apprêtez autrement vos aliments, veillez aussi à en mesurer exactement les quantités. Pour ce faire, la balance de cuisine est essentielle. Plus vous l'utiliserez, plus votre œil s'entraînera à évaluer les quantités.

Et, maintenant, la cuisson. Choisissez au moins un poêlon ou une poêle à recouvrement antiadhésif pour les plats sautés. Vous utiliserez ainsi beaucoup moins d'huile. La marguerite vous permettra de préparer des légumes délicieux et croquants. Et un wok vous donnera accès aux possibilités presque infinies de la cuisine orientale à l'huile.

La préparation de toute recette, simple ou compliquée, exige toujours un peu de temps. Pourquoi ne pas doubler les quantités et conserver l'excédent au congélateur, d'où vous n'aurez qu'à le retirer lorsque vous n'aurez pas le temps de cuisiner.

Les repas pris sur le pouce sont souvent les plus riches en graisses et en cholestérol. Au travail, la journée a été longue, vous vous sentez fatigué ; il est tard et vous n'avez pas le goût de cuisiner. Alors, vous achetez un double hamburger fromage sur le trajet du retour, que vous accompagnez d'une frite et d'un lait battu. Jetez un coup d'œil aux tableaux pour savoir combien de graisses et de cholestérol vous avalerez ainsi pour la seule raison que vous n'avez ni le temps ni l'énergie de cuisiner.

Et, maintenant, imaginez-vous quel soulagement ce serait de vous rappeler soudain tous ces plats déjà mijotés qui vous attendent au congélateur. Du chili con carne, composé de poitrine de dinde hachée. Des mets chinois. Ou peut-être l'un ou l'autre de ces nouveaux plats diététiques que vous pourriez accompagner d'une salade.

Lorsque vous préparez votre liste d'emplettes, prévoyez le nécessaire pour quelques « plats de dépannage ». Prévoyez aussi les collations, quand vous surprendra, par exemple, une fringale de minuit. Prévoyez en somme toutes les occasions où il vous faudra choisir entre un aliment sain et un autre dommageable.

Et chaque fois que vous faites vos courses, lisez les étiquettes. Au comptoir des produits de la ferme, cherchez des aliments qui vous sont inconnus. Vos nouvelles habitudes alimentaires deviendront bientôt une seconde nature et vous vous demanderez pourquoi vous avez attendu des années avant de les adopter.

LA PLANIFICATION DES MENUS

Chacun a ses goûts et ses préférences ; aussi toute tentative d'adopter un régime alimentaire établi au jour le jour est-elle presque sûrement vouée à l'échec, dans la mesure où semblable régime ne tient nullement compte de ces considérations. Simplement à titre d'exemple, jetons toutefois un coup d'œil aux repas de trois journées « types », uniquement composés d'aliments que je vous ai suggéré d'acheter au supermarché. Les recettes de ces plats figurent à la fin de ce livre et les données concernant leur teneur en graisses et en cholestérol ont été établies en présumant que vous cuisinerez sans jaunes d'œufs et que vous mettrez en pratique toutes les autres recommandations pour réduire les graisses et le cholestérol dans la préparation de vos aliments.

J'ai élaboré ces menus pour répondre à mes besoins, soit ceux d'un homme de 150 livres qui limite son apport en graisses à 50 grammes et à moins de 250 mg sa ration de cholestérol. Pour m'en tenir à ces chiffres, j'ai dû procéder à des calculs en me reportant aux tableaux présentés dans cet ouvrage. Pourquoi ne pas tenter d'y ajouter certains de vos mets préférés? S'il vous arrive, certains jours, d'excéder les limites que vous vous êtes fixées, rappelez-vous de compenser le lendemain. Et si vous avez pu économiser un jour quelques grammes ou milligrammes, alors vous pourrez le lendemain vous gâter un peu plus.

On ne peut évidemment s'attendre à ce qu'une personne calcule chaque jour scrupuleusement son apport en graisses et en cholestérol. Ce serait trop demander, même à l'individu le plus décidé. Mais en peu de temps, même très peu de temps, vous évaluerez mentalement votre apport en ces nutriments et vous viserez juste.

Première journée

	MATIÈRES GRASSES (grammes)	CHOLESTÉROL (milligrammes)
Petit déjeuner		
3 crêpes de son d'avoine arrosées de sirop d'érable	4,5	0
1 saucisse de dinde de 3 oz (85 g)	4,2	66
1 verre de 4 oz (125 ml) de jus d'orange	—	—
1 café décaféiné ou thé	—	—
Déjeuner		
1 sandwich de thon composé de 3 ½ oz (100 g) de thon, de 1 c. à table (15 ml) de mayonnaise pauvre en matières grasses, et de pain de son	4,8	63
1 muffin de son d'avoine banane et dattes	4,5	—
1 verre de 8 oz (250 ml) de lait écrémé	0,4	5
Collation		
1 pomme (grosseur moyenne)		
Dîner		
1 salade verte arrosée de 2 c. à table (30 ml) de vinaigrette crémeuse Kraft	5,0	—
5 oz (150 g) de poitrine de poulet ou de dinde rôtie sans la peau	7,0	110
1 portion de pommes de terre mousseline additionnées de poudre Molly McButter et de lait partiellement écrémé évaporé	—	—
1 portion de légumes enrobés de 1 c. à thé (5 ml) de margarine	4,0	—
1 brioche de blé entier tartinée de 1 c. à thé (5 ml) de margarine	4,0	—
½ tasse (125 ml) de sorbet	4,0	—
Total de la journée	*42,4*	*244*

Remarque : Selon ses besoins, on variera le total de calories en consommant une quantité supérieure ou inférieure de certains aliments sans matières grasses, comme les pommes de terre.

Deuxième journée

	MATIÈRES GRASSES (grammes)	CHOLESTÉROL (milligrammes)
Petit déjeuner		
⅔ de tasse (150 ml) de céréale de son d'avoine (cru) additionnée de raisins secs	4,0	—
½ tasse (125 ml) de lait écrémé qu'on ajoutera aux céréales	0,2	5
1 verre de 4 oz (125 ml) de jus de tomates	—	—
1 café décaféiné ou thé	—	—
Déjeuner		
1 sandwich de jambon composé de 3½ oz (100 g) de jambon sur pain de son ou de blé entier, garni de laitue et de tomates	5,0	50
1 tangerine	—	—
1 verre de lait écrémé de 8 oz (250 ml)	0,4	5
Dîner		
1 salade verte arrosée de vinaigrette crémeuse	5,0	—
7 oz (200 g) de saumon grillé, arrosé de citron pressé	14,8	94
1 portion de riz additionnée d'une c. à thé (5 ml) de margarine	4,0	—
1 portion de légumes enrobés d'une c. à thé (5 ml) de margarine	4,0	—
1 brioche tartinée d'une c. à thé (5 ml) de margarine	4,0	—
½ tasse (125 ml) de flan à la vanille	0,3	3
Collation de fin de journée		
1 portion de maïs soufflé, saupoudré de poudre Molly McButter	—	—
Total de la journée	***41,7***	***157***

Remarque : Si vous réussissez à vous passer de margarine au dîner, vous pourrez, si vous le désirez, utiliser ces grammes de matières grasses sur votre maïs soufflé.

Troisième journée

	MATIÈRES GRASSES (grammes)	CHOLESTÉROL (milligrammes)
Petit déjeuner		
3 muffins de son d'avoine aux bleuets	10,5	—
1 verre de 4 oz (125 ml) de jus de pamplemousse	—	—
1 verre 8 oz (250 ml) de lait écrémé	0,4	5
1 café décaféiné ou thé	—	—
Déjeuner		
1 sandwich de beurre d'arachides composé de 2 c. à table (30 ml) de beurre d'arachides et de confiture ou de gelée, sur pain de son ou pain de blé entier	14,4	—
1 verre de 8 oz (250 ml) de lait écrémé	0,4	5
1 portion de raisins frais	—	—
Dîner		
1 salade verte arrosée de vinaigrette crémeuse	5,0	—
4 oz (125 g) de filet mignon maigre, grillé	12,0	144
1 portion de pommes de terre au four, saupoudrées de poudre Molly McButter	—	—
1 portion de légumes	—	—
3 ½ oz (100 g) de tapioca au lait	3,1	53
Collation		
1 portion de raisins secs	—	—
Total de la journée	*45,8*	*207*

Remarque : Voici un exemple de deux menus comportant chacun un plat plutôt riche en matières grasses – le beurre d'arachides et le bœuf – qu'on peut consommer le même jour, dans la mesure où l'on choisit avec soin ses autres aliments.

12

Un traitement qui a fait ses preuves

Je n'oublierai jamais le jour où on m'a confirmé les effets bénéfiques de mon nouveau régime alimentaire au son d'avoine, combiné à l'absorption de niacine. Cette journée-là, je m'entraînais au Santa Monica Medical Center Cardiac Rehabilitation Center. Plus spécifiquement, je suais sur la rameuse quand on me transmit les résultats de mes analyses sanguines. Lorsque l'infirmière prononça ces chiffres magiques, je n'ai pu retenir des larmes.

Songez que, à peine quelques mois plus tôt, mon taux de cholestérol total s'établissait à 284 mg/dl et que même une diète très sévère, qui m'interdisait les viandes rouges, les œufs et jusqu'aux produits laitiers sans matières grasses, ne l'avait ramené qu'à un niveau décevant de 271.

Or voilà qu'après seulement huit semaines de muffins de son d'avoine et de suppléments de niacine, la bonne nouvelle m'arrivait. Mon taux de cholestérol total était tombé à 169. J'étais aussi rassuré d'apprendre que mon rapport cholestérol total/HDL s'établissait à 3,4 – bien en deçà du seuil critique.

Un an plus tard, j'obtenais toujours à plusieurs reprises des résultats d'analyse sanguine aussi satisfaisants. J'étais certain d'avoir trouvé la réponse à mon problème. Et comme je suis rédacteur scientifique, j'ai tenu à partager la bonne nouvelle avec mes semblables.

J'avais sans doute sous la main assez de matière pour rédiger un ouvrage uniquement fondé sur mes résultats spectaculaires. Mais j'ai reçu une formation scientifique et j'ai hérité d'une curiosité insatiable.

D'autres individus obtiendraient-ils d'aussi bons résultats avec mon traitement ?

Qui plus est, en tant que journaliste d'information médicale, je me suis souvent montré très sévère à l'endroit d'ouvrages qui avançaient des hypothèses sans les étayer suffisamment. Je résolus donc non seulement d'appuyer chaque affirmation des chapitres scientifiques par des références puisées dans la littérature médicale la plus digne de foi, mais de rapporter aussi les résultats d'autres malades soumis au même traitement.

Ces résultats, nous les tenons maintenant et, dans plusieurs cas, ils sont tout bonnement renversants. Des taux de cholestérol abaissés de 100 points ou davantage. Des réductions de l'ordre de 30, 40 % et même 50 %. Des concentrations de HDL souvent multipliées par deux. Des triglycérides réduits de moitié. Et toutes ces affirmations sont étayées par des documents.

J'ai d'abord communiqué mon idée au docteur Albert Kattus, cardiologue renommé et directeur du Cardiac Rehabilitation Center. Nous avions appris à nous connaître pendant le traitement qui avait précédé et suivi mon opération. Et son opinion compte beaucoup pour moi.

Le docteur Kattus partagea mon enthousiasme et m'obtint un entretien avec le Medical Research Committee de l'hôpital. Après avoir expliqué notre projet de recherche, insisté sur ses chances de succès et le peu de risques, sinon l'absence d'effets secondaires qu'il présentait, nous avons obtenu la permission de procéder.

Il fallut d'abord recruter un certain nombre de participants au taux de cholestérol élevé. Les volontaires furent informés du traitement par le biais d'une brève note et durent signer un formulaire de consentement. Le programme s'étendit sur 8 semaines ; chaque lundi soir, on tenait une réunion des participants qui, par ces rencontres, avaient l'occasion d'aborder tous les aspects du cholestérol traités dans le présent ouvrage, de poser des questions et de partager leurs expériences.

Après avoir assisté à plusieurs conférences, reçu de la documentation, eu droit à des entretiens privés, vingt participants, aussi bien hommes que femmes, furent sélectionnés et on leur demanda d'observer une diète modérément stricte – celle-là même dont traite le chapitre 2, « Les numéros gagnants » –, de consommer 50 grammes de son d'avoine chaque jour, sous forme de céréale chaude ou de muffins, et d'absorber une dose de 3 grammes de niacine, comme nous l'avons vu au chapitre 4, « L'effet stupéfiant de la niacine ».

De plus, trois individus incapables d'absorber de la niacine en raison de contre-indications, dont la goutte et le diabète, assistèrent aux rencontres, observèrent la diète proposée et consommèrent du son d'avoine. Au total, vingt-trois personnes assistaient donc à nos réunions du lundi. Deux autres personnes suivaient le traitement chez elles, sans encadrement hospitalier.

Des vingt personnes qui entreprirent le traitement complet à l'hôpital, cinq ne réussirent pas à respecter le régime alimentaire modifié, ne consommèrent pas les quantités suggérées de son d'avoine, oublièrent parfois d'avaler leurs comprimés de niacine ou manquèrent à ces trois conditions. Elles obtinrent évidemment de médiocres résultats. Mais pour les quinze autres malades, qui respectèrent scrupuleusement le traitement, les résultats furent plus qu'encourageants.

En moyenne, leur taux de cholestérol total tomba de 22 %. Songez que les spécialistes considèrent que toute baisse de 1 % du cholestérol diminue de 2 % le risque de coronaropathie. Les sujets de notre étude ont donc vu décroître de près de la moitié leurs risques de maladie cardiaque.

Les deux individus qui suivirent le programme sans encadrement hospitalier se montrèrent particulièrement motivés. L'un d'eux vit passer son taux de cholestérol total de 260 à 168, en huit semaines. L'autre, de 251 à 145. En huit semaines seulement !

Attendez la suite. Chez les participants hospitalisés, le taux de HDL augmenta en moyenne de plus de 22 %. Chez certains, ce taux doubla ou même tripla. Cela signifie que le rapport cholestérol total/HDL, indice fort important de risques de maladie cardiaque, était revenu à la normale chez chacun des participants fidèles au programme.

Pour tout dire, on n'avait jamais rapporté dans la littérature médicale pareils résultats sans prescription de puissants médicaments. Chacun des volontaires qui suivit fidèlement le traitement élimina tout risque de maladie cardiaque imputable au cholestérol. Il n'existe aucune raison de croire que toute autre personne se soumettant à ce programme n'obtiendrait pas autant de succès.

Deux des hommes qui participèrent à notre étude étaient eux-mêmes médecins. Tous deux continuèrent le traitement après que la recherche eut officiellement pris fin et leur état s'est même encore amélioré. Inutile de dire qu'ils prescrivent maintenant ce programme à leurs patients. Tous ceux qui ont des taux élevés de cholestérol entendent désormais parler des effets prodigieux des muffins et de la niacine.

On trouvera dans les tableaux des pages 222 et 223, les résultats obtenus par chaque participant dans le cadre de l'étude menée au Santa Monica Hospital Medical Center. J'ai déjà fait quelques observations sur leur plus ou moins grande fidélité au programme. Quant aux trois personnes dont les résultats figurent à la fin des mêmes tableaux, sachez qu'elles ont consommé du son d'avoine, mais qu'elles n'ont pas absorbé de niacine.

Combiné à un régime amélioré, comme celui suggéré au chapitre 3, « Le son d'avoine, une primeur », le son d'avoine peut abaisser le taux de LDL, sans qu'en soit affecté le taux de HDL. Les taux de cholestérol des trois personnes qui utilisèrent le son d'avoine, mais non la niacine, diminuèrent respectivement de 15 %, 10 % et 5 %. Leur degré de succès fort variable s'explique vraisemblablement par leur plus ou moins stricte observance des modifications suggérées à leur régime alimentaire.

Mais qu'est-ce qui nous prouve qu'un patient collabore vraiment ? Dans le cas de la niacine, rien de plus facile. Les sujets qui prenaient de la niacine ont tous connu une baisse considérable de leur taux de triglycérides, souvent de l'ordre de 50 % ou davantage. En moyenne, cette baisse s'est établie à 44 %. Lorsqu'une personne absorbe de la niacine, qu'elle observe ou non les autres éléments du traitement, ses triglycérides connaissent généralement une diminution qui ne trompe pas.

Pour vérifier l'observance en ce qui a trait au son d'avoine, nous avons simplement questionné les participants. Presque tous adoraient cet aspect du programme et leur collaboration en ce sens nous fut généralement acquise.

L'observance du régime alimentaire posait plus de difficulté. Nous avons demandé aux participants de tenir un journal quotidien de tout ce qu'ils avalaient, et ce, pendant deux semaines. Ils y inscrivaient tous les solides et liquides qu'ils consommaient chaque jour. Nous poursuivions ainsi deux objectifs. D'abord, avoir une idée plus précise de ce que mangeaient réellement les volontaires. En deuxième lieu, l'exercice se voulait formateur. On n'a généralement guère conscience de ce qu'on mange tant qu'on n'en prend pas systématiquement note, pour ensuite pouvoir prendre du recul et jeter sur son alimentation un regard plus critique. Après cet exercice, plusieurs ont découvert les sources de graisses et de cholestérol dans leur alimentation, qu'ils purent ainsi facilement contrôler ou éliminer.

Certains se montrèrent toutefois incapables de modifier même légèrement leur régime alimentaire ou réticents à le faire. Bien qu'il s'agisse de la méthode la plus pratique et la plus efficace jamais décrite pour réduire le cholestérol et améliorer le rapport cholestérol total/HDL, elle ne donnera aucun résultat si le patient ne renonce pas à des habitudes alimentaires dommageables. La plupart des participants à l'étude observèrent que les modifications alimentaires suggérées leur avaient facilité la tâche pour réduire leur apport en graisses et en cholestérol.

J'ai bien dit : «leur avaient facilité la tâche», mais cela n'en avait pas moins exigé d'eux des efforts. Comme l'a si bien exprimé l'un des volontaires, en réponse à un autre qui se plaignait d'être privé de fromage et de coupes de bœuf riches en graisses : «Il faut serrer les dents.» Comme lorsqu'on renonce à la cigarette. Les premières semaines sont particulièrement pénibles, mais avec le temps, tout semble plus facile. Puis le besoin disparaît complètement. Bien sûr, c'est difficile, mais ça en vaut plus que la peine.

Si tous les participants fidèles au programme quittèrent le groupe avec des concentrations de cholestérol complètement revenues à la normale, quelques-uns d'entre eux améliorèrent mieux que d'autres leur taux de cholestérol total. Certains qui s'étaient contentés de n'apporter que de très légères modifications à leur alimentation réussirent à abaisser ces taux d'environ 10, 12 ou 15 %. D'autres qui consentirent davantage d'efforts le réduisirent de 30, 35 et même 55 %.

Pour ma part, je limite mon apport quotidien en viandes de tous genres à 6 onces (170 g). Je scrute les étiquettes des produits et j'écarte ainsi des graisses saturées ou à tout le moins j'en diminue ma consommation. Je ne grignote que rarement du fromage. Et j'ai banni le beurre et les œufs. Mais je peux encore m'offrir un hamburger, parfois un steak, des desserts et une multitude d'autres aliments. Une année s'est écoulée depuis que j'ai adopté ce régime et je m'y conforme toujours sans vraiment me priver, ou si peu. Le résultat ? Mon taux de cholestérol se maintient toujours aux environs de 160, chaque fois que je le fais vérifier. Ce qui représente une baisse de 40 % par rapport à mon taux initial de 284 mg/dl. Pourtant, la plupart des gens avec qui je déjeune ou dîne pour affaires ou par plaisir ne soupçonnent même pas que j'ai modifié mon alimentation.

Nous avons aussi appris grâce à cette étude que les trois aspects du traitement sont indissociables. Un participant qui avait ramené son taux de cholestérol sous la barre des 200 points abandonna ensuite la niacine et son taux de cholestérol s'éleva rapidement.

Malheureusement, il faut bien avouer que tout le monde ne peut tolérer la niacine. Presque tous supportent volontiers la sensation de rougeur qui survient au début du traitement et qui s'atténue dès qu'ils atteignent la dose quotidienne de 3 grammes. Toutefois, un certain nombre d'individus souffrent d'un rash qui les force à renoncer à ces comprimés. L'un des participants connut une éruption cutanée de ce type.

Mais *n'importe quelle* substance, même alimentaire, peut provoquer des réactions chez certaines personnes. Beaucoup sont allergiques aux fraises. D'autres développent une intolérance aux produits laitiers. Et un simple comprimé d'aspirine provoque chez un grand nombre de gens des troubles gastriques. Certains souffrent de maux d'estomac pour avoir avalé un seul comprimé de vitamines et minéraux. Et rien ne nous permet de prévoir quelles personnes pourraient éprouver quelque effet secondaire pernicieux imputable à l'absorption de niacine. S'il s'en produit un, l'abandon de cette vitamine en élimine les conséquences en quelques jours seulement. Elle ne provoque pas d'effet secondaire persistant.

Comme on l'a dit plus tôt, même l'usage prolongé de la niacine semble sans danger. La plupart des gens qui l'utilisent n'ont jamais éprouvé de difficultés. Dans le cadre de notre étude, nous avons exempté de cette partie du traitement les personnes atteintes de diabète, de goutte ou d'une dysfonction hépatique préexistante. Les personnes qui souffrent d'un ulcère devraient aussi consulter leur médecin avant d'en absorber.

Par curiosité personnelle et professionnelle, j'ai décidé de me soumettre à une batterie complète d'analyses sanguines, un an après avoir entrepris le traitement à la niacine. Toutes mes formules sanguines étaient parfaitement normales.

Après que l'étude fut complétée, j'ai mené un sondage auprès de tous les participants. La plupart s'accordaient à dire qu'il était facile de se conformer à ce traitement et qu'ils entendaient le poursuivre.

LES PARTICIPANTS

B.R. fut la première volontaire du groupe dont je fis connaissance. Elle s'était présentée très tôt à la première réunion hebdomadaire et nous avons bavardé pendant que je préparais mes diapos et les autres éléments de présentation. Elle m'affirma d'entrée de jeu qu'elle ne croyait pas vraiment que le traitement donnerait des résultats : par le passé, elle avait maintes fois essayé, mais en vain, d'améliorer son taux de cholestérol. Mais elle se disait prête à tenter une dernière fois sa chance. B.R. y mit toute sa bonne volonté, se soumit au régime alimentaire modifié, consomma régulièrement du son d'avoine et absorba la niacine sans éprouver de problèmes. Sceptique jusqu'au cynisme pendant toute la durée de l'étude, elle fut heureuse d'apprendre qu'en seulement huit semaines son taux de cholestérol avait baissé de 27 % et que son rapport cholestérol/lipoprotéines était passé de 12,3 à 3,1. Après un succès pareil, elle vantait à tous le programme.

C.O. avait désespérément tenté d'abaisser son cholestérol dangereusement élevé. Même les médicaments n'avaient donné aucun résultat. Mais, grâce à ce traitement, son cholestérol total chuta de 159 points – une baisse de 35 % – et porta son rapport cholestérol/lipoprotéines à 3,4.

B.H. est à la retraite et voyage constamment avec son mari. Même lorsqu'elle partit pour l'Europe, elle emporta dans ses bagages une provision de son d'avoine et sa fiole de comprimés de niacine. Ses efforts furent récompensés : un taux de cholestérol en baisse de 19 % et un rapport cholestérol/lipoprotéines de seulement 2,3 qui la préserve de tout danger.

A.J. ne rata pas une seule réunion. Il était convaincu que le traitement porterait fruit et déterminé à ce qu'il en soit ainsi. Sa persévérance fut payée de retour : son cholestérol passa de 243 à 163, en seulement huit semaines ; son taux de HDL doubla et, en conséquence, son rapport cholestérol total/lipoprotéines se fixa à 2,6 – une garantie de santé.

Comme lui, les deux médecins du groupe – R.G. et C.K. – s'engagèrent totalement dans ce programme et le respectèrent scrupuleusement. Tous deux obtinrent les résultats espérés, mais qu'ils n'avaient pu atteindre par les moyens que la médecine leur offrait jusque-là. Le taux de R.G. glissa de 289 à 204 et celui de C.K., de 257 à 186.

Même ceux qui se conformèrent plus ou moins au traitement obtinrent des résultats remarquables. L.S. éprouva du mal à suivre la diète proposée ; il admit même n'avoir pas consenti tous les efforts nécessaires. Son cholestérol n'en diminua pas moins de 14 % et son rapport cholestérol/lipoprotéines s'améliora, passant de 6,6 à 5,2. J.C. ne réussit pas non plus à respecter la diète, mais grâce à une hausse de 45 % de ses HDL, son rapport cholestérol/lipoprotéines retrouva un niveau normal de 4,1. E.P., dont les HDL augmentèrent de 20 %, en tira le même bénéfice.

La science médicale a encore beaucoup à apprendre sur le cholestérol et sur la façon dont l'organisme y réagit. Nous savons toutefois déjà que le taux de cholestérol devrait se maintenir sous la barre des 200 points et que le rapport cholestérol total/HDL ne devrait pas être supérieur à 4,4 chez les femmes et à 5,2 chez les hommes. En deçà de ces seuils, on élimine virtuellement un important facteur de risque de coronaropathie.

« UN PROGRAMME À LA PORTÉE DE TOUS »

Les personnes qui ont participé à l'étude clinique ont pu jouir de l'avantage inconstestable de nos réunions du lundi soir. Elles ont à peu près tout appris sur le cholestérol, sur l'action du son d'avoine et de la niacine et sur les moyens d'améliorer sans trop de peine leur régime alimentaire. Sans compter que leur volonté de réussir aura pu être raffermie par les rencontres hebdomadaires qui leur donnaient l'occasion de poser des questions, d'obtenir le soutien du groupe et peut-être même de se remettre sur la bonne voie après en avoir dévié pendant un moment. Ce qui a pu constituer un avantage manifeste, mais non essentiel à la réussite du programme.

Un collègue du docteur Kattus me confia l'une de ses patientes : une infirmière de 28 ans qui venait tout juste d'apprendre que son cholestérol avait atteint un taux inquiétant de 260. Instruite de l'importance de la médecine préventive, elle savait que, si son cholestérol restait à ce niveau, elle serait à coup sûr victime d'une coronaropathie.

Lorsque je fis sa connaissance dans le cabinet du docteur Kattus, S.B. m'affirma qu'elle menait une vie très saine. Elle courait de 20 à 30 milles par semaine et on n'aurait pu mieux décrire son régime alimentaire que par l'expression « régime californien de santé ». Elle ne consommait qu'occasionnellement de la viande, lui préférait le poisson et la volaille. Elle mangeait de grandes quantités de fruits et de légumes. Pour équilibrer parfaitement son régime, il lui suffirait de diminuer sa consommation de fromage. (De même que de desserts dont elle s'était toujours efforcée de limiter les quantités de toute manière, à cause des calories.)

S.B. parvint à la dose thérapeutique de 3 grammes de niacine sans la moindre difficulté. Elle raffolait du son d'avoine. Et en seulement 8 semaines, son chimisme sanguin s'était totalement transformé.

Son taux de cholestérol passa de 260 à 168. Ses HDL augmentèrent de 41 à 98. Son taux de LDL (dommageables) chuta de 205 à 63. En conséquence, son rapport cholestérol/lipoprotéines – d'abord à 6,34 – se retrouva à 1,7. Simultanément, ses triglycérides passèrent de 67 à 33. Pas besoin de dire qu'elle était heureuse.

Mon imprimeur obtint d'aussi bons résultats. R.R. gère la Kwik Kopy Printing Shop de notre localité et c'est à lui que je confie depuis des années tous mes travaux de photocopie. Il me demanda un jour, à brûle-pourpoint, si je m'y connaissais en cholestérol. R.R. ignorait alors l'existence de mon livre et de ma recherche clinique, mais il savait que j'étais rédacteur d'information médicale.

Ce type est ceinture noire en karaté ; il travaille cinq jours par semaine et participe fréquemment à des courses de 10 kilomètres. On peut dire qu'il veille à garder la forme et il a, lui aussi, adopté un « régime californien de santé ». On comprendra alors qu'il ait été stupéfait – et consterné – d'apprendre de la bouche de son médecin que son taux de cholestérol s'établissait à 251. S'il ne faisait rien pour diminuer ce taux dangereusement élevé, la coronaropathie allait bientôt frapper cet homme de 37 ans.

Voici un exemple qui prouve qu'un régime sain ne suffit pas dans tous les cas. R.R. observait déjà un régime alimentaire bien équilibré. Mais il avait besoin d'un autre outil.

J'ai pressenti que le cas de R.R. constituerait une preuve irréfutable de l'efficacité du programme. Seules modifications nécessaires à son régime : réduire la consommation de beurre et de fromage. Il usait du beurre avec modération, mais consommait trop de fromage. Il en mange encore aujourd'hui, mais bien moins souvent.

R.R. adore ses trois muffins quotidiens. À l'entendre, ils conviennent parfaitement à sa vie d'homme actif ; il en fait ses déjeuners et ses collations au travail.

Les premiers temps, je me rendais à son atelier pour lui demander comment il s'en tirait. R.R. me disait que tout allait pour le mieux, mais que la rougeur provoquée par la niacine le gênait. La rougeur persista et l'empêcha même d'absorber plus de 2 grammes par jour.

Un après-midi, j'entrai dans son atelier pour lui confier du travail et l'intense rougeur de son visage me frappa. Je lui demandai s'il s'était étendu au soleil pendant le week-end ; j'étais d'autant plus étonné qu'il n'a rien du Californien fanatique des bains de soleil. R.R. me répondit que c'était là sa réaction habituelle à la niacine.

Je lui suggérai de faire plutôt l'essai de Nicobid*, des gélules de niacine à libération échelonnée, produites par USV Pharmaceutical. Le Nicobid se présente en gélules de 100 mg et 500 mg qui libèrent lentement dans l'organisme la niacine qu'elles contiennent. Ce produit élimine toute rougeur chez la plupart des gens. Il fit des merveilles dans le cas de R.R., tout comme de certains participants à notre étude clinique.

À la fin de la période dite « d'essai » de R.R., qui avait encore une fois duré huit semaines, je lui demandai quel taux le rendrait heureux – quelle réduction de son taux de cholestérol il espérait. Il ignorait que j'étais passé juste avant au labo de l'hôpital et que je lui rapportais ses résultats. R.R. répondit qu'il se satisferait de n'importe quel résultat

---

* Non disponible présentement au Canada.

sous la barre de 200, seuil critique pour le taux de cholestérol. Il fut transporté de joie lorsqu'il apprit qu'il avait réussi à se rendre à 145 !

Le « profil lipidique » complet de R.R. ne pouvait que réjouir : son cholestérol total avait chuté de plus de 100 mg, passant de 251 à 145. Son taux de LDL était tombé à 77. Celui des HDL touchait les 66. Ses triglycérides étaient à la baisse, à 42. Et son rapport cholestérol/HDL, comme on peut le deviner, s'était grandement amélioré pour s'établir à un niveau exceptionnel de 2,2 – moins de la moitié de ce qu'on considère comme un niveau de risque normal.

« NE CHERCHEZ PAS D'EXCUSES »

Malgré la rougeur, R.R. avait continué le traitement à la niacine. Heureusement, le Nicobid résolut complètement son problème. Mais le plus important, c'est que R.R. ait persévéré. Il aurait pu renoncer plus tôt et nous n'aurions jamais été témoins de son succès.

Quand S.B. entreprit le traitement, elle savait qu'il lui faudrait surveiller son alimentation, spécialement lorsqu'elle dîne à l'extérieur. Mais elle n'ignorait pas l'importance de ramener son cholestérol à un taux normal. Elle s'y est alors engagée sans restriction et s'y emploie encore aujourd'hui.

B.H. peut s'offrir les mets les plus raffinés des restaurants les plus chics d'Europe lorsqu'elle voyage avec son mari. Et rester fidèle au son d'avoine lui pose un grave problème lors de ses longs séjours à l'étranger. Mais elle a décidé que sa santé valait plus qu'une superbe béarnaise. Aussi B.H. opte-t-elle autant que possible pour du poulet ou du poisson braisé. Et elle ne boucle jamais ses valises sans y glisser une provision de son d'avoine.

Par ailleurs, un autre participant à l'étude, dont je tairai le nom et jusqu'aux initiales, se trouvait facilement des excuses. Au début, ce célibataire convainquit sa petite amie de lui préparer des muffins. Après une querelle, elle refusa de continuer et il cessa de consommer du son d'avoine. Il prétexta qu'il ne pouvait se les préparer lui-même et il renonça tout bonnement à cette partie du programme.

Mais peut-on demander à un célibataire ou à toute autre personne vivant seule de préparer soi-même ses muffins ? Pourquoi pas ? Il s'agit de recettes simples et qui n'exigent que peu de temps chaque semaine.

Deux semaines seulement après que les chirurgiens eurent remis en état mes artères obstruées, je préparais moi-même mes muffins. Je ne me sentais guère d'énergie, mais je la consacrais en priorité à la confection de ces muffins. Rien ne vous empêche d'en faire autant vous-même.

Certains demandent si on ne se lasse pas des muffins après un certain temps. Ils oublient que les Français mangent un croissant chaque jour de leur vie. En fait, on se fatigue moins des muffins parce qu'il existe une infinité de manières de les apprêter. Sans oublier qu'un jour vous pouvez consommer le son d'avoine en muffins et, le lendemain, en céréales chaudes.

On n'a pas la moindre excuse d'oublier même une seule dose de niacine. Comme moi, plusieurs estiment que la meilleure assurance en ce sens consiste à en garder à portée de la main une provision, où qu'ils aillent. J'en conserve une fiole dans la salle de bains pour le matin et le soir ; une autre dans la cuisine, pour le midi ; une troisième dans le coffre à gants de la voiture, pour la route ; une quatrième à mon bureau et une dernière dans mon nécessaire de voyage. Je n'ai ainsi aucune excuse d'en manquer.

Pour la plupart des gens, la diète est la partie la plus difficile du programme ; il ne s'agit pas moins d'un élément essentiel au succès total. Il est vrai que vous pouvez grandement améliorer votre état de santé sans trop modifier votre régime alimentaire et en vous contentant d'y inclure du son d'avoine et des suppléments de niacine. Mais pour de meilleurs résultats, il vous faudra aussi réduire votre apport en graisses et en cholestérol. Et observer une diète pose parfois des difficultés.

Je me souviens, par exemple, d'un voyage d'affaires qui date de quelque temps. Je me suis retrouvé dans un quartier qui m'était totalement inconnu et sans autre choix de restaurant qu'un Straw Hat Pizza. Je n'avais pas le temps de chercher plus longtemps et je mourais de faim. Alors je suis entré ; j'ai commandé une pizza garnie de poivrons, de champignons, d'oignons et de tomates, en précisant que je ne voulais pas de fromage. C'était délicieux ! Et le serveur qui prit ma commande ne parut même pas étonné : il semble que bien des végétariens en font autant. Maintenant, je me permets d'aller dans des pizzerias avec des amis ou des proches pour en goûter l'ambiance et y savourer une pâte croustillante et des ingrédients frais, sans éprouver d'angoisse ni de culpabilité. À la maison, je prépare souvent des pizzas en me servant de pâtes apprêtées, de sauce à pizza, de légumes frais et d'une pincée de fromage pauvre en graisses et en cholestérol. Même mes enfants en raffolent.

Vous trouverez des tas de suggestions pour jouir de vos repas au restaurant, tout en respectant les modifications suggérées à votre régime, au chapitre 9, intitulé « Vous dînez à l'extérieur ? Bon appétit ! » En un sens, il est même plus facile de respecter sa diète quand on dîne à l'extérieur que lorsqu'on prépare soi-même ses repas à la maison. Même les sociétés de transport aérien offrent à leur clientèle des menus pauvres en graisses et en cholestérol. Il suffit d'en faire la demande au préalable.

Vous voulez d'autres exemples d'excuses ? Que pensez-vous de : « Ma famille ne devrait pas souffrir de ma diète » ? Tout d'abord, le mot « souffrir » ne s'applique pas ici. Mieux s'alimenter, c'est l'affaire de tout le monde. Et vous pourrez continuer à savourer vos recettes familiales préférées en y apportant quelques simples modifications.

Il n'existe tout simplement pas de bonne excuse, d'excuse valable, pour ne pas suivre à la lettre ce programme et réduire ainsi son taux de cholestérol à un niveau sans danger. Pas plus qu'on ne peut trouver une seule bonne excuse de continuer à fumer. Dans les deux cas, la décision ne dépend que de vous et les bienfaits que vous en tirerez excèdent tant les efforts exigés que la décision devrait être immédiate et finale.

Une étude clinique a démontré la sûreté et l'efficacité de ce programme. Si vous le suivez scrupuleusement, il pourra réduire de façon spectaculaire votre taux de cholestérol qui atteindra un niveau parfaitement sûr en seulement huit semaines. Vous diminuerez ainsi grandement les risques de coronaropathie. Et vos chances de connaître une vie plus longue et plus saine s'accroîtront considérablement.

Tableau 14. **RÉSULTATS OBTENUS, EN MOYENNE, APRÈS 8 SEMAINES DE TRAITEMENT**

	CHOLESTÉROL TOTAL RÉDUCTION (%)	TRIGLYCÉRIDES DIMINUTION (%)	LDL DIMINUTION (%)	HDL AUGMENTATION (%)
Participants très fidèles	31,67	42,08	47,45	60,58
Tous les participants	22,05	41,10	32,61	43,85

TÉMOIGNAGES

Dr Charles E. Keenan
Omnipraticien
Santa Monica, Californie

J'ai été heureux de prendre part à l'étude qui vient d'être complétée. L'expérience s'est avérée fructueuse. J'y portais un intérêt tout particulier puisque mon taux de cholestérol avait légèrement augmenté au fil des ans. J'avais tout essayé, sauf les médicaments, mais sans succès.

Je dois avouer qu'au départ je doutais et même refusais de croire qu'une modification aussi insignifiante de mes habitudes alimentaires donnerait des résultats. Plusieurs grandes sociétés pharmaceutiques dépensent encore des millions de dollars dans l'espoir de trouver un médicament pour lutter contre les maladies cardiaques. En tant que médecin, j'ai encaissé bien des frustrations à prescrire des médicaments pour n'obtenir que des résultats mitigés, parfois gâchés par de graves effets secondaires. Sans compter que, lorsque les patients adoptent une médication, ils en sont esclaves pour la vie. Les médecins hésitent donc à prescrire ces traitements médicamenteux qui ont un effet secondaire débilitant, qui doivent être administrés très souvent ou qui provoquent des diarrhées de sorte que les patients éprouvent de la difficulté à en respecter la posologie. Ils coûtent aussi très cher, comme j'ai pu le constater.

J'avais déjà fait l'essai de yogourt, d'ail, d'un programme d'exercice et de quelques autres changements à mes habitudes de vie – que j'avais également recommandés à des patients –, mais sans résultats concluants.

J'ai décidé d'essayer votre méthode pour évaluer moi-même les difficultés que poserait son observance. Ça semblait trop beau pour être vrai : quelques modifications alimentaires anodines et des suppléments vitaminiques. J'ai fait vérifier mon cholestérol peu après avoir entrepris le traitement et je dois admettre que cela a fouetté mon ardeur. J'ai été abasourdi d'apprendre qu'il avait diminué de 33 %. Dès lors, mon enthousiasme et mon intérêt pour cette expérience s'accrurent considérablement.

Parmi les heureuses conséquences indirectes de ma participation à cette étude, je tiens à mentionner la découverte de mes talents de cuisinier (en préparant mes muffins de son d'avoine), le plaisir d'assister à des conférences hebdomadaires et l'apprentissage d'une méthode unique que je pourrai proposer à mes patients hypercholestérolémiques qui n'ont obtenu aucun résultat avec d'autres traitements. J'étais si enthousiaste que je suggérai à d'autres patients de communiquer avec les responsables de l'étude pour s'informer de la possibilité d'y participer. Par la suite, j'ai incité tous mes patients à consentir ces modifications à leur régime, qui, sans douleur, produisent des résultats spectaculaires.

Je considère avoir obtenu des résultats aussi satisfaisants et réjouissants qu'on puisse l'espérer. Au départ, mon taux de cholestérol s'établissait à 246 et il est tombé à 186. Je suis devenu un inconditionnel de votre traitement et je compte bien diffuser votre méthode simple, peu coûteuse et sans médication, qui assure santé et longévité.

L'exercice physique reste certainement un outil valable en ce sens, mais je doute que son efficacité se compare le moindrement à celle de votre traitement. J'ai été renversé de constater que des changements relativement anodins à mon mode de vie, combinés à un apport en son d'avoine et en niacine, m'avaient valu pareils résultats. Toute personne qui optera pour ce traitement fort efficace n'aura plus besoin de médication coûteuse aux effets secondaires pernicieux.

Si mon enthousiasme initial pour ce traitement se confirme, il pourrait bien s'agir de la plus importante découverte pour la longévité de l'homme, depuis la pénicilline. Comme tout autre traitement thérapeutique, ce programme ne constitue sans doute pas une panacée universelle, mais il pourra signifier pour plusieurs l'assurance d'un avenir meilleur.

Je recommande d'ailleurs chaudement à tous d'en faire l'essai avant tout autre moyen thérapeutique et de faire vérifier leur taux de cholestérol, avant et après le traitement. Il pourrait bien leur assurer une vie plus longue.

En terminant, qu'on me permette de lever mon verre et de porter ce toast : « Longue vie au son d'avoine et à ses adeptes ! »

Dr R.G.
Santa Monica, Californie

Comme je savais depuis plusieurs années que mes taux sériques de cholestérol et de triglycérides (respectivement de 289 mg et 211 mg/dl) étaient supérieurs à la normale, aucun traitement conçu pour réduire ces taux ne pouvait me laisser indifférent.

Il y a de cela environ trois ans, j'avais modifié mon régime alimentaire dont j'avais totalement éliminé les œufs ; j'avais aussi réduit notablement ma consommation de viandes rouges, de fromage et des autres produits laitiers. Ces modifications n'avaient toutefois pas sensiblement abaissé mes taux sériques de cholestérol et de triglycérides.

En janvier 1985, j'entendis parler de l'étude menée au Santa Monica Hospital sur la niacine et le son d'avoine et je résolus de me porter volontaire. Les participants devaient absorber chaque jour de la niacine (3 grammes) et une demi-tasse (125 ml) de son d'avoine. Au début, la niacine provoqua chez moi une rougeur (un comprimé d'aspirine l'éliminait presque totalement) qui, avec le temps, ne se manifesta plus. Comme j'avais déjà modifié mon régime alimentaire trois ans plus tôt, je n'eus pas à y apporter d'autres changements dans le cadre de cette étude.

J'eus l'agréable surprise d'apprendre que mon taux sérique de cholestérol avait diminué d'environ 30 % (passant sous la barre de 200) et que mes triglycérides avaient baissé de 50 % en l'espace de trois mois. De plus, mon rapport cholestérol total/HDL était passé de 6,15 à 3,4 à peu près dans le même laps de temps.

À cause de ce succès et de la bénignité des effets secondaires, j'ai la ferme intention de suivre ce traitement jusqu'à la fin de mes jours.

Sigrid Broderson, infirmière
Service privé
Los Angeles, Californie

Depuis mon très jeune âge, je suis très active. J'ai toujours raffolé des sports et j'ai beaucoup pratiqué le ski alpin, au point de l'enseigner. J'adore aussi la planche à voile, le tennis, le squash, la natation et j'en passe. L'an dernier, je me suis mise à la course à pied et j'ai participé à quelques compétitions de 10 kilomètres. En 1986, j'ai l'intention de courir mon premier marathon. Tout ça pour dire que je suis en bonne condition physique et que je veille à me garder en santé.

Je veille à ma santé tant pour des raisons personnelles que professionnelles. Je suis infirmière et, depuis 1979, je pratique surtout les soins intensifs.

Je m'étais toujours crue en bonne santé. Mon rythme cardiaque est d'une quarantaine de pulsations à la minute et ma pression sanguine s'est toujours maintenue à un niveau légèrement inférieur à la moyenne. Et je surveille mon alimentation.

En avril dernier, après un accident, j'ai décidé de faire vérifier mon cholestérol. Je prenais soin régulièrement d'un patient ayant un taux très élevé de cholestérol et je lui avais dispensé quelques conseils sur la nutrition pour l'aider à améliorer son régime alimentaire. J'étais soudain curieuse de connaître mon taux de cholestérol. À mon grand étonnement, il était extrêmement élevé, tellement que je n'arrivais pas à le croire. Une semaine plus tard, je fis refaire l'analyse en demandant cette fois un typage lipidique complet pour connaître non seulement mon cholestérol total, mais également mes taux de lipoprotéines protectrices de haute densité et de lipoprotéines dommageables de basse densité. Les résultats furent aussi décevants : des taux élevés de cholestérol total (260) et de LDL (205) et un taux plutôt faible de HDL (41).

Je n'arrivais pas à croire que l'un des aspects les plus importants de la santé me menaçait à ce point parce que j'avais toujours pris soin de mon corps tant en m'adonnant à l'exercice qu'en surveillant mon alimentation. Cette situation m'angoissait particulièrement parce que j'avais passé beaucoup de temps auprès de patients coronariens, qui avaient subi des crises cardiaques et des chirurgies à cœur ouvert. J'étais très au fait des facteurs de risques de coronaropathie et je m'y savais prédisposée. J'avais hérité cet état de ma mère, également hypercholestérolémique et qui souffrait de maladie cardiaque.

Je retournai consulter mon cardiologue qui me suggéra de voir M. Kowalski et de m'informer de son projet de recherche. Dès notre première rencontre, j'étais plus qu'impatiente d'entreprendre ce nouveau traitement.

La niacine ne me causa pas vraiment de problème. Je ne me souviens pas avoir éprouvé quelque rougeur que pendant deux jours, alors que j'augmentais la dose. Une réaction bénigne qui disparut rapidement, sans vraiment m'indisposer. Maintenant, s'il m'arrive de prendre en retard ma dose de niacine, j'en ressens parfois un léger picotement qui me rappelle seulement que je suis sur la voie de la santé.

Le supplément de niacine a eu un autre effet positif : il m'a permis d'adopter un régime de vie plus stable, une routine, me rappelle de prendre mes autres vitamines et de surveiller régulièrement mon alimentation puisque je le prends à l'heure des repas.

J'ai d'abord consommé le son d'avoine en céréales, mais après un mois de ce régime je m'en suis lassée et j'ai plutôt opté pour les muffins dont M. Kowalski propose plusieurs recettes. Depuis, il m'arrive souvent de manger quotidiennement plus que les trois muffins suggérés parce que je les trouve délicieux. Je dois même en limiter ma consommation, mais seulement pour ne pas excéder ma limite quotidienne de calories.

Les modifications à mon régime alimentaire ne soulevèrent aucune difficulté puisque mon alimentation était déjà assez bien équilibrée. J'ai toujours adoré les fruits et les légumes et n'ai jamais consommé beaucoup de graisses. J'ai renoncé aux œufs et réduit mon apport en viandes rouges. Mais j'aime toujours manger au restaurant et je ne considère pas aujourd'hui comme « restrictive » la diète que j'ai adoptée parce qu'elle me permet de choisir parmi une vaste gamme d'aliments.

Les deux premiers mois me parurent si faciles que je me sentis prise de panique lorsque vint le moment d'une nouvelle analyse sanguine. On ne peut s'attendre à de très bons résultats quand on ne se prive pas le moins du monde. À ma grande surprise, mes résultats furent plus que satisfaisants. Une incitation du tonnerre à persévérer.

Mon cholestérol total était passé de 260 à 168 ; mes LDL, de 205 à 63. Quant à mes HDL, elles avaient augmenté de 41 à 98. Et enfin, mon rapport cholestérol total/HDL, si important, était tombé de 6,34 à 1,7.

Je suis maintenant convaincue que je fais le nécessaire pour réduire mes risques de maladie cardiaque. Je suis responsable de ma santé et il n'en tient qu'à moi de protéger ma vie.

Sur le plan professionnel, mon adhésion à ce programme m'a incitée à consacrer plus de temps et d'efforts à l'éducation du public en matière de médecine préventive. Et je suis fière de mettre en pratique ce que je prêche.

Tableau 15. **PROFILS LIPIDIQUES DES PARTICIPANTS AVANT LE DÉBUT DU TRAITEMENT ET DEUX MOIS PLUS TARD**

SUJET NUMÉRO	CHOLESTÉROL TOTAL	AMÉLIORATION %	TRIGLYCÉRIDES	AMÉLIORATION %	HDL	AMÉLIORATION %	LDL	AMÉLIORATION %	RAPPORT	SEXE	
1	251	43	81	50	40	65	177	60	6,3	M	Bonne observance sans encadrement hospitalier
	145		42		66		71		2,2		
2	260	36	67	50	41	114	205	70	6,3	F	Bonne observance sans encadrement hospitalier
	168		33		98		63		1,7		
3	257	27	—	—	74	0	—	—	—	M	Bonne observance
	186		95		65		102		2,9		
4	243	33	360	88	31	100	140	35	7,8	M	Bonne observance
	163		47		62		92		2,6		
5	289	29	211	40	47	0	200	33	6,2	M	Bonne observance
	204		115		47		134		4,3		
6	234	36	65	0	54	33	167	52	4,3	M	Bonne observance
	175		64		72		90		2,4		
7	321	27	232	76	26	200	249	40	12,3	F	Bonne observance
	244		81		78		150		3,1		
8	458	35	103	34	73	20	364	46	6,3	F	Bonne observance
	299		68		87		198		3,4		
9	269	19	194	69	53	81	177	39	5,1	F	Bonne observance
	217		62		96		109		2,3		
10	220	55	72	05	35	0	171	65	6,3	F	Bonne observance
	98		69		24		60		4,1		
11	303	30	228	40	42	24	215	39	7,2	F	Bonne observance
	212		136		52		133		4,1		
12	248	10	194	53	67	90	142	43	3,7	F	Bonne observance
	224		91		127		81		1,8		

SUJET NUMÉRO	CHOLESTÉROL TOTAL	AMÉLIORATION %	TRIGLYCÉRIDES	AMÉLIORATION %	HDL	AMÉLIORATION %	LDL	AMÉLIORATION %	RAPPORT	SEXE	
13	326 / 289	15	102 / 72	30	90 / 123	36	216 / 152	30	3,6 / 2,3	F	Assez bonne observance
14	233 / 196	16	121 / 88	28	53 / 52	0	155 / 126	19	4,4 / 3,8	M	Assez bonne observance
15	289 / 250	14	165 / 115	30	44 / 48	09	212 / 179	16	6,6 / 5,2	M	Peu fidèle à la diète
16	256 / 266	0	377 / 138	64	36 / 65	80	147 / 173	0	7,2 / 4,1	M	Peu fidèle à la diète
17	265 / 275	0	147 / 112	24	57 / 71	25	179 / 179	0	4,6 / 3,9	M	Peu fidèle à la diète
18	252 / 222	19	132 / 60	55	100 / 97	0	— / 113	—	3,4 / 2,3	F	Peu fidèle à la diète
19	249 / 234	06	215 / 155	30	42 / 40	0	164 / 163	0	5,9 / 5,9	M	Peu fidèle à la diète
20	237 / 222	06	164 / 83	50	— / 31	—	— / 174	—	— / 7,2	M	Peu fidèle à la diète
21	225 / 209	07	270 / 144	47	37 / 28	0	134 / 152	0	6,1 / 7,5	M	Absence totale de coopération
22	308 / 262	15	209 / 203	0	46 / 43	0	220 / 178	20	6,7 / 6,1	F	Son d'avoine seulement, niacine contre-indiquée
23	245 / 222	10	102 / 179	0	34 / 26	0	191 / 160	17	7,2 / 8,5	F	Son d'avoine seulement, niacine contre-indiquée
24	224 / 213	05	48 / 42	13	77 / 84	09	137 / 121	12	2,9 / 2,5	F	Son d'avoine seulement

13

Pour demain, après-demain et les jours suivants

Qu'on l'appelle instinct de survie ou amour de la vie, il existe en chaque être humain, un besoin pressant de survivre, de vivre encore demain, après-demain et les jours suivants.

J'ai pour cela mes raisons personnelles. Leurs noms : Ross et Jenny. Vous avez aussi les vôtres. Toutes sont valables et les mots ne sauraient leur rendre justice.

Je n'oublierai jamais le jour où je suis sorti du cabinet du chirurgien après qu'il m'eut informé des risques de l'opération. Une idée m'obsédait : allais-je abandonner à leur sort mes jeunes enfants, sans qu'ils n'y comprennent rien ?

Pensez-y bien : en avalant quelques vitamines, en mangeant quelques muffins et en observant une diète raisonnable et agréable, vous et moi pouvons réduire de moitié le risque de maladie cardiaque. Rien d'« héroïque » ne nous est demandé et le magazine *Times* ne parlera jamais de nous ; mais nous n'en serons pas moins des pionniers et nous ferons la preuve qu'il est possible de vaincre la maladie cardiaque.

Non, je ne nierai pas que j'envie souvent ceux qui plongent leur fourchette dans une énorme portion de gâteau au chocolat, dans une pointe de tarte aux pommes dont l'abaisse contient du saindoux, dans des côtes de bœuf de premier choix, et qui mordent même dans des hamburgers et des frites à un comptoir de restauration minute, ici, dans le sud de la Californie. Si mes souvenirs ne me trompent pas, il existe tout près un endroit où l'on vend les plus délicieux doubles hamburgers fromage de Los Angeles. Le souvenir de ces hamburgers me hante et me fait saliver, mais lorsque je contemple le visage de mes enfants, il ne fait pas le poids.

Ross et Jenny sont mon rempart. Chaque fois que je suis tenté de mordre dans un de ces hamburgers, une épaisse côte de premier choix ou une pizza dégoulinante de fromage, je me dis que je pourrais ainsi me priver d'une journée auprès d'eux. Ce pourrait être celle de la remise de leurs diplômes. Ou d'une cérémonie où on leur remettrait une récompense toute spéciale. Ou de leurs noces. Peut-être même de la naissance d'un de mes petits-enfants.

À vous de trouver vos raisons. Il faut plus qu'une décision prise dans un moment d'impulsion, pour persévérer toute une vie.

Pensez à ceux qui embrassent une religion. Pour assister aux services religieux du dimanche par une journée de soleil radieux, il faut vraiment s'être engagé sans réserve. Cela suppose plus qu'une décision fondée sur la logique et la raison.

Nous connaissons tous des déceptions ; il nous arrive tous de douter et de remettre en cause un engagement. C'est dans ces moments-là qu'il faut davantage résister aux tentations plus fortes d'oublier les muffins de son d'avoine, la dose quotidienne de niacine et la diète pauvre en graisses. Quoi de plus facile que de s'apitoyer sur soi, de s'accorder une « consolation » sous la forme d'une douzaine de beignes ou d'un faux-filet de 24 onces (700 g).

Pendant deux ans, j'ai eu la chance de servir de consultant auprès d'un groupe d'obèses à la diète. Plusieurs de ces personnes ne parvenaient pas à atteindre leur « objectif » ou à se maintenir à ce poids, une fois qu'elles y étaient arrivées. Pourquoi ? Souvent parce qu'elles n'avaient pas trouvé une assez bonne raison de devenir, puis de rester minces. Leurs excuses auraient pu remplir un livre. Seules y parvenaient celles qui avaient compris que, pour réussir, leur satisfaction personnelle était l'unique raison garante de succès.

Si vous avez parcouru rapidement ou même sauté le chapitre 6, consacré à la perte de poids, revenez-y et lisez-le. J'y traite en détail de l'importance des motivations pour réussir. Ces motivations sont les mêmes pour *quiconque* veut sincèrement réorienter sa vie.

Admettez-le : dans votre cas, ces changements nécessaires pourraient bien faire toute la différence entre vivre et mourir. La prochaine fois que vous vous direz : cette rougeur provoquée par la niacine m'incommode, tout ça n'en vaut pas le coup, réfléchissez-y à deux fois. La prochaine fois que vous vous direz : un beigne ou un croissant aurait bien meilleur goût qu'un autre muffin de son d'avoine, réfléchissez-y à deux fois. La prochaine fois que vous serez tenté de commander un tournedos sauce béarnaise plutôt que de l'espadon braisé, réfléchissez-y à deux fois.

Demandez-vous si ces caprices valent une année, un mois, une semaine ou même un jour de vie en moins. Moi, je pense au temps que je passerai auprès de mes enfants. De votre côté, pensez au temps de plus que vous pourrez passer avec la personne ou l'animal de votre choix.

En vous réveillant, demain matin, contemplez le ciel. Même s'il pleut ou si le temps est couvert, vous trouverez le ciel beau parce que vous êtes encore là pour le voir. Comme le dit la chanson, prenez le temps de respirer le parfum des roses. Ou comme le suggèrent les auto-collants qu'on voit sur les pare-chocs : serrez aujourd'hui même vos enfants dans vos bras.

Sous différentes formes, le bonheur sourit à tous les hommes et toutes les femmes en ce monde. Encore faut-il savoir reconnaître son bonheur, faire le décompte de tout ce qui nous a été donné. Si vous pouvez honnêtement dire que plus rien ne vous intéresse, que vous n'avez plus personne à serrer dans vos bras aujourd'hui ni demain, alors, de grâce, ne préparez plus une seule fournée de muffins. Jetez vos com-primés de niacine. Oubliez votre diète et empiffrez-vous de beurre et d'œufs. Peut-être même vous remettrez-vous à fumer ou fumerez-vous davantage pour hâter votre fin.

Non merci, pas moi! Le sourire de Jenny illumine la journée la plus sombre. Chaque progrès et chaque succès de Ross comptent pour moi. Jamais personne n'a vu deux enfants plus merveilleux. Ou cela vous est peut-être arrivé. Vos enfants, sans doute. Ou vos petits-enfants. Ou les enfants que vous n'avez pas encore. À moins que votre travail, vos passe-temps, votre religion ou vos amis ne vous tiennent lieu d'enfants. Tout cela importe. *Rien n'est plus important.*

Quelle raison avez-vous de vivre demain? Et après-demain? Et les jours suivants?

14

Des pains et des muffins miraculeux

Depuis que j'ai découvert le rôle crucial du son d'avoine dans une vie saine, j'ai tenté de toutes les façons d'en inclure dans mon régime alimentaire. Personnellement, je ne raffole pas des céréales chaudes, même si la plupart des gens y ont recours pour consommer du son d'avoine. Pour ma part, je préfère en incorporer dans la préparation de muffins.

Avant de prétendre que vous n'avez pas le temps de cuisiner, songez qu'en seulement 10 minutes, nécessaires à la préparation des muffins, et 17 minutes de cuisson vous obtiendrez assez de muffins pour une semaine et vous récupérerez plus que ce temps lorsque viendra l'heure des repas. Les muffins constituent le repas « minute » idéal pour les personnes pressées comme moi. Avalez seulement deux ou trois muffins et un verre de lait écrémé, ou un lait battu aux fruits, et vous serez rassasié pendant des heures.

Je m'efforce d'inclure chaque jour une demi-tasse (125 ml) de son d'avoine dans mon régime alimentaire. Trois muffins y suffisent. Et compte tenu de la variété de recettes de muffins et d'autres plats que je vous suggère ci-après, sans compter ceux que vous inventerez, vous ne vous en lasserez jamais – pas plus que les gens ne se lassent du pain.

Vous aurez d'abord besoin d'un ou deux moules métalliques à muffins et d'une provision de coupes de papier dont vous tapisserez chaque godet. Tous les ingrédients nécessaires sont énumérés dans le chapitre « L'heure des emplettes », à l'exception des fruits frais que vous pourriez juger souhaitable d'ajouter pour plus de variété.

LA PRÉPARATION DES MUFFINS

Bien que toutes les recettes de muffins dont vous allez bientôt prendre connaissance aient été mises à l'essai, quelques mots d'explication s'imposent. Sachez d'abord que toutes ces idées me sont venues dans ma cuisine et m'ont été inspirées par la recette originale que l'on trouve sur la boîte de son d'avoine. Mais je me suis permis quelques ajouts et modifications.

Entre autres choses, j'en ai totalement éliminé le sel. La différence ne se perçoit d'ailleurs pas et je préfère ne pas saler mes aliments. Les deux cuillerées à table (30 ml) d'huile nécessaires à leur préparation ne donnent qu'une demi-cuillerée à thé (2 ml) d'huile par muffin. Vous constaterez très tôt que la plupart des recettes de biscuits et de muffins exigent beaucoup d'huile. Mais on peut la remplacer par du sirop de maïs.

Puis, j'ai tenté des expériences pour les sucrer. J'ai essayé, par exemple, de remplacer le sucre par toutes sortes de fruits. Mais la saveur, comme la texture des muffins, s'en ressentait. J'utilise donc maintenant toujours un quart de tasse (50 ml) de cassonade pour une préparation de 12 muffins. Remarquez encore une fois qu'une fournée n'en contient alors que 4 cuillerées à table (environ 50 ml) et chaque muffin, une cuillerée à thé (5 ml).

N'oubliez pas que j'ai fait de ces muffins de son d'avoine la base de mon alimentation et que, pour votre plus grand bien, vous en ferez autant. Et rappelez-vous que les quantités d'huile et de sucre présentes dans ces muffins ne pèseront pas lourd dans votre apport alimentaire quotidien.

Si vous le souhaitez, vous pouvez évidemment tenter des expériences : utiliser, par exemple, moins de sucre ou le remplacer partiellement par quelques fruits de plus. Mais dans votre intérêt et pour votre information, sachez que l'organisme transforme par métabolisme tous les sucres de la même manière. La formule chimique du sucrose dans la cassonade, du glucose dans le miel ou du fructose dans les fruits et les jus ne diffère guère et leurs effets se ressemblent. Ne perdez donc pas le sens de la mesure en doublant, par exemple, la quantité de sucre d'une recette. N'oubliez jamais le mot « modération ».

Comme je l'ai dit plus tôt, j'ai fait mes premiers muffins dans ma cuisine. Je me suis servi d'un four électrique conventionnel et je vous recommande l'usage d'un thermomètre de cuisson pour obtenir l'exact degré de température : 425°F (220°C).

Pour réussir des muffins à la perfection, le temps de cuisson est crucial. Pour toutes les recettes, utilisez la minuterie et assurez-vous de la régler à 17 minutes précises. Quand la sonnerie se fait entendre, piquez un cure-dent dans les muffins et vérifiez s'ils sont à point. Retiré du muffin, le cure-dent devrait être légèrement collant au toucher, mais ni sec ni humide.

Si vous les laissez au four ne serait-ce qu'une minute ou deux de trop, vos muffins seront secs. Ce détail a moins d'importance pour les recettes dont la préparation comprend plus de sucre et d'huile qui leur assurent une texture plus mœlleuse. Il vaut mieux remettre au four les muffins que de regretter de les y avoir laissés une minute de trop. Il faudra plus ou moins de temps pour mélanger les ingrédients selon la recette choisie ou la quantité de fruits incorporés. Les muffins à l'ananas, par exemple, sont plus spongieux et il faudra sans doute les cuire deux minutes de plus.

N'hésitez pas à tenter des expériences. Chaque fois que vous faites l'essai d'une recette ou de l'une ou l'autre de ses variantes, notez par écrit la température du four et le temps exact de cuisson. Notez aussi à quel point le fruit utilisé était juteux. Ces petits détails font toute la différence.

Permettez-moi un petit conseil qui vous évitera l'erreur que j'ai commise à mes débuts. Les muffins *ne* dorent *pas* facilement. Vous aurez l'impression, les premiers temps, qu'ils ne sont pas à point. Servez-vous d'un cure-dent. Si vous les cuisez jusqu'à ce qu'ils dorent comme les gâteaux à base de farine, ils seront secs.

Contrairement aux pâtisseries produites en usine, ces muffins ne contiennent aucun agent de conservation. Si vous ne prévoyez pas les consommer dans les deux ou trois jours qui suivent, de grâce placez-les au congélateur ou au réfrigérateur. Rien de mieux qu'un sac de plastique pour leur conserver leur fraîcheur. Si vous possédez un four micro-ondes, réchauffez-y juste à point les muffins froids ou surgelés. Les autres fours conventionnels ont tendance à les assécher si vous les y laissez trop longtemps.

Ne vous laissez pas rebuter par ces nombreux petits détails qui tiennent au fait que la pâtisserie au son d'avoine diffère largement de celle à la farine de blé, au beurre et au sucre. Après deux ou trois fournées, tout vous paraîtra facile, même si vous n'aviez jamais cuisiné auparavant. Et les bénéfices que vous en récolterez vous ébahiront.

AUX PROPRIÉTAIRES DE ROBOT CULINAIRE…

Lorsque vous aurez fait l'essai de quelques recettes de muffins, vous constaterez qu'ils ont tendance à s'émietter, un peu comme du pain de farine de maïs. Cette texture plaît vraiment à certains. Et c'est mon cas. Mais j'ai découvert un moyen d'obtenir des muffins, des pains et des brownies dont la texture rappelle davantage celle des gâteaux.

Versez le contenu d'une boîte de son d'avoine dans votre robot culinaire ; réglez le contrôle de la grande lame à la position « mouture ». Laissez l'appareil en marche le temps nécessaire pour rassembler tous les autres ingrédients et mesurer les quantités. Lorsque le moment sera venu d'ajouter le son d'avoine aux autres ingrédients, votre son d'avoine aura atteint une consistance poudreuse, semblable à celle de la farine. Vous obtiendrez ainsi des muffins d'une texture *fort* différente.

Muffins nature

2¼ *tasses (550 ml) de céréale de son d'avoine*
¼ *tasse (50 ml) de noix hachées (amandes, pacanes ou même arachides)*
¼ *tasse (50 ml) de raisins secs (de dattes ou de groseilles, etc.)*
1 *c. à table (15 ml) de poudre à pâte (levure chimique) et non de bicarbonate de sodium*
¼ *tasse (50 ml) de cassonade ou*
¼ *tasse (50 ml) de miel ou de mélasse*
1¼ *tasse (300 ml) de lait écrémé ou de lait partiellement écrémé évaporé*
2 *blancs d'œufs ou l'équivalent de 2 œufs en succédané*
2 *c. à table (30 ml) d'huile végétale*

Pour l'essentiel, il s'agit de la recette imprimée sur le côté de la boîte de son d'avoine Quaker. Mais j'ai procédé à quelques substitutions et augmenté la quantité de lait pour obtenir de meilleurs muffins, également plus légers. Faites d'abord l'essai de cette recette. Plus tard, vous souhaiterez peut-être réduire les quantités d'édulcorants. Vous trouverez dans d'autres recettes d'excellentes suggestions pour sucrer vos muffins, à l'aide de concentré de jus de pomme surgelé, par exemple.

Préchauffer le four à 425°F (220°C). Dans un grand bol, verser la céréale de son d'avoine, les noix, les raisins secs et la poudre à pâte. Ajouter, en remuant, la cassonade ou les édulcorants liquides. Mêler ensemble le lait, les blancs d'œufs et l'huile, puis ajouter au mélange de son d'avoine.

Tapisser les moules à muffins de coupes de papier qu'on remplira du mélange. Cuire de 15 à 17 minutes. Pour s'assurer qu'ils sont à point, y planter un cure-dent qui devra en ressortir humide, mais non imprégné de liquide.
Donne 12 muffins.

Les remiser dans un sac de plastique qui leur conservera leur fraîcheur. Garder les muffins au réfrigérateur, si on ne les consomme pas dans les trois jours qui suivent puisqu'ils ne contiennent aucun agent de conservation.

■ ■ ■ ■ ■ ■ ■ ■ ■ ■ *Muffins sans huile*

2 ¼ tasses (550 ml) de céréale
  de son d'avoine
1 c. à table (15 ml) de poudre
  à pâte
¼ tasse (50 ml) de cassonade
½ tasse (125 ml) de fruits secs
  (raisins, dattes, pruneaux)
1 ¼ tasse (300 ml) de lait
  écrémé ou de lait
  partiellement écrémé
  évaporé
2 blancs d'œufs
2 c. à table (30 ml) de sirop
  de maïs

On peut aussi cuisiner des muffins sans huile, qu'on remplace alors par du sirop de maïs. On peut en faire autant pour toutes les recettes de ce chapitre. Pourquoi ne pas tenter pareille substitution dans d'autres recettes ?

Préchauffer le four à 425°F (220°C). Mélanger les ingrédients secs dans un grand bol. Mêler ensemble le lait, les blancs d'œufs et le sirop de maïs, puis les ajouter aux ingrédients secs. Tapisser les moules à muffins de coupes de papier et les remplir du mélange également réparti. Cuire de 13 à 15 minutes. Vérifier la cuisson à l'aide d'un cure-dent.

Donne 12 muffins.

Remarque : Cette recette sans huile exige un temps de cuisson plus court que la recette de muffins nature.

■ ■ ■ ■ ■ ■ ■ ■ ■ ■ *Muffins pomme cannelle*

2 ¼ tasses (550 ml) de céréale
  de son d'avoine
¼ tasse (50 ml) de cassonade
1 ¼ c. à thé (6 ml) de cannelle
1 c. à table (15 ml) de poudre
  à pâte
¼ tasse (50 ml) de noix de
  Grenoble hachées
¼ tasse (50 ml) de raisins secs
½ tasse (125 ml) de lait
  écrémé ou de lait
  partiellement écrémé
  évaporé
¾ tasse (175 ml) de concentré
  de jus de pomme
2 blancs d'œufs
2 c. à table (30 ml) d'huile
  végétale
1 pomme de grosseur
  moyenne, vidée de son
  cœur et coupée en
  morceaux

Mêler les ingrédients secs dans un grand bol. Mélanger le lait, le concentré de jus de pomme, les blancs d'œufs et l'huile à l'aide d'un fouet ou un batteur-mélangeur. Verser le tout sur les ingrédients secs et mêler. Ajouter la pomme coupée en morceaux. Tapisser les moules à muffins de coupes de papier ; remplir du mélange. Cuire 17 minutes, au four à 425ºF (220°C). *Donne 12 muffins.*

Après qu'ils ont refroidi, les déposer dans un grand sac de plastique pour leur conserver leur fraîcheur.

Suggestion : Napper de compote de pommes ou tartiner de beurre de pommes.

■ ■ ■ ■ ■ ■ ■ ■ ■ ■ *Muffins bananes et noix*

2 ¼ tasses (550 ml) de céréale
  de son d'avoine
1 c. à table (15 ml) de poudre
  à pâte
¼ tasse (50 ml) de cassonade
¼ tasse (50 ml) de noix de
  Grenoble ou de pacanes
  hachées
1 ¼ tasse (300 ml) de lait
  écrémé
2 bananes très mûres (plus
  elles sont mûres, mieux cela
  vaut)
2 blancs d'œufs
2 c. à table (30 ml) d'huile
  végétale

Préchauffer le four à 425°F (220°C). Mêler les ingrédients secs dans un grand bol. Mélanger manuellement ou au fouet électrique le lait, les bananes, les blancs d'œufs et l'huile dans un autre bol. Incorporer le tout aux ingrédients secs et mêler. Tapisser les moules à muffins de coupes de papier qu'on remplira du mélange. Cuire 17 minutes. *Donne 12 muffins*

Suggestion : Accompagner d'un lait battu aux bananes.

■ ■ ■ ■ ■ ■ ■ ■ ■ ■ *Muffins aux fruits*
en conserve

2 ¼ tasses (550 ml) de céréale
de son d'avoine
1 c. à table (15 ml) de poudre
à pâte
¼ tasse (50 ml) de raisins secs
2 c. à table (30 ml) d'huile
végétale
1 tasse (250 ml) de lait
partiellement écrémé
évaporé
2 blancs d'œufs
1 boîte de poires égouttées
(16 oz/455 ml)

Préchauffer le four à 425°F (220°C).
Mêler les ingrédients secs dans un bol.
Mélanger ensemble tous les autres ingrédients, à l'exception des poires. Verser le
mélange liquide dans le bol d'ingrédients
secs et mélanger. Hacher fin les poires et
les ajouter au mélange. Si le mélange semble trop sec, y ajouter un peu du jus égoutté
des poires. Tapisser les moules de coupes
de papier et les remplir du mélange. Cuire
17 minutes ou jusqu'à ce qu'un cure-dent
piqué dans les muffins en ressorte sec.

Remarque : Rechercher toujours des conserves sans sucre. Non seulement elles sont
moins riches en calories, mais meilleures
au goût. Ne pas s'en tenir aux poires ;
rechercher tous les autres fruits en conserve
dont on pourra faire provision pour les utiliser lorsqu'on n'aura pas de fruits frais à
portée de la main et que l'heure sera venue
de préparer les muffins. J'aime bien les
pêches. Pour des muffins vraiment colorés
et délicieux, faire l'essai de salade de fruits
en conserve. En retirer les cerises qu'on
déposera sur le dessus des muffins. Même
les enfants en raffolent.

■ ■ ■ ■ ■ ■ ■ ■ ■ ■

Muffins aux fraises

2 ¼ tasses (550 ml) de céréale
de son d'avoine
¼ tasse (50 ml) de cassonade
1 c. à table (15 ml) de poudre
à pâte
½ tasse (125 ml) de lait
partiellement écrémé
évaporé ou de lait écrémé
¾ tasse (175 ml) de jus de
fraises frais, surgelé ou en
conserve
¾ tasse (175 ml) de fraises
fraîches ou surgelées
2 blancs d'œufs
2 c. à table (30 ml) d'huile
végétale

Préchauffer le four à 425°F (220°C). Mêler les ingrédients secs dans un grand bol. Mélanger au fouet manuel ou électrique le lait, le jus de fraises, les fraises, les blancs d'œufs et l'huile (conserver 12 fraises qu'on déposera sur le dessus des muffins), puis incorporer le tout aux ingrédients secs. Tapisser les moules à muffins de coupes de papier et les remplir du mélange. Déposer une fraise sur chaque muffin. Cuire 17 minutes.
Donne 12 muffins.

Suggestion : Les servir comme un gâteau des anges fourré aux fraises et à la crème (« shortcake »), garnis de fraises bien froides et de lait partiellement écrémé évaporé préalablement fouetté.

■ ■ ■ ■ ■ ■ ■ ■ ■ ■

Muffins à l'ananas

2 ¼ tasses (550 ml) de céréale
de son d'avoine
¼ tasse (50 ml) de cassonade
1 c. à table (15 ml) de poudre
à pâte
½ tasse (125 ml) de lait
partiellement écrémé
évaporé ou de lait écrémé
2 boîtes (8 oz / 227 ml)
d'ananas broyés (sans
sucre)
2 blancs d'œufs ou 2 oz
(60 ml) de succédané
d'œufs
2 c. à table (30 ml) d'huile
végétale

Préchauffer le four à 425°F (220°C). Mêler les ingrédients secs dans un grand bol. Mélanger au fouet manuel ou électrique le lait, une boîte de morceaux d'ananas, jus compris, les blancs d'œufs et l'huile ; puis ajouter le tout aux ingrédients secs. Égoutter la deuxième boîte d'ananas et ajouter les fruits au mélange. Tapisser les moules à muffins de coupes de papier et les remplir du mélange. Cuire 17 minutes.
Donne 12 muffins.

Suggestion : Accompagner d'un lait battu à l'ananas.

■ ■ ■ ■ ■ ■ ■ ■ ■ ■ *Muffins renversés à l'ananas*

Pour les occasions spéciales
Pour les préparer, suivre la recette des muffins à l'ananas (qui précède). Avant de remplir les coupes de papier, y déposer une tranche d'ananas et une cerise marasque. Verser le mélange. Cuire 19 minutes.

On peut aussi utiliser un moule à gâteau plutôt qu'un moule à muffins. Vaporiser le moule de Pam, en tapisser le fond de tranches d'ananas et déposer au centre de chaque tranche une cerise marasque. Cuire 19 minutes. Laisser refroidir à l'envers et servir comme tout gâteau renversé.

■ ■ ■ ■ ■ ■ ■ ■ ■ ■ *Muffins aux poires fraîches*

2 ¼ tasses (550 ml) de céréale de son d'avoine
3 c. à table (45 ml) de cassonade
1 c. à table (15 ml) de poudre à pâte
½ c. à thé (2 ml) de cannelle
¼ c. à thé (1 ml) de vanille
2 blancs d'œufs
2 c. à table (30 ml) d'huile végétale
¾ tasse (175 ml) de lait partiellement écrémé évaporé
1 grosse poire bien mûre (ou 2 petites poires), pelée et vidée de son cœur

Préchauffer le four à 425°F (220°C). Mêler les ingrédients secs dans un grand bol. Mélanger à basse vitesse au fouet électrique tous les autres ingrédients, y compris la poire. Ajouter le tout aux ingrédients secs et bien incorporer. Tapisser les moules à muffins de coupes de papier. Les remplir du mélange. Cuire 17 minutes ou jusqu'à ce qu'un cure-dent piqué dans les muffins en ressorte sec.

Suggestion : Voici une bonne façon d'utiliser les fruits un peu trop mûrs. Plus ils seront mûrs, meilleurs seront les muffins. Dès qu'on adopte ce régime de muffins, on ne jette jamais plus de fruits.

■ ■ ■ ■ ■ ■ ■ ■ ■ ■ ■ *Muffins à la citrouille*

*2 ¼ tasses (550 ml) de céréale
de son d'avoine
3 c. à table (45 ml) de
cassonade
1 c. à table (15 ml) de poudre
à pâte
½ c. à thé (2 ml) de muscade
½ c. à thé (2 ml) de cannelle
¼ tasse (50 ml) de raisins secs
½ tasse (125 ml) de citrouille
en conserve
½ tasse (125 ml) de concentré
de jus d'ananas surgelé
¾ tasse (175 ml) de lait
partiellement écrémé
évaporé
2 c. à table (30 ml) d'huile
végétale
2 blancs d'œufs*

Préchauffer le four à 425°F (220°C). Mêler les ingrédients secs dans un grand bol. Mélanger les autres ingrédients au fouet électrique ; les ajouter aux premiers et les y incorporer. Tapisser le moule à muffins de coupes de papier ; les remplir du mélange et cuire 17 minutes ou jusqu'à ce qu'un cure-dent piqué dans les muffins en ressorte sec.
Donne 12 muffins.

Suggestion : La citrouille constitue une excellente source de vitamines A et C. Servir ces muffins pour accompagner un plat de dinde arrosée de sauce aux canneberges.

■ ■ ■ ■ ■ ■ ■ ■ ■ ■ ■ *Muffins (comme plat
d'accompagnement)*

*1 ¼ tasse (300 ml) de céréale de
son d'avoine
1 tasse (250 ml) de farine
enrichie
1 ½ tasse (375 ml) de lait
partiellement écrémé
évaporé
2 blancs d'œufs
2 c. à table (30 ml) de miel
3 c. à table (45 ml) d'huile
végétale*

Si vous souhaitez consommer une partie de votre ration quotidienne de son d'avoine sous forme de muffins en plat d'accompagnement, vous préférerez sans doute cette variété de muffins moins sucrés.

Préchauffer le four à 425°F (220°C). Mêler les ingrédients secs dans un grand bol. Mélanger à basse vitesse, au fouet électrique, le lait et les autres ingrédients, et les incorporer aux premiers. Tapisser un moule à muffins de coupes de papier ; les remplir du mélange. Cuire 15 minutes ou jusqu'à ce qu'un cure-dent piqué dans les muffins en ressorte sec.

Suggestion : Adapter ces muffins à son goût. Certains préfèrent y ajouter des raisins secs. D'autres remplacent une partie du lait par un autre liquide.

■ ■ ■ ■ ■ ■ ■ ■ ■ ■   *Muffins à la mélasse*

2½ tasses (625 ml) de céréale de son d'avoine
1 c. à table (15 ml) de poudre à pâte
¼ tasse (50 ml) de raisins secs
¼ tasse (50 ml) de noix hachées
1¼ tasse (300 ml) de lait partiellement écrémé évaporé
2 c. à table (30 ml) d'huile végétale
2 blancs d'œufs
¼ tasse (50 ml) de mélasse

Préchauffer le four à 425°F (220°C). Mêler les ingrédients secs dans un grand bol. Mélanger les autres ingrédients au fouet électrique et les ajouter aux ingrédients secs. Remuer pour incorporer. Tapisser les moules à muffins de coupes de papier et les remplir du mélange. Cuire 16 minutes ou jusqu'à ce qu'un cure-dent piqué dans un muffin en ressorte sec.

Remarque : Voilà qui change des muffins préparés avec de la cassonade. La mélasse donne une saveur toute différente. On peut réduire la quantité de mélasse, si on souhaite consommer moins de calories. Ne pas oublier qu'on peut aussi substituer la mélasse au sucre dans toutes les autres recettes de muffins pour combiner ou marier des saveurs.

■ ■ ■ ■ ■ ■ ■ ■ ■ ■ ■ *Brioches (comme plat d'accompagnement)*

¾ *tasse (175 ml) de céréale de son d'avoine*
½ *tasse (125 ml) de farine enrichie*
¾ *tasse (175 ml) de lait écrémé*
2 *c. à table (30 ml) de miel*
3 *c. à table (45 ml) d'huile végétale*

Remarquez qu'il ne s'agit pas de muffins! Oui, on peut préparer des brioches et des petits pains de son d'avoine. La recette, très simple, se prépare à quelques minutes d'avis pour accompagner un repas. Il s'agit en fait d'une recette assez populaire, légèrement modifiée.

Pour réussir ces brioches, passer d'abord les céréales de son d'avoine au robot culinaire ou au batteur-mélangeur. Ainsi moulu, le son d'avoine aura une consistance plus proche de la farine. Y mélanger ensuite la farine enrichie. Petit détail : pas besoin, dans ce cas, de poudre à pâte. Ajouter les autres ingrédients, les mélanger et verser le tout sur une plaque à biscuits qu'on aura préalablement vaporisée de Pam. *On obtiendra ainsi environ 12 brioches.* Cuire à 375°F (190°C), de 8 à 10 minutes, ou jusqu'à ce qu'elles soient à peine dorées. Servir chaud, dès la sortie du four.

■ ■ ■ ■ ■ ■ ■ ■ ■ ■ *Pain de son et de canneberges*

2 tasses (500 ml) de canneberges entières
1½ tasse (375 ml) de céréale de son d'avoine
1 c. à thé (5 ml) de zeste d'orange râpé
1 tasse (250 ml) de sucre cristallisé (ou moins, au goût)
⅓ tasse (75 ml) de cassonade
2½ tasses (625 ml) de farine tout-usage
3 c. à thé (15 ml) de poudre à pâte
½ c. à thé (2 ml) de quatre-épices moulu
¼ tasse (50 ml) d'huile végétale
½ tasse (125 ml) de lait écrémé
4 blancs d'œufs ou l'équivalent de 2 œufs en succédané
½ tasse (125 ml) de noix de Grenoble hachées

Ma femme a déniché cette recette dans un journal du quartier et nous l'avons modifiée pour l'adapter à mon régime, en procédant à quelques substitutions d'ingrédients plus sains. Un délice, tout spécialement à l'époque des Fêtes. Cette recette donne trois petits pains ; vous les envelopperez dans du papier cellophane et les conserverez au réfrigérateur pour qu'ils ne sèchent pas.

Préchauffer le four à 350°F (180°C). Découper les canneberges et les ajouter au son avec le zeste d'orange et les édulcorants. Puis, mêler farine, poudre à pâte et quatre-épices. Ajouter l'huile, le lait et le succédané d'œufs. Y incorporer le mélange de canneberges et les noix. Vaporiser de Pam trois moules à pain de 6 pouces (15 cm) sur 3 (8 cm). Répartir également le mélange dans les moules et cuire de 40 à 50 minutes ou jusqu'à ce qu'un cure-dent piqué dans la pâte en ressorte sec.

■ ■ ■ ■ ■ ■ ■ ■ ■ ■ ■ *Pain de son d'avoine*

¾ tasse (175 ml) d'eau
   bouillante
½ tasse (125 ml) de flocons
   d'avoine
3 c. à table (45 ml) de
   margarine
¼ tasse (50 ml) de miel
1 c. à thé (5 ml) de sel
1 sachet de poudre de levure
   activée
¼ tasse (50 ml) d'eau très
   chaude
½ c. à thé (2 ml) de sucre
2 oz (60 ml) de succédané
   d'œuf (l'équivalent d'un
   œuf)
2 tasses (500 ml) de farine
   tout-usage
¾ tasse (175 ml) de céréale de
   son d'avoine, réduite en
   farine au batteur-
   mélangeur

Voici un autre moyen savoureux d'ajouter de l'avoine à votre alimentation. Même si vous n'avez jamais fait de pain auparavant, vous trouverez beaucoup de plaisir à préparer cette recette aussi simple qu'un jeu d'enfant.

Mélanger l'eau bouillante, les flocons d'avoine, la margarine, le miel et le sel dans un grand bol, jusqu'à l'obtention d'une pâte sans grumeaux. Laisser refroidir. Vider le contenu du sachet de levure dans de l'eau très chaude, versée dans un contenant d'une tasse (250 ml), et ajouter la demi-cuillère à thé (2 ml) de sucre. Agiter la levure pour la diluer et laisser reposer environ 10 minutes ou jusqu'à la formation de bulles. Puis verser le mélange de levure, le succédané d'œuf, une tasse et demie (375 ml) de farine tout-usage et le son d'avoine dans le mélange de farine d'avoine. Battre le tout au fouet électrique à basse vitesse pendant 2 minutes, tout en ajoutant graduellement le reste de la farine. Déposer la pâte dans un moule à pain de 9 pouces (23 cm) sur 5 pouces (13 cm) sur 3 pouces (8 cm), vaporisé de Pam. Couvrir de papier ciré et d'une serviette de toile et ranger le moule dans un endroit chaud, à l'abri des courants d'air. (Le four d'une cuisinière au gaz, muni d'un témoin, fera l'affaire.) Laisser la pâte doubler de volume, ce qui prendra environ 45 minutes.

Cuire dans un four préchauffé à 375°F (190°C), environ une heure. Le pain est à point quand, en le tapotant doucement, on entend un son creux. Démouler le pain et le laisser refroidir. Enfin, l'apporter à table avec fierté pour le servir et s'en régaler.

■ ■ ■ ■ ■ ■ ■ ■ ■ ■ *Brownies de son d'avoine*

3 c. à table (45 ml) de poudre de cacao
1 c. à table (15 ml) de café instantané
1 c. à table (15 ml) d'eau
2 bananes très mûres
2 tasses (500 ml) de sucre (ou moins, au goût)
6 blancs d'œufs
1 c. à thé (5 ml) d'essence de vanille
1 tasse (250 ml) de céréale de son d'avoine
¼ c. à thé (1 ml) de sel (facultatif)
1 tasse (250 ml) de noix hachées (ou même de raisins secs pour réduire davantage les matières grasses)

Voici un moyen de satisfaire une fringale de chocolat, tout en absorbant une partie de sa ration quotidienne de son d'avoine.

Verser le cacao, le café, l'eau, les bananes et les incorporer au batteur-mélangeur ou dans un grand bol à l'aide d'un fouet manuel. Ajouter le sucre, les blancs d'œufs, la vanille et bien remuer. Tamiser ensemble le son d'avoine et le sel, puis les incorporer au mélange. Y ajouter les noix ou les raisins secs. Verser le tout dans un moule de 9 pouces (23 cm) carrés, vaporisé de Pam (ou enduit d'un mélange d'huile et de farine). Cuire 45 minutes à 350°F (180°C). Découper en portions individuelles ; laisser refroidir et servir.

Ces brownies sont fondants, alléchants et succulents. Proches et amis refuseront de croire qu'ils ne contiennent ni graisses ni cholestérol !

15

De la dinde à
s'en lécher les doigts

Quiconque décide d'adopter des habitudes alimentaires plus saines doit une fière chandelle à cette grosse volaille qu'est la dinde. Débarrassez-vous de l'idée préconçue que la dinde ne se sert qu'à l'Action de Grâces. Elles ne manquent pas, les façons d'apprêter et d'apprécier cette source de protéines de haute qualité, réduite en graisses et en cholestérol. En fait, vous pouvez cuisiner avec de la dinde presque tous les plats que vous désirez et que vous apprêtez d'ordinaire en vous servant d'une viande riche en graisses.

La dinde vous évitera non seulement de consommer trop de graisses et de cholestérol, elle vous fera aussi réaliser des économies. L'industrie alimentaire vous vient d'ailleurs en aide en ce sens puisqu'elle vous offre, en plus de la volaille entière, des parties de choix, une variété de produits à base de dinde hachée et des saucisses de dinde. Mais vous devez savoir que la poitrine est la partie la moins riche en graisses et en cholestérol. Voici ce qu'il faut faire : rendez-vous au marché, achetez une grosse poitrine de dinde et demandez au boucher de lui enlever la peau, de la désosser, de vous trancher des escalopes et de hacher le reste. De retour à la maison, divisez la viande en portions et conservez-la au congélateur, en paquets individuels. Comptez 4 onces (125 g) par portion.

Vous pouvez préparer avec de la poitrine de dinde hachée toutes les recettes de bœuf haché dont vous raffolez. Quant à ces petits plats que vous chérissez et qui s'apprêtent avec des côtelettes ou des escalopes, ils seront tout aussi délicieux si vous utilisez des escalopes de dinde. Tentez vous-même des expériences. Vous vous régalerez bientôt d'une vaste gamme de plats où la dinde aura remplacé une autre viande.

■ ■ ■ ■ ■ ■ ■ ■ ■ ■ *Pain de viande à la dinde*

1 lb (500 g) de poitrine de dinde hachée
1 blanc d'œuf
½ tasse (125 ml) de céréale de son d'avoine
3 c. à table (45 ml) de ketchup
1 c. à table (15 ml) de sauce Worcestershire
½ c. à thé (2 ml) de moutarde de Dijon
½ poivron vert haché fin
3 tranches d'oignon hachées fin
2 c. à table (30 ml) d'olives vertes hachées
1 grosse gousse d'ail hachée fin (ou davantage, au goût)
¼ c. à thé (1 ml) de chacun des assaisonnements suivants : sauge, poivre noir, origan, sel de céleri

Quand j'ai réussi à réduire ma consommation d'aliments riches en matières grasses, j'ai souffert de me passer de pain de viande, un de mes plats favoris depuis l'enfance. Mais en apportant quelques modifications aux recettes les plus populaires, j'en suis arrivé à celle-ci qui donne de très bons résultats.

Mélanger tous les ingrédients et donner au mélange la forme d'un pain. Cuire 1 heure 15 minutes, à 350°F (180°C). Se servir d'un thermomètre (170°F/80°C) pour vérifier la cuisson. Ne pas cuire plus que nécessaire. Accompagner de pommes de terre mousseline et d'une sauce au jus pauvre en graisses et en cholestérol. *Donne 4 portions.*

Suggestion : Préparer davantage de ce pain de dinde et de la sauce qui l'accompagne. Tous deux se congèlent sans problème et assurent un dîner rapidement préparé. En sandwich, sur pain de son, garni de laitue et de tomates, le pain de dinde fait merveille.

■ ■ ■ ■ ■ ■ ■ ■ ■ ■ *Pommes de terre*

Peler les pommes de terre ; les cuire 20 minutes à faible bouillon ou jusqu'à tendreté qu'on vérifie en y piquant une fourchette. Fouetter les pommes de terre avec du lait écrémé, du poivre blanc et de la poudre Molly McButter.

■ ■ ■ ■ ■ ■ ■ ■ ■ ■ *Sauce*

¾ *tasse (175 ml) de lait*
écrémé froid
¼ *tasse (50 ml) de farine*
1 *tasse (250 ml) de bouillon*
de dinde très chaud
½ *tasse (125 ml) de succédané*
d'œuf
½ *tasse (125 ml) de lait*
partiellement écrémé
évaporé
Des champignons,
rapidement sautés ou en
conserve
Du sel et du poivre

Mélanger le lait écrémé et la farine jusqu'à l'obtention d'une substance lisse. Verser le bouillon. Amener à ébullition et cuire 1 minute. Retirer du feu. Mélanger le succédané d'œuf et le lait partiellement écrémé évaporé au fouet électrique. Verser graduellement le mélange chaud lait-bouillon-farine dans le batteur-mélangeur réglé à basse vitesse. Ajouter ensuite les champignons, le sel et le poivre – et ses assaisonnements préférés.

■ ■ ■ ■ ■ ■ ■ ■ ■ ■ ■ *Burgers de dinde à l'américaine*

1 lb (500 g) de poitrine de dinde hachée
¼ tasse (50 ml) de céréale de son d'avoine
1 grosse gousse d'ail hachée fin
¼ tasse (50 ml) d'oignon haché fin
⅛ tasse (25 ml) de poivron vert haché fin
1 c. à thé (5 ml) de sel ou d'un succédané

C'est une chose de réduire sa consommation de caviar et de pâté de foie gras ; c'en est une autre de renoncer à ce plat de prédilection de tous les Américains : le hamburger. À la seule pensée d'un « burger » de viande grillé sur le charbon, garni de rondelles d'oignons et glissé dans un petit pain rond, tout le monde se met à saliver. Voici le moyen de satisfaire pleinement pareille fringale en se servant plutôt de dinde.

Mélanger tous les ingrédients et former quatre pâtés ; griller au four ou dehors, sur le barbecue. Servir dans les petits pains ronds traditionnellement grillés ou, pour un plat moins riche en graisses et en cholestérol, entre deux tranches de pain de son. Garnir généreusement de laitue, de tranches de tomates et de rondelles d'oignon sautées dans un poêlon à revêtement antiadhésif et vaporisé de Pam.
Donne 4 portions.

Suggestion : Pourquoi ne pas doubler les quantités de la recette et congeler la moitié des pâtés qui serviront ainsi une prochaine fois ?

■ ■ ■ ■ ■ ■ ■ ■ ■ ■ ■ *Burgers de dinde*
à l'orientale

*1 lb (500 g) de poitrine de
dinde hachée*
*¼ tasse (50 ml) de céréale de
son d'avoine*
*1 c. à table (15 ml) de sauce
soja à faible teneur en
sodium*
*½ c. à thé (2 ml) de poudre de
gingembre (ou faites l'essai
de gingembre fraîchement
râpé)*
*½ c. à thé (2 ml) de poudre de
coriandre*
*¼ tasse (50 ml) de châtaignes
d'eau hachées*

Mélanger tous les ingrédients dans un grand bol. Former quatre pâtés. Dans une poêle à revêtement antiadhésif vaporisée de Pam, frire les pâtés et les brunir des deux côtés ; cuire selon ses préférences.

Accompagner de riz et de légumes qu'on aura fait revenir dans l'huile. On peut aussi faire revenir les légumes dans un peu de bouillon de poulet. Ajouter un peu de gingembre fraîchement râpé et un soupçon de cassonade pour relever le tout. *Donne 4 portions.*

■ ■ ■ ■ ■ ■ ■ ■ ■ ■ ■ *Burgers sur pizza*
(à l'italienne)

*1 lb (500 g) de poitrine de
dinde hachée*
*¼ tasse (50 ml) de céréale de
son d'avoine*
*¼ c. à thé (1 ml) de persil
haché fin*
¼ c. à thé (1 ml) d'origan
*¼ c. à thé (1 ml) de
marjolaine*
*¼ tasse (50 ml) d'oignons
hachés*
*Du fromage râpé (à faible
teneur en cholestérol)*
*4 c. à table (60 ml) de sauce
tomate ou de sauce
Pizzaiola (voir page 256
pour la recette)*
*2 muffins anglais, tranchés
sur le plat*

Mélanger la dinde, les céréales, les fines herbes, les oignons, et former quatre petits pâtés. Dans une poêle à revêtement antiadhésif vaporisée de Pam, frire jusqu'à brunissement de la viande. Saupoudrer de fromage. Couvrir et cuire jusqu'à ce que le fromage ait fondu.

Pendant que les pâtés cuisent, étendre une cuillère à table (15 ml) de sauce tomate sur chaque tranche de muffin anglais. Disposer ensuite les pâtés sur les muffins. Mettre au four préchauffé à 350°F (180°C) et cuire 3 minutes. *Donne 4 portions.*

Suggestion : Accompagner ces savoureux « burgers » sur pizza d'une salade croustillante composée de laitue, de tomates, d'oignons, et arrosée de vinaigrette à l'italienne.

BOULETTES DE DINDE

J'ignore combien de plats de toutes nationalités se composent de boulettes d'une viande quelconque. Il en existe probablement des centaines. Il y a le spaghetti avec boulettes de viande, les boulettes à la suédoise, les bouchées de viande en amuse-gueule, et celles qu'on mange telles quelles. Quelle que soit votre recette préférée, sachez que toutes donneront d'aussi bons résultats si vous les apprêtez avec de la poitrine de dinde hachée. Il suffit simplement de réduire la quantité de liquide généralement ajoutée à la recette, parce que la dinde est plus juteuse que le bœuf. Pour vous inspirer, voici quelques suggestions :

■ ■ ■ ■ ■ ■ ■ ■ ■ ■ ■ *Boulettes de viande à l'italienne*

¼ tasse (50 ml) de céréale de son d'avoine
¼ c. à thé (1 ml) d'origan
¼ c. à thé (1 ml) de poivre noir
¼ c. à thé (1 ml) de thym
1 c. à table (15 ml) de parmesan râpé
1 grosse gousse d'ail hachée fin
¼ tasse (50 ml) d'oignon haché
¼ tasse (50 ml) de poivron vert haché
1 lb (500 g) de poitrine de dinde hachée

Mélanger les ingrédients secs dans un grand bol. Ajouter tous les autres ingrédients, sauf la viande. Puis incorporer la dinde et former de 12 à 16 boulettes. Vaporiser de Pam une poêle à revêtement antiadhésif. Frire les boulettes à découvert jusqu'à brunissement. Accompagner de spaghetti et de sauce tomate (sans viande). *Donne de 12 à 16 boulettes.*

■ ■ ■ ■ ■ ■ ■ ■ ■ ■ ■ **Boulettes de viande**
à la crème au paprika

1 lb (500 g) de poitrine de
dinde hachée
¼ tasse (50 ml) de céréale de
son d'avoine
1 c. à table (15 ml) de
ketchup
¼ c. à thé (1 ml) de poivre
noir
1 gousse d'ail hachée fin
1 tasse (250 ml) de bouillon
de poulet (fait de cubes de
bouillon)
1½ tasse (375 ml) d'oignons
hachés fin
½ tasse (125 ml) de lait
partiellement écrémé
évaporé
¼ tasse (50 ml) de farine
1 c. à table (15 ml) de paprika
2 c. à table (30 ml) de persil
haché

Mélanger ensemble la dinde, le son
d'avoine, le ketchup, le poivre et l'ail. Former de petites boulettes. Frire dans une
poêle à revêtement antiadhésif vaporisée de
Pam. Retirer les boulettes dès qu'elles ont
bruni.

Ajouter le bouillon de poulet dans la
poêle de même que les oignons. Amener à
ébullition et laisser mijoter jusqu'à
tendreté.

Dans un autre bol, mélanger lentement
le lait partiellement écrémé évaporé au
quart de tasse (50 ml) de farine jusqu'à
l'obtention d'un mélange lisse. Puis verser
lentement sur le bouillon de poulet et les
oignons et mélanger. Cuire à feu moyen en
remuant jusqu'à bonne consistance. Ajouter le paprika à la sauce. Y plonger les boulettes. Garnir de pincées de persil.

Accompagner de pommes de terre
mousseline préparées avec du lait écrémé et
de la poudre Molly McButter. Vous aurez
du mal à croire que vous mangez un repas
pauvre en graisses.
Donne 4 portions.

ESCALOPES DE DINDE

Si vous aimez les escalopes de porc et de veau, goûtez aux escalopes de
dinde. Demandez simplement au boucher de vous en découper quelques-
unes dans une poitrine de dinde. Comptez encore une fois 4 onces (125 g)
par portion. Lorsque vous préparez une recette de médaillons ou d'escalopes, utilisez plutôt de la dinde. Bien entendu, vous veillerez aussi à trouver
des produits de substitution aux ingrédients riches en cholestérol et en graisses qui entrent généralement dans la composition de ces plats. Chaque fois

que vous lisez le mot « crème », pensez plutôt à du lait partiellement écrémé évaporé. Vous remplacerez les œufs par des succédanés ou des blancs seulement. Quant au beurre, vous l'avez maintenant remplacé par la margarine – mais réduisez tout de même la quantité suggérée. Voici un exemple :

■ ■ ■ ■ ■ ■ ■ ■ ■ ■ ■ *Escalopes nature*

¼ tasse (50 ml) de farine
¼ tasse (50 ml) de céréale de son d'avoine
1 lb (500 g) d'escalopes de dinde (bien aplaties à main nue sur une planche à viande)
4 oz (120 ml) de succédané d'œuf

Mélanger la farine et la céréale de son d'avoine dans un grand bol. Tremper les escalopes de dinde dans le succédané d'œuf. Les passer une à une dans le mélange farine-son d'avoine pour bien les enrober. Dans une poêle à revêtement antiadhésif, vaporisée de Pam, frire les escalopes jusqu'à l'obtention d'une couleur brun doré.

Servir tel quel ou nappé de différentes sauces.

Ce plat est délicieux accompagné de pommes de terre mousseline et de compote de pommes. L'accompagner aussi d'une salade croustillante.

Donne 4 portions.

SANDWICHES À LA DINDE

Tous les Nord-Américains raffolent des sandwiches à la dinde. Rappelez-vous comme vous vous faisiez autrefois une fête à la seule idée qu'on vous en prépare en utilisant les restes de la dinde. Au lieu de ne vous en régaler qu'une ou deux fois par année, faites-en maintenant vos délices toute l'année durant ; ce sandwich contient en effet fort peu de graisses, de calories et de cholestérol.

Le résultat est toujours aussi savoureux, que vous vous serviez de restes de pain de dinde, d'une escalope de dinde ou de poitrine de dinde froide, préalablement rôtie.

Optez pour du pain de son ou du pain de blé entier. Lisez les étiquettes sur les pains. Évitez particulièrement ceux dont l'étiquette nutritionnelle mentionne la présence d'œufs ou de graisses saturées. Le pain de son ne contient ni graisses ni œufs.

Enfin, garnissez généreusement votre sandwich de laitue fraîche, de tomates, de rondelles d'oignons, peut-être d'un peu d'avocat, d'un soupçon de moutarde, de ketchup ou de mayonnaise. Un régal !

SAUCES POUR LA DINDE

Que vous ayez prévu pour le repas du soir des boulettes, des escalopes ou de la dinde froide, songez que vous pouvez en varier la saveur presque à l'infini grâce à de nombreuses sauces. N'oubliez pas que la réputation des cuisines les plus raffinées du monde repose sur les sauces plus encore que sur les plats qu'elles nappent. En voici quelques-unes qui se marient particulièrement bien à la dinde :

■ ■ ■ ■ ■ ■ ■ ■ ■ ■ *Sauce moutarde*

2 c. à table (30 ml) de moutarde préparée
¼ c. à thé (1 ml) de poudre de cari (ou plus, au goût)
1 ou 2 gouttes de Tabasco
¼ tasse (50 ml) de mayonnaise
¼ tasse (50 ml) de yogourt nature à faible teneur en graisses

Mélanger tous les ingrédients jusqu'à l'obtention d'une sauce bien lisse. On peut réduire la quantité de matières grasses en employant moins de mayonnaise. Servir sur de la dinde froide ou des fruits de mer.

■ ■ ■ ■ ■ ■ ■ ■ ■ ■ *Béchamel*

2 c. à table (30 ml) de
  margarine
3 c. à table (45 ml) de farine
1½ tasse (375 ml) de lait
  partiellement écrémé
  évaporé
½ tasse (125 ml) de jus de
  citron frais
4 oz (120 ml) de succédané
  d'œuf

Mélanger margarine et farine à feu doux. Ajouter graduellement le lait. Amener à ébullition en remuant constamment. Retirer du feu et ajouter le jus de citron. Battre à basse vitesse le succédané d'œuf au batteur-mélangeur. Verser lentement dans le mélange chaud et bien incorporer.

Cette recette en est une de sauce blanche de base. Pour obtenir une palette de saveurs, on peut aussi y ajouter divers assaisonnements. Pour une béarnaise, ajouter un peu d'estragon ou environ 1 cuillère à table (15 ml) de raifort. Tenter des expériences en utilisant ses fines herbes préférées.

■ ■ ■ ■ ■ ■ ■ ■ ■ ■ *Sauce Cumberland*

2 c. à table (30 ml) de raifort
  apprêté
½ tasse (125 ml) de jus
  d'orange fraîchement
  pressée
⅛ tasse (25 ml) de zeste
  d'orange râpé
2 c. à table (30 ml) de gelée
  de groseilles
1 c. à thé (5 ml) de moutarde
  de Dijon
¼ tasse (50 ml) de vin rouge

Mélanger tous les ingrédients et servir sur de la dinde froide ou chaude.

■ ■ ■ ■ ■ ■ ■ ■ ■ ■ *Sauce au fenouil*

*1 tasse (250 ml) de bouillon
de poulet
3 c. à table (45 ml) de farine
2½ c. à table (35 ml) de fenouil
en herbe (ou de fenouil
fraîchement coupé)
½ tasse (125 ml) de lait
partiellement écrémé
évaporé*

Incorporer graduellement le bouillon froid à la farine. Amener à ébullition en remuant constamment, puis réduire le feu et laisser mijoter. Ajouter le fenouil. Retirer du feu et ajouter le lait. En arroser la dinde ou les fruits de mer.

Suggestion : Cette sauce rehausse aussi les boulettes de viande et les spaghetti.

■ ■ ■ ■ ■ ■ ■ ■ ■ ■ *Sauce à l'oignon*

*2 oignons hachés fin
½ tasse (125 ml) d'eau
¼ tasse (50 ml) de bouillon de
poulet
2 c. à table (30 ml) de farine
¼ tasse (50 ml) de lait
partiellement écrémé
évaporé
¼ c. à thé (1 ml) de sucre*

Cuire les oignons dans ¼ de tasse (50 ml) d'eau jusqu'à tendreté, soit environ 10 minutes. Dissoudre le cube de bouillon dans le quart de tasse (50 ml) d'eau restante et y ajouter lentement la farine jusqu'à l'obtention d'un mélange bien lisse. Y verser le mélange d'oignons et d'eau chaude, puis incorporer le sucre. Verser le lait et chauffer. Cuire à feu moyen, en remuant, jusqu'à épaississement.

■ ■ ■ ■ ■ ■ ■ ■ ■ ■ *Sauce pizzaiola*

½ *tasse (125 ml) d'oignons hachés*
2 grosses gousses d'ail hachées fin
1 c. à table (15 ml) d'huile végétale
1 boîte de tomates italiennes sans sel, égouttées et coupées en morceaux
1 c. à thé (5 ml) de basilic (le basilic frais est encore meilleur ; en utiliser 1 c. à table (15 ml), haché fin)
1 c. à thé (5 ml) de feuilles d'origan
4 c. à thé (20 ml) de câpres égouttées

Cette sauce italienne donne d'aussi bons résultats sur des escalopes de dinde que sur des filets de poisson. On la trouve souvent au menu des restaurants italiens. Savourez-la avec une bonne demi-bouteille de Chianti et, comme plat d'accompagnement, des spaghettini (des spaghetti très minces). Buon appetito !

Sauter l'oignon et l'ail dans l'huile jusqu'à transparence. Ajouter les tomates, le basilic et l'origan. Amener à ébullition. Réduire le feu et laisser mijoter, sans couvrir, tout en remuant fréquemment, pendant 15 minutes ou jusqu'à ce que la sauce commence à épaissir. Ajouter les câpres au dernier instant, tout juste avant de servir.

Remarque : Vous arroserez fréquemment vos plats de cette sauce relevée. Vous pouvez donc en préparer le double ou le triple de la quantité suggérée, que vous conserverez au réfrigérateur ou même au congélateur.

Voir aussi :
CHILE DE DINDE, page 262
CASSEROLE DE DINDE ET DE LÉGUMES, page 262
SAUCISSE DE DINDE À L'AIL, page 285
SAUCISSE DE PETIT-DÉJEUNER, page 285
BOUCHÉES DE VIANDE EN AMUSE-GUEULE, page 290
GALUMKI (Chou farci à la polonaise), page 306

16

Qui oserait parler
de privations ?

Manger tient une place importante dans l'existence de la plupart d'entre nous ; certains y trouvent même leurs plus grandes joies et satisfactions. La seule pensée de devoir renoncer à tous les plaisirs de la chère me serait pénible, sinon insupportable. Seules quelques rares personnes peuvent s'imposer une diète uniquement composée de légumes et de riz vapeur, des années durant, sans trop se plaindre. Peu d'entre nous pourraient toutefois s'accommoder longtemps d'une diète aussi restrictive.

Voilà pourquoi je jugeais si important de trouver des solutions, en apportant des modifications aux recettes dont je ne saurais me passer ou en y procédant à des substitutions d'ingrédients. Tant au restaurant qu'à la maison, je me fais souvent la réflexion, en regardant mon assiette, que je suis bien loin de me priver.

Permettez-moi de vous raconter une histoire vécue qui illustre bien ma pensée.

Un soir, mon comptable est venu dîner à la maison. Inutile de dire qu'on lui a servi un repas strictement inspiré de mon programme. Le menu se composait d'escalopes de dinde, de spaghettini sauce pizzaiola, de petits pois et de pain à l'ail. Tout le monde s'est régalé.

Le lendemain soir, comme il restait un peu de dinde, je décidai de préparer le même menu pour ma femme et moi. Les restes n'auraient pas suffi à nourrir deux personnes, aussi apprêtai-je une escalope de veau pour mon épouse. J'insiste sur le fait qu'il s'agissait de veau de la meilleure qualité, fraîchement arrivé de Chicago et vendu à prix fort. Je n'ai pas prévenu ma femme que je lui servais du veau au lieu de la dinde. Sa réaction ? « Ce n'est pas aussi savoureux qu'hier soir. » C'est la pure vérité.

Les odeurs de muffins en train de cuire et de sauces en train de mijoter embaument notre maison. Découvrir de nouvelles manières d'apprêter des plats à la fois savoureux et sains me passionne.

Vous trouverez dans le présent chapitre un échantillon des innombrables manières d'apprêter des aliments de toutes sortes, sans œufs ni beurre, sans quantité excessive de matières grasses et de cholestérol. Surtout, n'hésitez pas à enrichir votre collection de recettes en puisant dans d'autres ouvrages, dans les journaux et les revues.

Après une brève période d'adaptation, vous vous surprendrez à répéter comme moi : « Qui oserait parler de privations ? »

D'ALLÉCHANTS LAITS BATTUS
NON DOMMAGEABLES

Depuis l'époque où mon père était propriétaire d'un *drugstore* où trônait une fontaine de bar laitier, j'ai toujours eu un faible pour les laits battus. Et longtemps, je m'en suis remis aux produits Déjeuner Instant de Carnation, le matin, pour avaler rapidement un repas. Mais j'ai renoncé à l'un comme à l'autre : à cause des graisses et du cholestérol présents dans le lait battu, et du sucre et des additifs chimiques, dans les produits Déjeuner Instant de Carnation. En lieu et place, je savoure aujourd'hui toute une gamme de laits battus exceptionnels et sans danger, tant au petit déjeuner qu'à tout autre moment de la journée.

Rien ne limite la variété des parfums, sinon votre imagination et les fruits disponibles sur le marché. Il vous suffit de verser tous les ingrédients dans le batteur-mélangeur que vous mettez en marche pendant quelques secondes et vous obtenez un délicieux lait battu. Pour un lait plus épais et plus riche, utilisez du lait partiellement écrémé évaporé et du yogourt sans graisses ou à faible teneur en graisses. Pour un breuvage plus léger et plus rafraîchissant à la saison chaude, ajoutez une poignée de glaçons concassés. Voici quelques suggestions pour vous inspirer :

■ ■ ■ ■ ■ ■ ■ ■ ■ ■ ■ *Lait battu pomme banane*

8 oz (250 ml) de lait écrémé
1 banane mûre (plus elle sera
  mûre, meilleur sera le lait)
2 oz (60 ml) de concentré de
  jus de pomme surgelé
1 blanc d'œuf cru

■ ■ ■ ■ ■ ■ ■ ■ ■ ■ ■ *Lait battu aux fraises*

8 oz (250 ml) de lait écrémé
1 blanc d'œuf cru
½ tasse (125 ml) de fraises
  fraîches ou surgelées

■ ■ ■ ■ ■ ■ ■ ■ ■ ■ ■ *Lait battu à l'ananas*

8 oz (250 ml) de lait écrémé
1 blanc d'œuf cru
2 oz (60 ml) de concentré de
  jus d'ananas surgelé
¼ tasse (50 ml) de purée
  d'ananas (non sucré)

■ ■ ■ ■ ■ ■ ■ ■ ■ ■ ■ *Lait battu de*
pomme fraîche

8 oz (250 ml) de lait écrémé
1 pomme, vidée de son cœur
  et découpée en petits mor-
  ceaux avant de la passer au
  batteur-mélangeur
2 oz (60 ml) de concentré de
  jus de pomme surgelé
1 blanc d'œuf cru

■ ■ ■ ■ ■ ■ ■ ■ ■ ■ ■   *Lait battu banane caroube*

8 oz (250 ml) de lait écrémé
1 banane mûre
1 blanc d'œuf cru
1 c. à thé (5 ml) de poudre de
  caroube

Laissez-vous guider par votre imagination. Songez à vos fruits préférés. Mariez, par exemple, un fruit et un yogourt de même parfum, à faible teneur en graisses, ou sans graisses, au lieu d'utiliser du lait. Ou mariez différents fruits.

■ ■ ■ ■ ■ ■ ■ ■ ■ ■ ■   *Lait de poule*
pauvre en calories

1 litre de lait partiellement
  écrémé évaporé
1 tasse (250 ml) de succédané
  d'œuf
1 c. à table (15 ml) d'extrait
  de rhum
Succédané de sucre en
  quantité équivalente à ¼ de
  tasse (50 ml) de sucre
Muscade au goût

Mélanger et servir. *Donne 10 portions de 4 onces (125 ml) chacune.*

■ ■ ■ ■ ■ ■ ■ ■ ■ ■ ■ *Le repas complet dans un breuvage*

¾ *tasse (175 ml) de lait écrémé*
1 banane mûre
½ *tasse (125 ml) de yogourt aux fraises, sans matières grasses*
¼ *tasse (50 ml) de jus d'orange*

Songez à la provision de nutriments que vous donne ce breuvage : du lait et du yogourt, vous tirez du calcium ; de la banane, du potassium, et du jus d'orange, de la vitamine C. Buvez-le en avalant un ou deux muffins et vous serez rassasié des heures durant. Une excellente façon de commencer la journée.

Variantes : Aux mêmes quantités de lait et de banane, ajoutez divers parfums de yogourt sans graisses et différents jus.

Remarque : Dans la mesure du possible, n'utilisez que du yogourt sans graisses. On en trouve presque partout. Pourquoi consommer même la petite quantité de cholestérol et de matières grasses présente dans les yogourts à faible teneur en graisses, quand des yogourts sans ces deux ennemis vous offrent des parfums tout aussi savouveux ?

POT-AU-FEU

Même si les temps ont changé, nous avons toujours besoin de plats simples et rapides à préparer. Aujourd'hui, nous nous arrêtons à des comptoirs de restauration minute ou nous nous procurons des plats surgelés. Hier, nos mères et nos grand-mères (les hommes n'avaient alors guère leur place dans la cuisine) préparaient des pot-au-feu, pour un repas simple, mais non moins nourrissant.

Nous pouvons maintenant adapter la cuisine traditionnelle à quelques-unes de nos toutes nouvelles idées et préparer ainsi d'avance des pot-au-feu qu'on savourera avec une tranche de pain de son. Pour l'essentiel, il suffira d'utiliser plutôt des ingrédients à faible teneur en graisses et en cholestérol. À titre d'exemple, voici deux recettes. Fouillez dans vos livres et albums de cuisine préférés ; vous y trouverez des idées que vous pourrez facilement adapter à notre nouvelle et plus moderne conception d'une saine alimentation.

■ ■ ■ ■ ■ ■ ■ ■ ■ ■ ■ Chile de dinde

1 lb (500 g) de poitrine de dinde hachée
1 poivron vert de grosseur moyenne, haché
1 oignon de grosseur moyenne, haché
1 boîte de haricots secs ou de haricots rouges (ou noirs)
1 grosse boîte de tomates (28 oz / 796 ml)
1 sachet de préparation de chile

Faire revenir la dinde dans une grande casserole vaporisée de Pam, jusqu'à ce que la viande se sépare et brunisse. Ajouter le poivron vert et l'oignon, réduire le feu et couvrir. Cuire à feu moyen jusqu'à tendreté du poivron. Ajouter les haricots, les tomates et la préparation de chile. Laisser mijoter 10 minutes et servir.

Remarque : Ce plat se conserve très bien au congélateur. Le congeler en portions individuelles.

■ ■ ■ ■ ■ ■ ■ ■ ■ ■ ■ Casserole de dinde et de légumes

1 lb (500 g) de poitrine de dinde hachée
1 boîte de haricots Great Northern pré-cuits
1 poivron vert haché
1 oignon haché
2 tiges de céleri hachées
2 carottes hachées
1 tomate pelée et hachée
1 boîte de petits pois
1 sachet de potage aux légumes Knorr (ou d'une autre marque)

Dans une grande casserole vaporisée de Pam, cuire la dinde jusqu'à ce que la viande se sépare et brunisse. Ajouter tous les autres ingrédients, y compris un peu du bouillon des légumes en conserve, pour faire une sauce. Couvrir et laisser mijoter 10 minutes seulement.

Remarque : Il s'agit de la méthode la plus simple, qui ne donne pas nécessairement le meilleur résultat. Pour un plat plus savoureux et des légumes plus à point, verser d'abord les légumes frais et n'ajouter les légumes en conserve que quelques minutes avant de servir.

LES LÉGUMES

La plupart des enfants détestent les légumes et trop d'adultes n'ont pas appris à les apprécier. Peut-être parce qu'ils se rebiffent contre leurs parents toujours en train de leur répéter qu'ils n'auront pas droit au dessert tant qu'ils n'auront pas avalé jusqu'au dernier pois pâteux et jusqu'à la dernière carotte trop cuite. Dans la plupart des cas, le problème vient de ce que les gens n'ont jamais vraiment pu apprécier l'incomparable goût des légumes.

Cet apprentissage commence au supermarché ou chez le marchand de fruits et de légumes. À l'été et à l'automne, arrêtez-vous aussi aux comptoirs, en bordure des routes. Rendez-vous également dans des quartiers ethniques et demandez comment préparer des légumes exotiques dont vous ignoriez même jusqu'à l'existence. Partez à la recherche de produits savoureux et sains.

Les guides alimentaires recommandent au moins deux portions de légumes par jour, tant du groupe des légumes verts que de celui des jaunes ou orange. Mais considérez cela comme un strict *minimum*. Visez plutôt quatre portions par jour. Impossible ? Pas le moins du monde. Les jus de légumes, les pommes de terre, les salades, les bouchées en trempette ajoutent tous un apport important en vitamines et minéraux. Et bonne bouffe !

La pomme de terre est un légume très calomnié. À moins que vous ne les enrobiez de beurre et de crème sure, elles *ne* vous feront *pas* le moins du monde engraisser. Vous pouvez vous en régaler plusieurs fois chaque semaine. Riches en vitamines et en fibres, savoureuses, elles s'apprêtent de maintes façons.

Voici quelques recettes pour démarrer du bon pied. Vous en découvrirez d'autres en feuilletant des livres de cuisine.

■ ■ ■ ■ ■ ■ ■ ■ ■ ■ *Gaspacho*

1 grosse boîte de jus de tomates (48 oz / 1,3 l)
1 oignon moyen, haché fin
1 poivron vert, haché fin
1 piment jalapeño, haché fin (sans les graines)
½ tasse (125 ml) de coriandre fraîche, hachée
3 grosses gousses d'ail, hachées fin
2 grosses tomates, pelées, épépinées et hachées (des tomates en conserve feront aussi l'affaire)
⅓ tasse (75 ml) de jus de lime frais
¼ tasse (50 ml) de vinaigre de vin rouge
½ c. à thé (2 ml) de poivre fraîchement moulu

La simplicité de cette recette vous renversera. Combiner tous les ingrédients dans un grand bol ou un bocal, mais pas dans un contenant en aluminium, qu'on laissera au réfrigérateur toute la nuit. Servir froid, agrémenté de feuilles fraîches de coriandre.

Remarque : On sert fréquemment ce plat, fort prisé en Californie, au repas du midi, tout spécialement l'été. Accompagner de tranches de pain de son. Une manière bien agréable de manger des légumes !

■ ■ ■ ■ ■ ■ ■ ■ ■ ■ *Carottes et poivrons verts à l'orientale*

1 c. à table (15 ml) de margarine molle
1 c. à table (15 ml) d'huile végétale
1 c. à table (15 ml) de gingembre fraîchement râpé (ou en poudre, si vous n'avez pas le choix)
1 c. à table (15 ml) de cassonade
1 c. à thé (5 ml) de sauce soja douce

Couper les carottes et les poivrons en lanières d'environ 3 pouces (7,5 cm) de long sur ½ pouce (1,5 cm) de large. Dans un poêlon de dimension moyenne, faire rapidement sauter les autres ingrédients. Puis ajouter les carottes, les poivrons et la sauce soja au mélange ; couvrir et laisser mijoter 10 minutes ou jusqu'à tendreté des légumes. *Donne 4 portions.*

Servir avec du poulet grillé et du riz vapeur.

Remarque : Évidemment, si vous ne préparez qu'une ou deux portions de légumes, vous utiliserez moins de margarine et d'huile. N'utilisez toujours que la quantité absolument nécessaire de ces graisses.

■ ■ ■ ■ ■ ■ ■ ■ ■ ■ *Pommes de terre nature au four*

On peut cuire au four les pommes de terre tout comme les patates douces. Elles sont délicieuses et donnent d'aussi bons résultats. Si vous possédez un four micro-ondes, vous avez de la chance. Laver les pommes de terre en un tour de main, les piquer avec une fourchette et les cuire de 12 à 16 minutes. Pour les cuire au four conventionnel ou sur charbon de bois, les envelopper d'abord de papier d'aluminium, après les avoir lavées et piquées – ce qui les gardera juteuses. Cuire à 425ºF (220ºC), environ 45 minutes, ou jusqu'à ce qu'elles « cèdent » sous la pression du doigt.

Mais comment remplacer la crème sure et le beurre ? Voici quelques suggestions. Saupoudrez vos pommes de terre de poudre Molly McButter et de poivre blanc. Faites aussi l'essai d'assaisonnements pour légumes, par exemple les produits Mrs. Dash. Et pourquoi pas un peu de sauce pizzaiola ? Ou un soupçon de yogourt sans matières grasses, relevé de jus de citron et de poivre ? Tentez même la grande aventure : goûtez vos pommes de terre nature, pour en apprécier toute la saveur.

Si la crème sure vous manque encore, sachez que vous pouvez maintenant vous satisfaire pleinement grâce aux succédanés de crème sure dont vous pouvez aussi vous servir comme base pour préparer d'excellentes sauces à salade.

■ ■ ■ ■ ■ ■ ■ ■ ■ ■ *Succédané de crème sure nº 1*

¾ *tasse (175 ml) de fromage Cottage à faible teneur en graisses*
¼ *tasse (50 ml) de yogourt nature sans matières grasses*
½ *c. à thé (2 ml) de jus de citron*
1 *sachet d'édulcorant Equal (Égal)*

Ma préférée !

■ ■ ■ ■ ■ ■ ■ ■ ■ ■ *Succédané de crème sure n° 2*

1 tasse (250 ml) de fromage Cottage à faible teneur en graisses
1 c. à table (15 ml) de jus de citron
¼ tasse (50 ml) de lait écrémé

Pour l'une ou l'autre de ces recettes, placer simplement tous les ingrédients dans un batteur-mélangeur et les combiner jusqu'à consistance lisse. En préparer en quantité suffisante dont on conservera l'excédent au réfrigérateur, pour usage ultérieur pendant la semaine. S'en servir à volonté, sans la moindre crainte.

■ ■ ■ ■ ■ ■ ■ ■ ■ ■ *Pommes de terre mousseline, en purée ou fouettées*

Peler une pomme de terre par convive. Amener à ébullition dans une casserole d'eau, sans couvercle. Réduire le feu pour obtenir une ébullition légère et cuire 20 minutes. Égoutter. Saupoudrer les pommes de terre de poudre Molly McButter ; couvrir pendant 3 minutes. Réduire en purée les pommes de terre en y ajoutant du lait partiellement écrémé évaporé, en très petite quantité à la fois, jusqu'à ce qu'elles soient parfaitement fouettées. Assaisonner de poivre blanc.

■ ■ ■ ■ ■ ■ ■ ■ ■ ■ ■ *Pommes de terre rissolées*

Faire bouillir des pommes de terre environ 15 minutes ou jusqu'à ce qu'elles n'offrent pas trop de résistance lorsqu'on les pique avec une fourchette. Les égoutter, les couper en morceaux, sans enlever la pelure. Saupoudrer de poudre Molly McButter et de poivre blanc. Préchauffer le four à 375°F (190°C) et vaporiser de Pam une plaque à biscuits. Cuire 15 minutes les pommes de terre, jusqu'à ce qu'elles soient dorées, croustillantes et appétissantes. Pour le sel, s'en remettre à son jugement et à ses besoins personnels.

■ ■ ■ ■ ■ ■ ■ ■ ■ ■ ■ *Scarole et pommes de terre nouvelles*

1 ½ lb (750 g) de pommes de terre nouvelles (plus elles sont petites, meilleures elles sont)
½ tasse (125 ml) d'oignons hachés
2 grosses gousses d'ail, hachées fin
2 c. à table (30 ml) d'huile végétale
1 lb (500 g) de feuilles de scarole
1 tasse (250 ml) de bouillon de poulet
Poivre au goût

Faire bouillir sans les peler, environ 20 minutes, les pommes de terre ; les égoutter et les couvrir (retirées du feu). Pendant que cuisent les pommes de terre, faire sauter l'oignon et l'ail jusqu'à transparence, dans une grande casserole légèrement huilée. Déchiqueter les feuilles de scarole à la main, en morceaux d'environ 2 pouces (5 cm) de diamètre. Les jeter dans la casserole ; couvrir et agiter pour comprimer les feuilles et les couvrir d'oignons, d'ail et d'huile. Couper les pommes de terre en dés et les ajouter dans la casserole. Verser le bouillon de poulet, amener à ébullition et ajouter le poivre. Servir.
Donne 4 portions.

Remarque : Le liquide (qu'on appelle jus de cuisson) est si succulent que vous voudrez y tremper de gros morceaux de pain de son. Servir avec du poulet ou du poisson grillé. (Une bonne bouteille de vin blanc ne gâterait rien.)

■ ■ ■ ■ ■ ■ ■ ■ ■ ■ *Frites*

Faire bouillir les pommes de terre, pelées ou non, pendant 10 minutes. Les égoutter et les laisser refroidir. Les couper en bâtonnets lisses ou dentelés, ou selon sa préférence. Préchauffer le four à 375°F (190°C) et vaporiser de Pam une plaque à biscuits. Disposer les pommes de terre de façon qu'elles ne se touchent pas. Cuire 30 minutes. Quelqu'un veut du ketchup?

■ ■ ■ ■ ■ ■ ■ ■ ■ ■ *Riz Pilaf*

4 tasses (1 litre) d'eau
1 c. à thé (5 ml) de coriandre râpée (ou 1 c. à table / 15 ml de coriandre fraîche, hachée, en saison)
1 c. à table (15 ml) d'huile végétale
2½ tasses (625 ml) de riz blanc non cuit
½ tasse (125 ml) de pommes déshydratées, hachées fin
¼ tasse (50 ml) de raisins secs (les dorés sont plus indiqués)
¼ tasse (50 ml) de jus de pomme
¼ c. à thé (1 ml) de cannelle (facultatif)
4 oignons verts hachés

Dans un chaudron, verser l'eau, la coriandre ou les feuilles de coriandre et amener à ébullition. Pendant ce temps, chauffer l'huile dans un plat allant au four. Ajouter le riz à l'huile et cuire jusqu'à ce que les grains soient tout juste enrobés, puis ajouter l'eau dans la casserole. Couvrir et cuire 25 minutes au four préchauffé à 375°F (190°C). Après ce temps, le riz devrait avoir absorbé tout le liquide. Pendant la cuisson, faire macérer les tranches de pommes et la cannelle dans le jus de pomme. Quand le riz est prêt, égoutter les pommes et les incorporer au riz. Ajouter les oignons verts hachés à la toute fin.

Remarque : Encore une fois, laissez-vous guider par votre imagination. Après avoir expérimenté cette recette et constaté comme elle est simple au point qu'un enfant la réussirait, vous tenterez d'y apporter quelques modifications. Au lieu de pommes, la prochaine fois, utilisez des abricots et du jus d'ananas ; ou des pruneaux et du jus d'orange. Servir avec du poulet ou du poisson cuit au four.

LES VINAIGRETTES

Compte tenu de l'incroyable variété de salades qui s'offre à nous, nous devrions nous efforcer d'en manger chaque jour. Comme repas du midi ou plat d'accompagnement, le soir, une salade peut répondre à la plus grande partie de nos besoins quotidiens en légumes.

Ne vous bornez pas à manger jour après jour la traditionnelle pomme de laitue Iceberg. Tout légume et tout fruit peut agrémenter la salade de vos rêves ; les meilleurs comptoirs de salades sont ceux qui offrent le plus de variétés.

Mettez-y une touche de couleur : des grains de maïs, des carottes râpées et une pleine cuillère – ou même deux – de chou rouge. Utilisez les restes de légumes de la veille. Ajoutez quelques pommes ou poires fraîches. Faites l'essai de différentes laitues – Bibb, romaine, Boston, en feuilles – aussi bien que la traditionnelle pomme de laitue Iceberg. Combinez-en deux ou trois sortes.

Puis, songez aux vinaigrettes dont vous les arroserez. Mais là se trouve l'écueil. La plupart des vinaigrettes vendues dans les supermarchés se composent d'œufs entiers, de graisses saturées et souvent d'une grande quantité de sucre. Lisez attentivement les étiquettes avant tout achat ou préparez vos propres vinaigrettes. Faites l'essai des nouvelles vinaigrettes sans huile. On les a grandement améliorées et elles sont délicieuses.

■ ■ ■ ■ ■ ■ ■ ■ ■ ■ ■ *Vinaigrette de yogourt*

1 tasse (250 ml) de yogourt nature sans matières grasses
1 c. à table (15 ml) de jus de citron ou de lime frais
1½ c. à thé (7 ml) de basilic frais (½ c. à thé (2 ml), s'il est séché)
1 grosse gousse d'ail, hachée fin
1 c. à table (15 ml) de miel

Mélanger tous les ingrédients dans un récipient où vous pourrez conserver la vinaigrette, et laisser reposer au moins 2 heures au réfrigérateur, avant de servir, pour donner au bouquet le temps de se développer.

■ ■ ■ ■ ■ ■ ■ ■ ■ ■ ■ *Vinaigrette de miel et lime*

¼ tasse (50 ml) de jus de lime fraîche
⅛ tasse (25 ml) de miel
¼ de c. à thé (1 ml) de moutarde de Dijon

Mélanger tous les ingrédients et servir froid. Délicieux sur une salade composée de romaine et de melon miel (*Honeydew*).

■ ■ ■ ■ ■ ■ ■ ■ ■ ■ ■ *Vinaigrette de tomates*

1 tasse (250 ml) de jus de tomates sans sel
½ tasse (125 ml) de tomates fraîches, pelées et hachées
1 c. à table (15 ml) de jus de citron frais
1 c. à table (15 ml) de persil fraîchement haché
1 c. à table (15 ml) de feuilles de coriandre fraîchement hachées
Poivre au goût

Mélanger tous les ingrédients dans un contenant où vous pourrez conserver la vinaigrette, laisser reposer le mélange toute la nuit pour que se développe son bouquet. Cette quantité de vinaigrette ne contient que quelques calories.

■ ■ ■ ■ ■ ■ ■ ■ ■ ■ ■ *Vinaigrette Mille-Îles*

1 tasse (250 ml) de mayonnaise à faible teneur en graisses
2 c. à table (30 ml) de ketchup (de tomates)
1 c. à table (15 ml) de relish sucrée

Mélanger tous les ingrédients à l'avance. Conserver au réfrigérateur et utiliser, au besoin, sur toutes sortes de salades.

■ ■ ■ ■ ■ ■ ■ ■ ■ ■ *Vinaigrette aux fines herbes*

1 tasse (250 ml) de yogourt nature sans matières grasses
1 c. à table (15 ml) de jus de citron frais
1½ c. à thé (7 ml) de basilic frais
1½ c. à thé (7 ml) d'estragon frais
1½ c. à thé (7 ml) de cerfeuil frais
1 grosse gousse d'ail hachée fin
1 c. à thé (5 ml) de piment rouge moulu (facultatif)

Mélanger tous les ingrédients d'avance. Conserver au réfrigérateur ; en arroser, au goût, les salades. Limiter chaque portion à 2 c. à table (30 ml).

DES DESSERTS À SATIÉTÉ

Vous n'avez aucune raison de penser que, parce que vous vous efforcez de réduire votre consommation de graisses et de cholestérol, vous ne pouvez vous offrir comme dessert que des fruits. Il vous suffira de vous montrer plus prudent et plus inventif que la plupart des gens.

D'abord et avant tout, choisissez avec plus de discernement vos aliments au supermarché. Avant tout achat, lisez les étiquettes pour éviter les œufs, mais aussi les « huiles partiellement hydrogénées », les huiles de palme et de noix de coco qui sont tout aussi saturées que les graisses animales et le beurre. Au fur et à mesure de vos visites au supermarché, vous constaterez comme sont nombreux les produits acceptables qu'on vous y propose. Et plus la population comptera d'individus attentifs à bien se nourrir et à se garder en santé, plus se multiplieront les produits améliorés et savoureux qu'ils recherchent tant.

J'en veux pour preuve le yogourt glacé. Disponible dans une grande variété de parfums, ce produit a même meilleur goût qu'au moment de son introduction sur le marché, dans les années soixante-dix. Et il existe de nouveaux desserts à base de yogourt qui ne contiennent pratiquement pas de graisses ni de cholestérol.

Gardez aussi l'œil ouvert pour découvrir les comptoirs et restaurants où l'on propose des desserts dont votre ligne et vos artères ne souffriront pas. Ces produits et ces commerces se multiplient depuis que le monde des affaires a reconnu l'importance de la demande populaire jusque-là sous-estimée. Il y a peu de temps, je suis sorti avec mes enfants et, pour couronner la soirée, j'ai décidé de les emmener au bar laitier. Je m'attendais naturellement à les regarder manger pendant que je rêvais aux glaces fondantes auxquelles je m'étais juré de renoncer. Surprise ! Comme nous entrions au comptoir *31 Flavors Ice Cream Shop* de notre quartier, j'aperçus une affiche destinée à la promotion de délices glacés diététiques, spécialement élaborés, à teneur négligeable en graisses et presque sans cholestérol. Au moment où j'écris ces lignes, il en existe quatre parfums : le café est mon préféré. Je peux en manger sans me sentir coupable et en y prenant plaisir. Merci bien, Baskin-Robbins ! (Qu'est-ce que vous attendez... Häagen Dazs ?)

Le gâteau des anges est fait de blancs d'œufs, sans les jaunes. Mais la plupart des gâteaux, tartes et biscuits, contiennent encore de grandes quantités d'œufs et de beurre.

Il n'y a qu'une solution : préparer soi-même ses desserts. Croyez-moi, rien de plus facile. Avant de m'imposer cette diète, je n'avais jamais fait cuire un biscuit. Les recettes que je vous suggère ne présentent aucune difficulté et il me semble presque impossible de les rater. On s'amuse ferme à préparer des biscuits et, si vous avez des enfants, ils se feront un plaisir de vous donner un coup de main.

■ ■ ■ ■ ■ ■ ■ ■ ■ ■ *Biscuits d'avoine aux pommes*

*4 pommes de grosseur
moyenne
4 c. à thé (20 ml) de cannelle
1 c. à table (15 ml) de miel
1 c. à table (15 ml) de jus de
citron
2 blancs d'œufs
¼ tasse (50 ml) de céréale de
son d'avoine
¼ tasse (50 ml) de farine
d'avoine
½ tasse (125 ml) de lait
écrémé en poudre (sans
matières grasses)*

D'abord, trancher les pommes en deux, en retirer le cœur et couper les fruits en dés. Les mettre dans une marmite autoclave, les saupoudrer de cannelle et les cuire jusqu'à tendreté, généralement une dizaine de minutes. (Si vous n'avez pas d'autoclave, déposez les pommes sur une marguerite, à l'intérieur d'une casserole contenant environ deux 2 pouces (5 cm) d'eau, et couvrir.)

Mélanger ensuite tous les autres ingrédients. Pendant ce temps, les pommes seront parvenues à tendreté et la cannelle les aura parfumées. Les verser dans un batteur-mélangeur et les liquéfier. Mêler tous les ingrédients et déposer le mélange à la cuillère sur une plaque à biscuits antiadhésive (ou vaporisée de Pam).

Cuire 20 minutes au four préchauffé à 350ºF (180ºC). On obtiendra ainsi de deux à trois douzaines de biscuits, selon leur grosseur.

■ ■ ■ ■ ■ ■ ■ ■ ■ ■ *Biscuits d'avoine à l'ancienne*

¾ *tasse (175 ml) de farine*
tout-usage
¼ *c. à thé (1 ml) de*
bicarbonate de sodium
2 *c. à thé (10 ml) de vanille*
2 *oz (60 ml) d'huile végétale*
½ *tasse (125 ml) de sucre*
cristallisé
½ *tasse (125 ml) de cassonade*
4 *oz (120 ml) de succédané*
d'œuf (l'équivalent de
2 *œufs)*
1½ *tasse (375 ml) de farine*
d'avoine minute
¼ *tasse (50 ml) de noix de*
Grenoble ou de pacanes
hachées

Voici une recette traditionnelle de délicieux biscuits d'avoine, mais sans le cholestérol et la plus grande partie des graisses qu'on y trouve généralement. Je l'ai dénichée dans une revue féminine ; quelques substitutions d'ingrédients ont permis de l'adapter à mon régime.

Tamiser d'abord ensemble la farine et le bicarbonate de sodium. Puis mélanger la vanille, l'huile et les sucres avant d'ajouter le succédané d'œuf. Enfin, mélanger la farine, la farine d'avoine et les noix. Préchauffer le four à 350°F (180°C) et vaporiser de Pam une plaque à biscuits. Disposer la pâte sur la plaque en se servant d'une cuillère à thé. Cuire 8 minutes.

Remarque : Oui, cette recette contient des sucres et des graisses. Mais rappelez-vous que vous préparez ainsi 72 biscuits. Une petite opération mathématique vous révélera rapidement que vous pouvez vous permettre deux biscuits à la fois, de temps à autre, sans vous sentir coupable. Vous pouvez conserver ces biscuits au congélateur ; vous en aurez une provision qui durera longtemps.

■ ■ ■ ■ ■ ■ ■ ■ ■ ■ *Biscuits d'avoine version contemporaine*

2 bananes très mûres
½ tasse (125 ml) de cassonade
3 c. à thé (15 ml) de vanille
4 oz (120 ml) de succédané
d'œuf (l'équivalent de
2 œufs)
2 tasses (500 ml) de farine
tout-usage
1½ tasse (375 ml) de farine
d'avoine minute
1 c. à thé (5 ml) de poudre à
pâte
½ c. à thé (2 ml) de
bicarbonate de sodium
½ tasse (125 ml) de lait
partiellement écrémé
évaporé
½ tasse (125 ml) de noix
hachées

Voici une recette à l'intention de ceux qui refusent de se contenter d'un ou deux biscuits ou qui se refusent à consommer toute matière grasse. Ces biscuits sont presque aussi succulents que ceux à l'ancienne, à peine plus dommageables. Ce sont de petites bouchées tendres et savoureuses dont vous vous régalerez lorsque vous éprouverez le besoin pressant de grignoter.

Écraser d'abord les bananes à l'aide d'une fourchette ou les liquéfier au batteur-mélangeur. Verser le tout dans un grand bol et y mélanger la cassonade, la vanille, le succédané d'œuf. Mêlez ensemble la farine, la farine d'avoine, la poudre à pâte et le bicarbonate de sodium. Ajouter graduellement et alternativement le mélange de farine et le lait au mélange de bananes, puis saupoudrer de noix.

Préchauffer le four à 375°F (180°C) et vaporiser de Pam une plaque à biscuits (ou l'enduire d'un mélange huile et farine). Répartir le mélange en se servant d'une cuillère à thé et cuire 10 minutes, jusqu'à ce que le pourtour des biscuits ait légèrement bruni.

■ ■ ■ ■ ■ ■ ■ ■ ■ ■ *Cobbler de patates douces et de pommes*

2 grosses pommes vidées de leur cœur et coupées en morceaux de 1 pouce (2,5 cm)
2 grosses patates douces, pelées et coupées en morceaux d'un pouce (2,5 cm)
½ tasse (125 ml) de cassonade
½ tasse (125 ml) de céréale de son d'avoine, réduite en farine au batteur-mélangeur ou au robot culinaire
½ tasse (125 ml) de farine d'avoine minute
½ c. à thé (2 ml) de cannelle
⅓ tasse (75 ml) de margarine molle, sans sel

Cette recette ne s'adresse surtout pas aux personnes qui cherchent à perdre du poids. Elle regorge de calories savoureuses, mais ne contient pas de cholestérol et ne comprend qu'une partie seulement des graisses qu'on trouve habituellement dans des régals somptueux. Ceux d'entre vous qui suivent un régime à faible teneur en graisses y trouveront une belle récompense pour leurs efforts.

Mélanger les morceaux de pommes et de patates douces dans une assiette à tarte de 9 pouces (23 cm) de diamètre et les saupoudrer de 2 c. à table (30 ml) de cassonade. Mélanger le reste de la cassonade, le son et la farine d'avoine, de même que la cannelle, dans un bol. Incorporer graduellement la margarine jusqu'à l'obtention d'un mélange granuleux ou friable. Saupoudrer ce mélange sur les pommes et les patates douces. Préchauffer le four à 350ºF (180ºC). Cuire environ 50 minutes ou jusqu'à ce que les patates soient tendres et dorées. Servir chaud.

Pour s'offrir un petit extra, fouetter du lait partiellement écrémé évaporé, qu'on aura conservé au réfrigérateur, avec une cuillère à thé (5 ml) de vanille ; on pourra ainsi couronner son dessert de « crème fouettée ».

■ ■ ■ ■ ■ ■ ■ ■ ■ ■ *Tablettes de pruneaux*

⅓ tasse (75 ml) de cassonade
⅓ tasse (75 ml) d'huile
végétale
¼ tasse (50 ml) de concentré
de jus de pomme
1 tasse (250 ml) de farine de
blé entier
½ tasse (125 ml) de céréale de
son d'avoine
1½ tasse (375 ml) de farine
d'avoine
1 tasse (250 ml) de pruneaux
coupés en dés
1 tasse (250 ml) de raisins
secs

Voici une alléchante manière de tirer plein d'éléments nutritifs d'un dessert.

Mélanger la cassonade, l'huile et le concentré de jus de pomme. Mêler séparément les ingrédients secs et leur ajouter graduellement les autres ingrédients jusqu'à l'obtention d'une substance grumeleuse. Verser le mélange dans un moule carré de 9 pouces (23 cm), vaporisé de Pam. Cuire 20 minutes au four préchauffé à 375°F (190°C) ou jusqu'à ce que le mélange résiste à la pression du doigt. *Diviser en 12 rectangles.*

Variante : Laissez-vous guider par votre imagination. Remplacez les pruneaux par des abricots ou d'autres variétés de fruits secs ou essayez d'autres concentrés de jus de fruits.

■ ■ ■ ■ ■ ■ ■ ■ ■ *Abaisses*

*1 tasse (250 ml) de farine
tout-usage, tamisée
¾ c. à thé (3 ml) de sel
(facultatif)
⅓ tasse (75 ml) de sirop de
maïs diététique
2 c. à table (30 ml) de lait
écrémé*

Je raffole des tartes, mais leurs abaisses sont parfois riches en saindoux. Jetez un coup d'œil aux étiquettes nutritionnelles des abaisses préparées ou aux recettes d'abaisses de n'importe quel livre de cuisine – et vous comprendrez. Voici une recette d'abaisse, à l'ancienne, mais sans graisses saturées :

Préchauffer le four à 475°F (250°C). Mélanger dans un bol la farine et le sel. Mêler sirop et lait ; les ajouter au mélange de farine. Avec une fourchette, mélanger le tout pour bien incorporer les ingrédients. Former une boule avec le mélange et la placer entre deux carrés de papier ciré, légèrement saupoudrés de farine. Abaisser la pâte pour obtenir un cercle qui couvrira une assiette à tarte de 9 pouces (23 cm) de diamètre. Vaporiser l'assiette à tarte de Pam. Disposer la pâte dans l'assiette. Couper l'excédent au couteau et écraser le pourtour à l'aide d'une fourchette. Piquer le fond de l'abaisse à la fourchette. Cuire environ 10 minutes ou jusqu'à l'obtention d'une couleur brun doré. Laisser refroidir avant d'ajouter la garniture.

Voir aussi :
BROWNIES DE SON D'AVOINE, p. 244

LES FRUITS

Bien que vous puissiez choisir parmi une infinie variété de desserts à faible teneur en graisses et en cholestérol, n'en oubliez pas pour autant d'inclure quantité de fruits dans votre alimentation. Gorgés de vitamines et de fibres, les fruits constituent une source inépuisable d'éléments nutritifs ; commodes, faciles à apprêter, ils se consomment rapidement. Et, par-dessus tout, ils sont délicieux.

Il y a longtemps, alors que je consommais encore des aliments riches, j'ai suivi un cours de cuisine provençale. Inutile de dire que la plupart des recettes qu'on m'a alors enseignées me sont aujourd'hui interdites. Mais je me rappelle que le chef prisait fort les fruits comme desserts. Pour le mettre au défi, je lui ai demandé comment transformer en un délice culinaire une simple orange.

Josie, le professeur, sourit. Elle pela une grosse orange sans pépins et la découpa en quartiers. Puis elle déposa le fruit dans une coupe et l'arrosa d'une once ou deux (30 à 60 ml) de rhum brun jamaïcain. Cela vous paraît banal ? C'est fantastique ! Faites-en autant en vous servant d'autres fruits et liqueurs. Voici quelques suggestions, pour vous inspirer :

- Rondelles de bananes et Grand Marnier
- Tranches de pommes et calvados
- Framboise et liqueur de chocolat
- Ananas et crème de menthe
- Fraises et Cointreau
- Cerises et rhum
- Pêches et brandy

Depuis longtemps, tous les livres consacrés à la nutrition recommandent à ceux qui ont adopté un régime alimentaire sain, composé des quatre groupes essentiels, de consommer chaque jour deux portions de fruits. Malheureusement, la plupart des lecteurs ne remarquent pas que cette suggestion de deux portions constitue un *minimum*. Efforcez-vous d'en consommer trois, quatre, cinq ou même six portions chaque jour – en tenant compte de vos besoins en calories.

Cela ne vous posera aucune difficulté. Commencez la journée en avalant un des laits battus dont la recette figure dans ces pages : vous y mettrez, par exemple, une banane et une portion de jus de fruit. Puis, buvez un grand verre de jus de fruits frais dans l'avant-midi. Ensuite, croquez une pomme ou une poire sur l'heure du midi. Et prenez quelques fruits comme dessert, au repas du soir. De cette façon, vous aurez déjà consommé cinq portions de fruits dans la journée.

Votre corps l'appréciera et vous le rendra bien : vous verrez fondre vos livres en trop. On ne se trompe jamais lorsqu'on réduit sa consommation de graisses et de sucres raffinés.

DES PETITS DÉJEUNERS COPIEUX

Cela ne fait plus de doute : le plantureux petit déjeuner est le repas le plus désastreux pour les artères des Nord-Américains. Longtemps, les mères ont préparé du bacon et des œufs pour ce repas, le dimanche matin, en s'imaginant qu'elles choyaient ainsi les leurs. Encore aujourd'hui, des restaurants se font gloire d'offrir comme petit déjeuner des œufs, du bacon, des saucisses et des crêpes dégoulinantes de beurre fondu. En fait, trop souvent le menu type des restaurants se résume à une énumération d'aliments interdits. Même la gaufre d'allure inoffensive est apprêtée avec des jaunes d'œufs.

Lorsqu'on mange hors de chez soi, on devrait s'en tenir à des produits de base comme la farine d'avoine, les céréales – chaudes ou froides --, les muffins anglais tartinés de miel plutôt que de beurre et une variété de fruits et de jus. Mais chez soi, on pourra apprêter de manière sûre et raisonnée quelques-uns de ces délices dont la popularité ne se dément pas. La plupart du temps, il suffira d'une substitution d'ingrédients pour obtenir un repas qui donnera même l'occasion de consommer un peu plus de son d'avoine.

■ ■ ■ ■ ■ ■ ■ ■ ■ ■ ■ *Crêpes au babeurre*

6 blancs d'œufs (ou l'équivalent de 3 œufs en succédané)

3 tasses (750 ml) de babeurre à 1 % de matières grasses (ou de lait écrémé, mélangé à du jus de citron ; voir la note pour les quantités)

6 c. à table (90 ml) d'huile végétale

1 tasse (250 ml) de farine enrichie

2 tasses (500 ml) de céréale de son d'avoine

1 c. à table (15 ml) de poudre à pâte

3 c. à table (45 ml) de sucre

Cette recette vous permettra de préparer plusieurs crêpes, assez pour nourrir toute la famille au petit déjeuner, et vous pourrez même en conserver au congélateur pour une autre occasion, quand vous n'aurez pas le temps, par exemple, de cuisiner. Les crêpes se congèlent bien. Réchauffez-les simplement au micro-ondes. Si vous n'avez pas de four micro-ondes, laissez-les dégeler à la température ambiante et réchauffez-les 3 minutes dans un four conventionnel à 350°F (180°C).

Mélanger les ingrédients et cuire les crêpes sur une plaque métallique ou dans une poêle à crêpes, vaporisée de Pam.

Napper les crêpes de compote ou purée de fruits, ou de sirop. On n'oubliera pas que les sirops préparés contiennent beaucoup de sucre ; les fruits passés au batteur-mélangeur ont bien meilleur goût, sans les calories des sirops.

Note : Pour préparer du babeurre sans matières grasses, vous pouvez utiliser le mélange suivant : 1 cuillère à table (15 ml) de jus de citron par tasse (250 ml) de lait écrémé.

■ ■ ■ ■ ■ ■ ■ ■ ■ ■ *Crêpes aux pommes*
à l'allemande

GARNITURE DE FRUITS

*1 grosse pomme verte coupée
en deux, vidée de son cœur
et coupée en tranches*
¼ tasse (50 ml) de sucre
*¼ tasse (50 ml) de compote de
pommes*
⅛ c. à thé (0,5 ml) de muscade
½ c. à thé (2 ml) de cannelle

PÂTE

*8 blancs d'œufs (ou
l'équivalent de 4 œufs en
succédané)*
*¼ tasse (50 ml) de farine
enrichie*
*½ tasse (125 ml) de céréale de
son d'avoine*
*1 c. à thé (5 ml) de poudre à
pâte*
1 c. à table (15 ml) de sucre
*1 tasse (250 ml) de lait
écrémé*
*1 c. à thé (5 ml) d'essence de
vanille*
*1 c. à table (15 ml) d'huile
végétale*
⅛ c. à thé (0,5 ml) de muscade

Un plat fabuleusement savoureux. Vous tiendrez à en régaler tous vos amis et parents, dans les grandes occasions. Aussi délicieuses que celles qu'on sert au restaurant, ces crêpes ne contiennent toutefois ni graisses ni cholestérol.

Vaporiser de Pam un plat en verre pour la cuisson au four. Mélanger les pommes, le sucre, la compote de pommes et les épices ; les étendre dans le plat. Mettre au four à 425ºF (220ºC), pendant 10 minutes, pour cuire partiellement les pommes. Dans un grand bol, mêler les ingrédients liquides de la pâte, puis y ajouter les ingrédients secs. Ne remuer que jusqu'à incorporation. Puis verser la pâte sur les fruits et cuire encore 20 minutes à 375ºF (190ºC).

Cette recette satisfera deux bonnes fourchettes. Augmenter les quantités en fonction du nombre de convives.

■ ■ ■ ■ ■ ■ ■ ■ ■ ■ *Pain doré*

1 tranche de pain de son (de bonne dimension)
L'équivalent de 1 œuf en succédané
1 oz / 2 c. à table (30 ml) de lait écrémé
1 goutte d'essence de vanille, d'extrait d'orange ou d'amandes

Aucun individu qui surveille son taux de cholestérol ne devrait jamais commander de pain doré au restaurant. La recette que voici est à la fois délicieuse et nourrissante. Les quantités mentionnées suffisent pour une portion.

Mélanger le succédané d'œuf, le lait et l'essence ou l'extrait dans un bol et y plonger le pain pour qu'il absorbe le mélange. Frire sur une plaque métallique vaporisée de Pam.

Napper de sirop, de fruits écrasés ou, pour un petit goût différent, de sucre à glacer.

■ ■ ■ ■ ■ ■ ■ ■ ■ ■ *Gaufres*

4 blancs d'œufs (ou l'équivalent de 2 œufs en succédané)
2 tasses (500 ml) de lait écrémé (ou de lait partiellement écrémé évaporé)
1 tasse (250 ml) de céréale de son d'avoine
1 tasse (250 ml) de farine enrichie
1 c. à thé (5 ml) de poudre à pâte
3 c. à table (45 ml) d'huile végétale

Si vous possédez un moule à gaufres, voici une recette qui plaira à coup sûr à toute la famille. La première gaufre colle toujours au moule ; prévoyez donc les quantités en conséquence.

Préchauffer le gaufrier. Mélanger tous les ingrédients dans un contenant pourvu d'un bec verseur et verser le mélange sur l'une des plaques. Cuire chaque gaufre environ 5 minutes ou jusqu'à ce que cesse l'émanation de vapeur. Savourer chaud.
Donne 6 grosses gaufres.

■ ■ ■ ■ ■ ■ ■ ■ ■ ■ *Son d'avoine en*
céréales chaudes

1 tasse (250 ml) d'eau (ou de
n'importe quel jus de fruit)
1 tasse (250 ml) de lait
partiellement écrémé
évaporé
1 c. à thé (5 ml) de miel (de
cassonade ou de mélasse)
½ tasse (125 ml) de céréale de
son d'avoine
¼ tasse (50 ml) de raisins secs
(de dattes, de pruneaux ou
d'abricots secs)

Il existe plusieurs façons d'apprêter du son d'avoine en céréales chaudes en utilisant l'une ou l'autre combinaison des ingrédients suggérés. Faites l'essai de diverses combinaisons pour ne pas vous en lasser.

Amener l'eau et le lait à ébullition. Y mélanger les autres ingrédients et cuire 10 minutes, à feu doux.

Viandes pour le petit déjeuner

Je n'ai pas avalé une tranche de bacon depuis des années. Compte tenu des graisses, du cholestérol et des additifs chimiques qu'on y trouve, je préfère m'en passer. Si vous lisez les étiquettes, vous constaterez que même les imitations de bacon ne sont pas très recommandables. Rien ne vaut le jambon comme plat d'accompagnement au petit déjeuner. Cela vous étonne ? Sachez que, selon la marque que vous choisissez, une tranche de jambon maigre peut contenir aussi peu que 1 gramme de graisses. Si vous mourez d'envie d'une saucisse au petit déjeuner, les deux recettes qui suivent vous satisferont sans danger : elles sont faites de poitrine de dinde hachée plutôt que de porc, si riche en matières grasses. J'insiste : pour ces recettes, n'utilisez que de la poitrine de dinde hachée par votre boucher ; oubliez la poitrine de dinde hachée pré-emballée.

■ ■ ■ ■ ■ ■ ■ ■ ■ ■ ■ *Saucisse de dinde à l'ail*

1 lb (500 g) de poitrine de dinde hachée
¾ c. à thé (3 ml) de coriandre hachée
½ c. à thé (2 ml) de sel
½ c. à thé (2 ml) de poivre
1 gousse d'ail hachée fin

Mélanger tous les ingrédients dans un bol et former 8 petits pâtés. Réfrigérer. Vaporiser de Pam un poêlon et frire environ 12 minutes.

Remarque : On peut congeler ces saucisses, crues ou cuites, pour usage ultérieur. On peut aussi s'en régaler le midi avec une salade et du pain.

■ ■ ■ ■ ■ ■ ■ ■ ■ ■ ■ *Saucisse de petit déjeuner (ma préférée)*

1 lb (500 g) de poitrine de dinde hachée
De la poudre Molly McButter
¼ c. à thé (1 ml) de chacun de ces assaisonnements : cumin, marjolaine, poivre, origan, poivre de Cayenne
½ c. à thé (2 ml) de chacune de ces fines herbes : basilic, thym, sauge
⅛ c. à thé (0,5 ml) de chacun des assaisonnements suivants : poudre d'ail, muscade, gingembre
1 c. à table (15 ml) de céréale de son d'avoine (juste ce qu'il faut pour lier la saucisse)

Cette saucisse ressemble, à s'y méprendre, à la saucisse de porc qu'on trouve dans le commerce. Encore une fois, préparez-en une grande quantité, que vous congèlerez crue ou cuite. Sa saveur provient du grand nombre d'épices et de fines herbes utilisées. Pour satisfaire pleinement vos goûts personnels, variez les quantités d'assaisonnements. Je l'aime épicée.

Mélanger la dinde hachée et les assaisonnements ; réfrigérer quelques heures. Former de petits pâtés et cuire au four à 400ºF (200ºC) ou frire dans un poêlon vaporisé de Pam.

Les œufs

Même si certaines personnes prévenues contre le cholestérol consomment avec modération des jaunes d'œufs, je préfère m'en abstenir complètement. En me servant de blancs d'œufs ou de succédané d'œuf, je réussis à me préparer des omelettes, des œufs brouillés ou presque tout autre plat d'œufs – jusqu'aux œufs au plat, mais sans le jaune miroitant.

AMUSE-GUEULE ET HORS-D'ŒUVRE

Il y a peu de temps, j'assistais à une réception officielle, dans le cadre d'un congrès médical ; j'ai été littéralement estomaqué de voir le buffet qu'on y servait. Je me trouvais parmi des professionnels de la santé qui remplissaient leurs assiettes de bouchées gorgées de graisses – comme des rumaki (des foies de poulet enrobés d'une tranche de bacon), des ailes de poulet frit, des boulettes de viande grasses et des fromages. Dans ces cas-là, il faut se contenter de croquer quelques crudités et se contenir jusqu'au dîner. Mais quand on prépare soi-même son buffet, il n'existe pas de limites aux délices dont on peut se régaler et régaler ses invités. En voici quelques exemples :

■ ■ ■ ■ ■ ■ ■ ■ ■ *Pétoncles marinés*

1 lb (500 g) de pétoncles
Le jus de 1 citron ou de
2 limes
2 c. à table (30 ml) d'huile
végétale
1 oignon coupé en tranches
fines
2 c. à table (30 ml) de câpres
½ c. à table (7 ml) de graines
de céleri
1 c. à thé (5 ml) de sauce
Worcestershire
2 ou 3 gouttes de Tabasco

Laisser mariner les pétoncles toute la nuit dans les autres ingrédients et servir sur des craquelins ou des pointes de rôties.

■ ■ ■ ■ ■ ■ ■ ■ ■ ■ *Champignons marinés*

MARINADE

¼ tasse (50 ml) de chacun des liquides suivants : huile d'olive, jus de citron, eau
1 grosse gousse d'ail hachée
¼ c. à thé (1 ml) de poivre (le poivre blanc donne de meilleurs résultats)
1 lb (500 g) de champignons frais
1 poivron rouge ou vert, coupé en tranches

Mélanger les ingrédients de la marinade et verser sur les champignons et les poivrons tranchés. Laisser reposer au réfrigérateur, au moins 3 heures. Égoutter et servir décoré de persil.

■ ■ ■ ■ ■ ■ ■ ■ ■ ■ *Légumes marinés*

MARINADE

1 tasse (250 ml) d'huile d'olive
½ tasse (125 ml) de vinaigre de vin blanc
½ tasse (125 ml) d'eau
1 c. à thé (5 ml) de chacun des ingrédients suivants : sucre, thym, marjolaine, basilic, poivre
1 grosse gousse d'ail hachée
1 grosse feuille de laurier

LÉGUMES

Rondelles de carottes
Rondelles de courgettes
Tomates cerises
Têtes de brocoli
Chou-fleur
Morceaux de céleri
Épis de maïs miniatures
Champignons

Mélanger les ingrédients de la marinade, ajouter les légumes et laisser reposer plusieurs heures au réfrigérateur. Égoutter les légumes avec soin et les disposer sur un plat de service.

■ ■ ■ ■ ■ ■ ■ ■ ■ ■ ■ *Poulet Teriyaki en brochettes*

MARINADE

⅔ *tasse (150 ml) de sauce soja*
¼ *tasse (50 ml) de porto doux*
1 *c. à table (15 ml) de
cassonade*
½ *c. à thé (2 ml) de racine de
gingembre, fraîchement
râpée*
1 *grosse gousse d'ail hachée
Le jus de 1 citron*
1 *lb (500 g) de poitrine de
poulet, sans peau, désossée
et coupée en dés
Des morceaux d'ananas*

Mélanger les ingrédients de la marinade. Ajouter le poulet et laisser mariner toute la nuit au réfrigérateur. Embrocher sur des tiges de bambou ou des baguettes, en alternant poulet et ananas. Griller environ 10 minutes, jusqu'à ce que la viande soit à point. Préparer d'avance les brochettes.

■ ■ ■ ■ ■ ■ ■ ■ ■ ■ *Bisque à la californienne*

1 *bouteille de 1 litre de jus
Clamato*
½ *tasse (125 ml) de rondelles
de concombre*
¼ *lb (125 g) de crevettes
miniatures, de surimi
(imitation de crevette) ou de
crabe*
½ *tasse (125 ml) de tofu coupé
en cubes de ½ pouce (1 cm)*
1 *petit avocat coupé en cubes*
⅓ *tasse (75 ml) d'oignon
haché fin*
2 *c. à table (30 ml) des deux
ingrédients suivants : huile
d'olive et vinaigre de vin
rouge*
1 *c. à table (15 ml) de sucre*
1 *grosse gousse d'ail hachée*
⅓ *c. à thé (1,5 ml) de Tabasco*

Servir cette superbe bisque dans un grand bol de verre, muni d'une louche et entouré de petites tasses assorties, comme s'il s'agissait d'un punch. Remettre à ses invités des cuillères pour qu'ils puissent se régaler des bouchées. Vous aurez un succès fou, tout spécialement à la saison chaude.

Rien de plus facile : mélanger simplement tous les ingrédients dans un grand contenant ; réfrigérer la nuit durant pour laisser se développer tous les parfums.

■ ■ ■ ■ ■ ■ ■ ■ ■ ■ *Saumon à tartiner*

1 grosse boîte de saumon (15½oz/440 ml)
½ tasse (125 ml) de fromage Cottage à faible teneur en graisses
2 c. à table (30 ml) d'oignon haché fin
1 c. à table (15 ml) de jus de citron
1 c. à thé (5 ml) de préparation de raifort blanc
½ c. à thé (2 ml) de sel
¼ c. à thé (1 ml) de poivre blanc

Débarrasser le saumon de ses arêtes et de sa peau (ou utiliser le saumon Clover Leaf sans arêtes ni peau). On peut aussi écraser les arêtes pour profiter du calcium qu'elles contiennent. Verser le fromage Cottage dans une passoire, le rincer à l'eau du robinet pour en extraire tout le lait. Assécher les grumeaux de fromage sur une serviette de papier. Mélanger tous les ingrédients dans un bol et les écraser jusqu'à l'obtention d'une crème lisse. Réfrigérer dans le plat de service. Servir avec des craquelins, des pointes de rôties, des rondelles de concombre ou d'autres légumes frais.

■ ■ ■ ■ ■ ■ ■ ■ ■ ■ *Bouchées de viande en amuse-gueule*

1 petite bouteille de ketchup
10 oz (284 ml) de gelée de raisins
Le jus de 1 citron
1 lb (500 g) de poitrine de dinde hachée
¼ tasse (50 ml) de céréale de son d'avoine

Voici une suggestion de substitution d'ingrédients qui réussit à merveille. Pour la recette originale, on utilise du bœuf, mais la poitrine de dinde hachée donne en fait de meilleurs résultats : les boulettes sont plus fermes et ne se détachent pas du cure-dent, au moment du service. Ce délice tout simple sera le clou d'un buffet.

Mélanger le ketchup, la gelée et le jus de citron dans une poêle de dimension moyenne ou un plat allant au jour. Amener à ébullition. Entre temps, mêler la dinde et le son d'avoine en ajoutant ce dernier en petites quantités, jusqu'à ce que le mélange ait assez de consistance pour former des boulettes de la grosseur de noix de Grenoble. Placer les boulettes dans le mélange bouillant et cuire environ 30 minutes. Servir chaud, piqué de cure-dents pour saisir les boulettes.

Vous apprécierez davantage ce mets si vous le préparez la veille et le conservez au réfrigérateur toute la nuit durant, ce qui lui donnera plus de saveur. Réchauffez-le au moment de servir. Ne vous laissez pas intimider par l'étrange combinaison de saveurs : vos invités en redemanderont et ils resteront bouche bée lorsque vous leur en confierez la recette.

■ ■ ■ ■ ■ ■ ■ ■ ■ ■ *Hummus (Trempette de pois chiches)*

⅓ tasse (75 ml) de tahini au sésame
¼ tasse (50 ml) de jus de citron
5 gousses d'ail hachées
5 gouttes de Tabasco
¼ tasse (50 ml) d'eau
½ c. à thé (2 ml) de cumin
2 boîtes de 15 oz (426 ml) de pois chiches égouttés

En consommant ce plat, vous augmentez la teneur en fibres de votre régime alimentaire, ce qui vous aide à maîtriser votre taux de cholestérol. On peut le servir à des invités ou le garder au réfrigérateur pour des collations sur le pouce : on en tartine des pointes de rôties ou du pain pita.

Mélanger tous les ingrédients jusqu'à l'obtention d'une consistance lisse. Pour vous faciliter la tâche, ayez recours au robot culinaire. Si vous n'en possédez pas, versez tous les ingrédients dans un grand bol et passez-les au batteur-mélangeur.

LA CUISINE ORIENTALE

L'une de mes premières observations, dans le cadre de ma recherche sur le cholestérol et la cardiopathie, concernait les populations orientales, virtuellement exemptes de cardiopathie, qui consomment peu de graisses animales et de cholestérol. À mesure qu'ils ont émigré en Amérique du Nord, les Orientaux ont toutefois changé leurs habitudes alimentaires et ils commencent déjà à souffrir eux aussi d'artères obstruées. Pour cette raison, plusieurs autorités médicales recommandent de se tourner vers la fine cuisine orientale. Et comme elle est extrêmement diversifiée, manger fréquemment des plats chinois, japonais, thaïlandais ou coréens ne soulève aucune difficulté.

Si vous n'avez jamais préparé de plats de ce type, la tâche vous paraîtra redoutable, les premiers temps. Oui, vous devrez vous procurer un wok et quelques ustensiles encore absents de votre cuisine. Vous aurez aussi besoin d'ingrédients qui ne vous sont pas familiers. Mais on les trouve facilement dans la plupart des supermarchés.

Procurez-vous aussi un ou deux livres de cuisine qui vous apprendront par le menu détail à créer chez vous des plats fabuleux. Il ne manque pas d'ouvrages du genre dans les librairies.

■ ■ ■ ■ ■ ■ ■ ■ ■ ■ *Poulet et légumes*
à la chinoise

1 tasse (250 ml) de bouillon
de poulet
1 lb (500 g) de poitrine de
poulet, sans la peau,
coupée en lanières
4 carottes de grosseur
moyenne, coupées en
bâtonnets ou en rondelles
1 petit pied de brocoli dont on
ne garde que la tête, coupée
en petits bouquets
1 tasse (250 ml) de germes de
haricots
1 poivron rouge ou vert,
coupé en lanières
1 boîte de champignons
égouttés
1 c. à table (15 ml) de sauce
soja à faible teneur en
sodium
2 c. à table (30 ml) de sauce
aux huîtres
1 c. à table (15 ml) de porto
sec
1 c. à thé (5 ml) ou plus de
poivre rouge (de Cayenne)
moulu
1 c. à table (15 ml) de
gingembre fraîchement râpé
2 grosses gousses d'ail
hachées fin

La cuisine chinoise au wok présente de grands avantages : entre autres, elle vous donne la possibilité d'utiliser tous les ingrédients que vous aimez et d'écarter ceux qui vous déplaisent. Dans la préparation de cette recette, nos enfants préfèrent n'utiliser que des carottes, du brocoli et du poulet. Ma femme leur en prépare donc, à part, à leur goût. Mais elle et moi préférons une plus grande variété de légumes. Et nous croyons avoir mis au point la sauce idéale : épicée, mais pas trop. Pour améliorer encore ce plat, nous n'utilisons maintenant que du bouillon de poulet dans le wok en lieu et place de l'huile : nous réduisons ainsi davantage notre apport en matières grasses. Combinez et mariez les légumes de votre choix.

Chauffer 2 oz (60 ml) de bouillon de poulet dans le wok. Ajouter les lanières de poulet et les faire revenir jusqu'à tendreté. Retirer le poulet et le déposer dans une assiette. Verser le reste du bouillon dans le wok, le chauffer et ajouter les légumes. Cuire jusqu'à tendreté. Mélanger les sauces et les épices. Rajouter le poulet dans le wok. Y verser le mélange sauce et épices. Frire en remuant jusqu'à ce que tous les ingrédients soient bien chauds. Servir sur un lit de riz vapeur.

En parcourant le menu de quelque restaurant chinois ou oriental, vous constaterez que bon nombre de plats se composent uniquement de légumes.

Ces plats n'ont rien de fade ni d'ennuyeux. Leurs sauces en font des repas complets. Voici un plat de légumes qui est souvent au menu chez nous :

■ ■ ■ ■ ■ ■ ■ ■ ■ ■ *Champignons et épis de maïs miniatures*

1 gousse d'ail broyée
½ c. à thé (2 ml) de gingembre frais râpé
1 c. à table (15 ml) d'huile d'arachides
1 boîte d'épis de maïs miniatures (15 oz / 426 ml), égouttés
2 c. à table (30 ml) de sauce aux huîtres (essentielle pour relever le plat)
4 c. à table (60 ml) de bouillon de poulet
⅛ c. à thé (0,5 ml) de sucre
1 boîte de champignons (15 oz / 426 ml), égouttés

Assurez-vous de vous procurer des champignons volvaires « straw mushrooms » à l'exclusion de toute autre variété. On les trouve en conserve, au supermarché, généralement tout à côté des épis de maïs miniatures. Pour un repas complet, ajoutez quelques morceaux de poulet, du poisson ou des pétoncles.

Dans un wok chaud (à 375°F (190°C) pour un wok électrique, ou lorsqu'une goutte d'eau qu'on y jette se met à grésiller), frire dans l'huile 1 ou 2 minutes en remuant, l'ail et le gingembre. Ajouter les épis miniatures et les faire revenir jusqu'à ce qu'ils soient bien chauds. Ajouter ensuite la sauce aux huîtres, le bouillon de poulet et le sucre et bien mélanger le tout. Quand le mélange est brûlant, y verser les champignons et remuer en douceur jusqu'à cuisson complète.
Donne 3 ou 4 portions.

Préparez suffisamment de riz vapeur pour accompagner ce plat et tous les mets orientaux. Vous serez étonné de la quantité de riz que vous consommerez. Et n'oubliez pas que vous pouvez manger de grandes quantités de ce plat pauvre en graisses, en cholestérol et en calories.

■ ■ ■ ■ ■ ■ ■ ■ ■ ■ *Tori No Sanmi Yaki*

3 c. à table (45 ml) de graines de sésame
2 grosses gousses d'ail broyées
½ petit piment rouge, déshydraté, sans les pépins
1 c. à thé (5 ml) de gingembre frais (¼ c. à thé / 1 ml de gingembre moulu)
¼ tasse (50 ml) de saké (ou de porto sec)
⅓ tasse (75 ml) de sauce soja
¼ tasse (50 ml) de miel
2 poitrines de poulet désossées, sans la peau
1 gros poivron vert, coupé en lanières
1 c. à table (15 ml) d'huile végétale (l'huile d'arachides est préférable)
6 rondelles minces de citron épépiné
2 tasses (500 ml) de riz cuit, tenu au chaud

Voici une recette japonaise de poulet aux trois parfums. Il n'est pas frit, mais cuit au four.

Faire rôtir les graines de sésame dans une petite poêle, environ 5 minutes. Écraser ensemble les graines de sésame, l'ail, le piment et le gingembre. Ajouter le saké, la sauce soja et le miel. Enduire la poitrine de poulet du mélange et placer dans un plat en verre allant au four. Laisser mariner le poulet au moins 4 heures ou l'apprêter la veille et le conserver au réfrigérateur. Cuire 15 minutes à 325°F (160°C) ; retourner les poitrines de poulet et les cuire encore 10 minutes. Pendant quelques minutes seulement, porter la température au maximum (Grillade) pour les rendre plus croustillantes. Pendant ce temps, faire sauter le poivron jusqu'à tendreté. Disposer dans un plat le poulet, le poivron et les rondelles de citron. Servir sur un lit de riz vapeur fumant.

LA CUISINE ITALIENNE

Les hommes de science qui se sont penchés sur le cas des Orientaux ont aussi constaté chez les peuples du pourtour de la Méditerranée une faible incidence de maladies cardiaques. Cela, parce que la cuisine italienne, réduite en graisses animales et en cholestérol, est riche en glucides. Les Italiens du Sud font grand usage d'huile d'olive dans la préparation de leurs aliments et on a fait la preuve que cette graisse monoinsaturée abaisse le taux de cholestérol, tout en préservant le taux de lipoprotéines bénéfiques de haute densité. Remarquez qu'il n'est pas question ici de la cuisine du Nord de l'Italie, grasse et fort riche.

Les livres de cuisine italienne sont légion et tous proposent des recettes variées de pâtes et de légumes. Les sauces y sont rafraîchissantes, relevées et savoureuses. Et rappelez-vous que toute recette de veau donnera un plat aussi tendre et délicieux si vous remplacez le veau par des poitrines de dinde.

Pour apprécier la cuisine italienne, pas besoin d'être spécialiste. Évidemment, vous pourrez préparer des plats composés d'innombrables ingrédients lorsque vous en aurez le loisir et l'envie. Mais s'il ne s'agit pour vous que de préparer rapidement un repas chaud, vous pourrez alors avoir recours aux conserves ou bocaux de produits italiens.

De toutes les sauces, je préfère la Newman's Own que les éditeurs des *Consumer Reports* signalent d'ailleurs à l'attention de leurs lecteurs. Ils ont aussi retenu la sauce Prego, sans sel, détail important pour ceux qui surveillent leur consommation de sodium. (Cette sauce sans sel sera vraisemblablement disponible au Canada sous peu.) Pour une note de variété, ajoutez à ces préparations de sauces des champignons, des câpres, des olives noires ou ce que vous avez sous la main.

Sans pâtes, pas de cuisine italienne. Conservez donc de bonnes provisions de pâtes de toutes sortes et de toutes dimensions dans le garde-manger. Si vous ne l'avez pas encore découvert, sachez que les pâtes diffèrent largement de goût selon qu'elles sont fines comme les vermicelles ou plutôt épaisses comme les linguine. Essayez-les toutes.

Il suffit de sortir sa plus grosse casserole, de la remplir à moitié d'eau qu'on amène à ébullition, avant d'y plonger les pâtes petit à petit, de sorte que l'eau continue à bouillir. Cuire 7 ou 8 minutes jusqu'à consistance *al dente*, c'est-à-dire qui résiste un peu sous la dent.

Préparez une salade verte arrosée d'une bonne vinaigrette italienne ; tranchez du pain et vous êtes prêt, en 20 ou 30 minutes, à vous mettre à table. Un bon verre de Chianti ne gâtera rien.

Si vous avez quelques minutes de plus, ajoutez quelques fruits de mer à la sauce. Rien de compliqué : simplement sauter un quart de livre (125 g) de pétoncles, par exemple, que vous verserez dans la sauce. Vous pouvez en faire autant, sans même la cuire au préalable, avec l'imitation de crabe ou de homard. Si vous devez surveiller votre apport en sodium, vous préférerez sans doute tremper les morceaux de fruits de mer dans de l'eau citronnée, avant de servir, pour en extirper une partie du sel.

Pour calmer une fringale de pizza, qui ne manquera pas de se présenter lorsque vous entreprendrez ce programme pour réduire votre apport en graisses et en cholestérol, voici une solution parfaitement satisfaisante et délicieuse. Rendez-vous chez l'épicier et achetez les ingrédients suivants :

- des pâtes à pizza réfrigérées
- des préparations de sauces à pizza
- des poivrons verts
- des oignons
- des champignons frais
- des tomates
- des olives

Préchauffez le four à 375°F (190°C), pendant que vous préparez la garniture. Étendez d'abord la sauce sur la pâte et couvrez-la d'oignons, de poivron en lanières, de champignons, de même que de tomates et d'olives tranchées. Placez la pizza au four et cuisez-la au moins 10 minutes. Mais où est le fromage, demandez-vous. Sachez que la pizza est tout aussi délicieuse sans fromage.

Soit dit en passant, la pâte ne contient ni œufs ni graisses animales ; vous pouvez donc vous en délecter sans le moindre sentiment de culpabilité. Et si vous devez réduire votre consommation de sel, vous préférerez sans doute préparer vous-même la sauce plutôt que d'utiliser les préparations en bocaux. Mélangez simplement à de la sauce tomate réduite en sel ¼ de cuillère à thé (1 ml) d'épices à l'italienne, autant d'origan et de poudre d'ail. Ajoutez une cuillère à thé (5 ml) d'huile à la sauce, si vous le désirez.

UN DERNIER MOT SUR LE BŒUF...

Je veux qu'on me comprenne bien : je ne conseille pas qu'on élimine totalement de son alimentation le bœuf et les autres viandes rouges, même si les recettes de ce livre ne se composent que de poulet, de dinde et de fruits de mer – pour la simple raison d'ailleurs qu'ils contiennent beaucoup moins de matières grasses par portion. En cette matière, les chiffres ne trompent pas, comme vous le découvrirez en consultant le tableau du chapitre 2, « Les numéros gagnants ». Mais de temps à autre, vous souhaiterez comme moi vous régaler d'une bonne pièce de bœuf.

Lorsque vous déciderez de mettre à votre menu un plat de bœuf, observez tout de même deux règles très simples. D'abord, rappelez-vous qu'une portion ne doit compter que 4 onces (125 g), avant cuisson. Cela vous semble très peu ? Dites-vous plutôt qu'il s'agit d'un quart de livre, comme nous le serinent les publicités de hamburgers. Ensuite, sélectionnez les coupes de viande les plus maigres. Heureusement, de mon point de vue, le filet mignon figure parmi ces coupes. Et voici l'un de mes plats préférés de bœuf, digne d'un roi :

■ ■ ■ ■ ■ ■ ■ ■ ■ *Brochette de bœuf*

MARINADE

½ tasse (125 ml) de vin rouge
¼ tasse (50 ml) d'huile végétale
1 c. à thé (5 ml) des deux ingrédients suivants : sauce Worcestershire et sucre
1 c. à table (15 ml) de vinaigre
2 c. à table (30 ml) de ketchup
1 gousse d'ail hachée
½ c. à thé (2 ml) de marjolaine et autant de romarin
1 lb (500 g) de filet (filet mignon) coupé en cubes
16 gros champignons frais
2 poivrons verts
2 oignons
2 tomates

Mélanger les ingrédients de la marinade dans un grand sac de plastique. Couper la viande et les légumes en morceaux assez gros pour les embrocher. Laisser mariner dans le sac, de 2 à 3 heures. Embrocher la viande et les légumes et les griller au four, jusqu'à ce que la viande soit à point (au goût des convives). Accompagner de riz sauvage ou de riz pilaf. Délicieuses et tendres, ces brochettes feront bel effet.

Cette recette comblera quatre bonnes fourchettes. Jamais personne ne s'est plaint chez nous de ne pas avoir assez de viande. Voilà qui prouve que la viande ne doit pas nécessairement tenir la première place dans un repas.

Vous pouvez aussi utiliser diverses coupes de viande maigre pour préparer une variété de recettes qui vous sont familières et chères, ainsi qu'à votre famille. Une portion de 4 onces (125 g) par personne suffira – tant pour les soupes et pour les ragoûts que les plats en casserole. Dans presque tous les cas, on brunit d'abord la viande avant d'ajouter les autres ingrédients. Ce faisant, songez tout de même à retirer les graisses superflues de la poêle, entre chaque opération. Elles ne vous manqueront pas le moins du monde.

LA CUISINE DES FRUITS DE MER

Pour diverses raisons, vous souhaiterez inclure davantage de fruits de mer dans votre alimentation. D'abord, parce que, comme on le sait, le poisson, les mollusques et les crustacés sont les produits du groupe des viandes les moins riches en graisses. Puis, parce que leurs graisses sont même utiles à ceux qui désirent réduire leur taux de cholestérol. Le saumon, par exemple, constitue une formidable source d'acides gras alpha-3, une substance dont on a démontré maintes fois qu'elle diminue les concentrations lipidiques. Enfin – et cette raison importe sans doute autant que les autres – parce que le poisson offre la possibilité de varier le menu jour après jour, presque à l'infini. Ne vous en tenez pas uniquement à vos poissons favoris ; commencez plutôt à faire l'essai d'espèces qui vous sont inconnues et vous intriguent, au comptoir des fruits de mer.

Parmi les recettes que j'ai mises au point au fil des ans, celles qui suivent sont mes préférées. Mais vous auriez avantage à vous procurer au moins un bon livre de cuisine consacré à la préparation des fruits de mer. En attendant, faites toutefois l'essai des recettes que je vous suggère ci-après.

Auparavant, permettez-moi d'insister une fois de plus sur l'importance de choisir des poissons frais. Les surgelés ne les valent jamais. Trouvez un poissonnier à qui vous pouvez faire confiance et demandez-lui son avis sur le meilleur poisson du jour. Le poisson doit sentir frais, ne jamais avoir forte odeur. S'il est entier, assurez-vous que ses yeux ne sont pas enfoncés et ses nageoires, ratatinées. Les filets ne doivent jamais avoir l'air sec.

■ ■ ■ ■ ■ ■ ■ ■ ■ ■ ■   *Fiesta de poisson surgelé*

1 oignon de grosseur
moyenne, en tranches fines
1 tasse (250 ml) d'eau
2 c. à thé (10 ml) de poudre
de chili
1 c. à thé (5 ml) de cumin
moulu
1 c. à thé (5 ml) d'origan
1 grosse feuille de laurier
1 grosse gousse d'ail hachée
6 olives farcies, coupées en
rondelles
1 lb (500 g) de morue
surgelée (ou d'un autre
poisson)

Il faut parfois se contenter de poisson sur-
gelé ; ayez donc la bonne idée d'en conser-
ver au congélateur pour les « urgences ».
La morue est l'un des poissons qui se con-
gèlent le mieux. Conservez-la en portions
de 1 livre (500 g) dans des sacs destinés à
cet usage.

Mélanger tous les ingrédients, sauf le poisson, dans un poêlon et amener à ébullition.
À ce moment-là, le poisson devrait être
partiellement dégelé, suffisamment pour
qu'on puisse le découper en morceaux de 2
pouces (5 cm). Ajouter les morceaux à la
sauce et amener à ébullition, puis laisser
mijoter 20 minutes ou moins, jusqu'à ce
que la chair du poisson se détache facilement en flocons. Servir sur un lit de nouilles, pour un repas copieux. Trancher aussi
un peu de pain qu'on trempera dans la
sauce ; sans manières, mordre à belles
dents dans ce plat un peu frustre.

■ ■ ■ ■ ■ ■ ■ ■ ■ ■ *Pescatori (mollusques et crustacés à l'italienne)*

1 oignon de grosseur moyenne
1 c. à table (15 ml) d'huile d'olive
1 grosse gousse d'ail hachée
¼ c. à thé (1 ml) de chacun des ingrédients suivants : origan, thym, piment rouge broyé
2 tomates de grosseur moyenne, coupées en morceaux
1 gros poivron vert, coupé en morceaux
8 oz (250 g) de palourdes crues
8 oz (250 g) de pétoncles crus

Dans une casserole, verser tous les ingrédients à l'exception des mollusques et cuire à feu moyen, de 4 à 5 minutes, jusqu'à tendreté des morceaux d'oignon et de poivron et l'obtention d'une sauce consistante. Puis ajouter les mollusques et laisser mijoter 5 minutes ; pas davantage, sinon les fruits de mer seront trop cuits. Servir sur des pâtes. *Donne 4 portions.*

■ ■ ■ ■ ■ ■ ■ ■ ■ ■ *Poisson en papillotes*

1 lb (500 g) de filets de poisson : bar (achigan de mer), épinéphèle ou vivaneau
1 tasse (250 ml) de carottes coupées en bâtonnets
1 petit oignon
2 c. à thé (10 ml) des deux ingrédients suivants : graines de fenouil, feuilles de thym (ou 1 c. à table (15 ml) de chacun s'ils sont frais cueillis)
Poivre fraîchement moulu

Découper 4 rondelles de papier pergamine ou parcheminé (et non de papier ciré) d'environ 15 pouces (38 cm) de diamètre. Déposer le poisson, coupé en parts égales, sur les 4 morceaux de papier et le couvrir de légumes. Assaisonner au goût de fines herbes et de poivre. Replier le papier et en tordre fermement les extrémités pour sceller. Cuire au four préchauffé à 350°F (180°C), sur une plaque à biscuits, environ 12 minutes. Accompagner de petites pommes de terre vapeur et de pain. *Donne 4 portions.*

■ ■ ■ ■ ■ ■ ■ ■ ■ ■ ■ **Délice de mer à la mexicaine**

1 c. à table (15 ml) d'huile d'olive
Le jus de 1 lime fraîche
1 lb (500 g) de filets de poisson : vivaneau ou bar (achigan de mer)
Poivre fraîchement moulu
Persil haché
Olives noires hachées
Tomates hachées

Préchauffer le four à 450°F (230°C). Mélanger l'huile et le jus de lime et en enduire les filets. Assaisonner de poivre, au goût. Cuire à découvert 15 minutes, sans retourner. Entre temps, hacher le persil, les olives noires et les tomates ; mélanger le tout et en saupoudrer le poisson à la sortie du four.
Donne 4 portions.

Accompagner de tortillas chaudes, de riz et de haricots pré cuits sans graisses animales.

Une bière mexicaine fera de ce repas une véritable fiesta.

■ ■ ■ ■ ■ ■ ■ ■ ■ ■ ■ **Pétoncles à la polynésienne**

½ tasse (125 ml) de poivron vert coupé en dés (ou de poivrons vert et rouge)
1 c. à table (15 ml) d'oignons verts hachés
¼ tasse (50 ml) de châtaignes d'eau hachées
¼ tasse (50 ml) d'ananas en cubes
1 c. à thé (5 ml) de sauce Worcestershire
1 c. à thé (5 ml) de vinaigre de vin
¼ tasse (50 ml) de jus d'ananas
Le jus de 1 lime
1 lb (500 g) de pétoncles

Mélanger tous les ingrédients, sauf les pétoncles, dans une casserole allant au four et chauffer sur le feu jusqu'à tendreté des légumes. Épaissir la sauce, si désiré, en ajoutant, en petites quantités, de la fécule de maïs. Ajouter enfin les pétoncles et remuer. Couvrir et cuire, au four préchauffé à 350°F (180°C), seulement 5 minutes – sinon les pétoncles seront trop cuits. Accompagner de riz et de légumes à l'orientale.
Donne 4 portions.

■ ■ ■ ■ ■ ■ ■ ■ ■ ■ ■ *Pain de saumon*

*1 boîte de saumon
(1 lb/500 g)
½ tasse (125 ml) de céleri
haché
¼ tasse (50 ml) d'oignon
haché
¼ lb (125 g) de champignons
frais, hachés
¼ tasse (50 ml) de lait
partiellement écrémé
évaporé
2 blancs d'œufs ou
l'équivalent de 1 œuf en
succédané
1½ c. à table (20 ml) de graines
de fenouil (si possible,
fraîches ; elles sont
meilleures)
1 tasse (250 ml) de chapelure
ou de céréale de son
d'avoine*

Bien mélanger tous les ingrédients dans un bol. Vaporiser de Pam un moule à pain assez grand pour contenir le mélange. Cuire 45 minutes au four à 375°F (190°C). Trancher et servir, accompagné de pommes de terre et de légumes. *Donne 4 portions.*

Pendant que vous avez la main à la pâte, pourquoi ne pas préparer deux pains et en congeler un que vous servirez lorsque vous n'aurez pas le temps de cuisiner.

■ ■ ■ ■ ■ ■ ■ ■ ■ ■ *Saumon Teriyaki*

*¼ tasse (50 ml) de sauce soja
2 c. à table (30 ml) de
cassonade
2 c. à table (30 ml) de
gingembre frais, râpé
1 lb (500 g) de filets ou de
darnes de saumon*

Mélanger la sauce soja, la cassonade et le gingembre dans un sac servant à la conservation des aliments. Y laisser mariner le saumon au moins 30 minutes, préférablement 1 heure. Griller le saumon au four ou sur charbon de bois. Compter 10 minutes de cuisson pour chaque pouce d'épaisseur.

■ ■ ■ ■ ■ ■ ■ ■ ■ ■ ■ *Croquettes de saumon*

*1 boîte de saumon
(1 lb / 500 g)
4 blancs d'œufs ou l'équivalent de 2 œufs en succédané
⅔ tasse (150 ml) de céréale de
son d'avoine
1 oignon de grosseur
moyenne haché fin
1 c. à table (15 ml) de persil
haché fin
1 c. à table (15 ml) de jus de
citron fraîchement pressé*

Mélanger tous les ingrédients et former 8 pâtés, comme pour des hamburgers. Vaporiser de Pam une poêle à revêtement antiadhésif et frire les pâtés pour les rendre croustillants. Je les préfère accompagnés de pommes de terre mousseline, de maïs en conserve et d'un soupçon de ketchup – tout comme nous les mangions, enfants, dans ma famille.
Donne 4 portions.

■ ■ ■ ■ ■ ■ ■ ■ ■ ■ ■ *Flétan Marengo*

*2 tasses (500 ml) de tomates
entières en conserve,
hachées
½ orange coupée en rondelles
¼ tasse (50 ml) de chacun des
ingrédients suivants :
champignons, céleri,
poivron vert
¼ c. à thé (1 ml) de thym, de
même que de poivre blanc
2 c. à table (30 ml) d'oignon
haché
1 lb (500 g) de flétan (c'est un
poisson délicieux, à chair
ferme)*

Mélanger tous les ingrédients, à l'exception du flétan, et amener à ébullition dans une casserole de dimension moyenne. Déposer le poisson dans un plat de verre allant au four, et l'arroser de la sauce. Cuire 15 minutes au four à 375°F (190°C).

■ ■ ■ ■ ■ ■ ■ ■ ■ ■ *Sandwich de thon ou de saumon en salade*

1 boîte de thon ou de saumon
¼ tasse (50 ml) de pommes
   hachées fin
6 olives farcies, coupées en
   rondelles
1 oignon vert haché
¼ c. à thé (1 ml) de graines de
   fenouil (ou 1 c. à thé (5 ml)
   de fenouil frais)
¼ tasse (50 ml) de céleri
   haché
3 gouttes de Tabasco
Le jus de ½ lime
Juste assez de mayonnaise à
   faible teneur en graisses
   pour lier le tout

Même les gens qui n'aiment vraiment pas le poisson raffolent de ce sandwich. Choisir du thon pâle, conservé dans l'eau. La compagnie Clover Leaf offre aussi du saumon sans peau ni arêtes pour éviter au consommateur la corvée d'apprêter le poisson. Sinon, enlever la peau et écraser les arêtes. Mélanger tous les ingrédients, réfrigérer assez longtemps pour refroidir avant de servir sur des tranches de pain de son légèrement grillées.

L'idée d'inclure des pommes pourra en surprendre plus d'un ; peu de gens songent à en inclure dans le thon en salade, mais faites-en l'essai. Même ma femme, qui déteste le poisson, apprécie assez ce sandwich pour en faire son repas du midi lorsque nous préférons prendre un repas léger.

■ ■ ■ ■ ■ ■ ■ ■ ■ ■ *Brochette de fruits de mer*

Le jus de 2 citrons
¼ tasse (50 ml) de vin blanc
3 grosses gousses d'ail
   hachées
3 c. à table (45 ml) de persil
   haché fin
1 c. à table (15 ml) d'huile
   végétale
2 c. à thé (10 ml) d'origan
½ c. à thé (2 ml) de poivre
   blanc
1 lb (500 g) de pétoncles ou
   de morceaux de poissons –
   ou des deux

Mélanger tous les ingrédients, sauf le poisson ou les pétoncles, pour composer la marinade. Ajouter les pétoncles ou le poisson et laisser mariner 1 heure. Égoutter et embrocher. Griller 10 minutes au four ou sur charbon de bois. Plus intéressant encore : alterner poisson, pétoncles, champignons, poivrons verts et autres légumes pour plus de variété et de couleur. Badigeonner de marinade pendant la cuisson pour empêcher le poisson de sécher.

LES RECETTES DE FAMILLE LES PLUS CHÈRES

On ne répétera jamais assez qu'on peut mener une vie normale après avoir connu un problème de cholestérol. Par-dessus tout, il faudrait continuer à consommer les mêmes types de plats. Il serait irréaliste de demander à quiconque de ne manger dès lors que des aliments qui lui étaient jusque-là inconnus ou qui ne faisaient pas partie de son régime alimentaire.

Certains Californiens peuvent se nourrir jour après jour de poisson grillé et d'artichauts cuits à la vapeur. Mais à Milwaukee et à Chicago, comme partout ailleurs sur le continent, les gens ont pris goût à toutes sortes de plats exotiques.

Pour réussir, il ne faut surtout pas renoncer à ces plats, mais plutôt les modifier de façon à éliminer le plus possible les graisses et le cholestérol qu'ils peuvent contenir. Utilisez par exemple des succédanés d'œufs ou des blancs d'œufs au lieu des jaunes. Du bouillon au lieu d'huile pour faire sauter les aliments. De la dinde plutôt que du bœuf ou du veau. Du Pam pour la friture en lieu et place de beurre ou d'huile. Du lait partiellement écrémé évaporé plutôt que de la crème. Substituez le yogourt à la crème sure.

Ne renoncez pas à vos recettes de famille les plus chères. Il y a de cela bien des années, quand je grandissais à Chicago, ma mère avait coutume de préparer du *galumki*. Il s'agit de chou farci à la polonaise. La recette originale comprend des œufs et du bœuf ; deux petites substitutions permettent de préparer un repas à faible teneur en graisses et en cholestérol, à la fois copieux et rassasiant. Des substitutions du même type peuvent permettre de rendre presque toute recette conforme aux normes d'une saine alimentation. Voici donc la recette de ma mère, dans sa version améliorée :

■ ■ ■ ■ ■ ■ ■ ■ ■ ■ *Galumki (Chou farci à la polonaise)*

1 pomme de chou vidée de son cœur
Du riz
1 ½ lb (750 g) de poitrine de dinde hachée
De la poudre Molly McButter
2 oignons de grosseur moyenne hachés
Du poivre moulu
L'équivalent de 1 œuf en succédané

Faire blanchir 10 minutes le chou dans suffisamment d'eau pour qu'il en soit recouvert. Cuire assez de riz pour remplir 2 tasses (500 ml). Cuire la dinde dans un poêlon, en la remuant jusqu'à ce qu'elle ait perdu toute teinte rosée. Mélanger dinde, riz, poudre Molly McButter, oignon, poivre et succédané d'œuf dans un bol. Laisser refroidir le chou et en détacher des feuilles entières. Répartir le mélange dans les feuilles de chou ; les rouler et les retenir fermées à l'aide de cure-dents. Les placer dans une casserole, couvrir et cuire 1 heure au four à 325°F (160°C).

Certaines recettes de famille de chou farci comportent de la crème. Pour la remplacer, utiliser plutôt du yogourt sans matières grasses en y ajoutant un peu de sucre. Napper de cette « crème » les feuilles de chou farci. Ceux qui le préfèrent pourront badigeonner le chou de jus de tomates pendant la cuisson. Maman ne le faisait pas, mais c'est la coutume dans certaines familles.

Servir avec de gros morceaux de pain nourrissant. C'est en soi un repas complet.

Notes

Chapitre 1 : Finie la controverse sur le cholestérol

1. Stamler, J. « Diet and Coronary Heart Disease », *Biometrics*, 1982, supplément du vol. 38, p. 95-118.

2. Friedman, M. et R. Rosenman. *Type A Behavior and Your Heart*, New York, A. A. Knopf, 1974.

3. Cooper, R. *et al.* « Seventh-Day Adventist Adolescents – Life-Style Patterns and Cardiovascular Risk Factors », *Western Journal of Medicine*, 1984, vol. 140, no 3, p. 471-477.

4. Caggiula, A.W. *et al.* « The Multiple Risk Intervention Trial (MR FIT) IV. Intervention on Blood Lipids », *Preventive Medicine*, 1981, vol. 10, p. 443-475.

5. Lipid Research Clinics Program. « The Lipid Research Clinics Coronary Primary Prevention Trial Results. II. The Relationship of Reduction in Incidence of Coronary Heart Disease to Cholesterol Lowering », *Journal of the American Medical Association*, 1984, vol. 251, no 3, p. 365-374.

6. Pritikin, N. et P. M. McGrady. *The Pritikin Program for Diet and Exercise*, New York, Grosset & Dunlap, 1979.

7. Schaefer, E. J. *et al.* « The Effects of Low Cholesterol, High Polyunsaturated Fat, and Low Fat Diets on Plasma Lipid and Lipoprotein Cholesterol Levels in Normal and Hypercholesterolemic Subjects », *American Journal of Clinical Nutrition*, 1981, vol. 34, p. 1158-1163.

8. Rifkind, B. M. et P. Segal. « Lipid Research Clinics Reference Values for Hyperlipidemia and Hypolipidemia », *Journal of the American Medical Association*, 1983, vol. 250, no 14, p. 1869-1872.

9. Weidman, W. H. *et al.* « Nutrient Intake and Serum Cholesterol Level in Normal Children 6 to 16 Years of Age », *Pediatrics*, 1978, vol. 61, no 3, p. 354-359.

10. Uhl, G. S. *et al*. «Relation Between High Density Lipoprotein Cholesterol and Coronary Artery Disease in Asymptomatic Men», *American Journal of Cardiology*, 1981, vol. 48, no 5, p. 903-910.

11. Oster, P. *et al*. «Diet and High Density Lipoproteins», *Lipids*, 1981, vol. 26, p. 93-97.

12. Kannel, W. B. *et al*. «Is Serum Total Cholesterol an Anachronism?» *Lancet*, 1979, vol. 2, p. 243-244.

13. Council on Scientific Affairs. «Dietary and Pharmacologic Therapy for the Lipid Risk Factors», *Journal of the American Medical Association*, 1983, vol. 250, no 14, p. 1873-1879.

14. *Dietary Guidelines for Americans*. Washington, D.C., U.S. Department of Agriculture and U.S. Department of Health, Education and Welfare, 1980.

15. Stamler, J. *et al*. «Is Relationship Between Serum Cholesterol and Risk of Premature Death from Coronary Heart Disease Continuous and Graded?» *Journal of the American Medical Association*, 1986, vol, 256, p. 2823-2828.

16. Colditz, G. A. *et al*. «Menopause and the Risk of Coronary Heart Disease in Women», *New England Journal of Medicine*, 1987, vol. 316, no 18, p. 1105-1111.

17. Brown, W. V. *et al*. «Treatment of Common Lipoprotein Disorders», *Progress in Cardiovascular Diseases*, 1984, vol. 27, no 1, p. 1-20.

Chapitre 3 : Le son d'avoine, une primeur

1. Burkitt, D. P. *et al*. «Effects of Dietary Fibre on Stools and Transit Times, and Its Role in the Causation of Disease», *Lancet*, 1972, vol. 2, p. 1408-1411.

2. Anderson, J. W. et W. L. Chen. «Plant Fiber : Carbohydrate and Lipid Metabolism», *American Journal of Clinical Nutrition*, 1979, vol. 32, p. 346-363.

3. Trowell, H. «Fiber : a Natural Hypocholesterolemic Agent», *American Journal of Clinical Nutrition*, 1972, vol. 25, p. 464-465.

4. DeGroot, A. P. *et al*. «Cholesterol-Lowering Effect of Rolled Oats», *Lancet*, 1963, vol. 2, p. 303-304.

5. Fisher H. et P. Griminger. «Cholesterol-Lowering Effects of Certain Grains and of Oat Fractions in the Chick», *Proceedings of the Society for Experimental Biology and Medicine*, 1967, vol. 126, p. 108-111.

6. Anderson, J. W. *et al*. «Hypolipidemic Effects of High-Carbohydrate, High-Fiber Diets», *Metabolism*, 1980, vol. 29, p. 551-558.

7. Kirby, R. W. *et al.* « Oat-Bran Intake Selectively Lowers Serum Low-Density Lipoprotein Cholesterol Concentrations of Hypercholesterolemic Men. » *American Journal of Clinical Nutrition.* 1981, vol. 34, p. 824-828.

8. Anderson, J. W. *et al.* « Cholesterol-Lowering Properties of Oat Products », Conférence prononcée dans le cadre du congrès annuel de l'American Association of Cereal Chemists, en 1982.

9. Anderson, J. W. *et al.* « Hypocholesterolemic Effects of Oat-Bran or Bean Intake for Hypercholesterolemic Men », *American Journal of Clinical Nutrition*, 1984, vol. 40, p. 1146-1155.

10. Anderson, J. W. *et al.* « Mineral and Vitamin Status on High-Fiber Diets : Long-Term Studies of Diabetic Patients », *Diabetes Care*, 1980, vol. 3, p. 38-40.

11. Anderson, J. W. « Medical Benefits of High-Fiber Intakes », *The Fiber Factor*, Chicago, Quaker Oats Company, août 1983.

12. *Dietary Guidelines for Americans.* Washington, D.C., U.S. Department of Agriculture and U.S. Department of Health, Education and Welfare, 1980.

Chapitre 4 : L'effet stupéfiant de la niacine

1. Council on Scientific Affairs. « Dietary and Pharmacologic Therapy for the Lipid Risk Factors », *Journal of the American Medical Association*, 1983, vol. 250, no 14, p. 1873-1879.

2. Hotz, W. « Nicotinic Acid and Its Derivatives : a Short Survey », *Advances in Lipid Research*, 1983, vol. 20, p. 195-217.

3. Wahlqvist, M. L. « Effects on Plasma Cholesterol of Nicotinic Acid and Its Analogues (Niacin) », dans *Vitamins in Human Biology and Medicine*, Boca Raton (Floride), CRC Press, 1981, p. 81-94.

4. Hunninghake, D. B. « Pharmacologic Therapy for the Hyperlipidemic Patient », *American Journal of Medicine*, 1983, vol. 74, no 5A, p. 19-22.

5. Paoletti, R. *et al.* « Influence of Bezafibrate, Fenofibrate, Nicotinic Acid and Etofibrate on Plasma High-Density Lipoprotein Levels », *American Journal of Cardiology*, 1983, vol. 52, no 4, p. 21B-27B.

6. Kane, J. P. *et al.* « Normalization of Low-Density Lipoprotein Levels in Heterozygous Familial Hypercholesterolemia with a Combined Drug Regimen », *New England Journal of Medicine*, 1981, vol. 304, no 5, p. 251-258.

7. Nessim, S. A. *et al.* « Combined Therapy of Niacin, Colestipol, and Fat-Controlled Diet in Men with Coronary Bypass. Effect on Blood Lipids and Apolipoproteins », *Arteriosclerosis*, 1983, vol. 3, no 6, p. 568-573.

8. Kane, J. P. et M. J. Malloy. « Treatment of Hypercholesterolemia », *Medical Clinics of North America*, 1982, vol. 66, no 2, p. 537-550.

9. Hoeg, J. M. *et al.* « An Approach to the Management of Hyperlipoproteinemia. » *JAMA*. 1986, vol. 255, no 4, p. 512-521.

10. « U.S. Defines Cholesterol Hazards and Offers Treatment Guidelines », *New York Times*, 6 octobre 1987, p. 1.

11. Blankenhorn, D. H. *et al.* « Beneficial Effects of Combined Colestipol-Niacin Therapy on Coronary Atherosclerosis and Coronary Venous Bypass Grafts », *Journal of the American Medical Association*, 1987, vol. 257, p. 3233-3241.

12. *Family Practice News.* 1986, vol. 16, no 2, p. 65.

13. The Coronary Drug Project Research Group. « Clofibrate and Niacin in Coronary Heart Disease (the Coronary Drug Project) », *Journal of the American Medical Association*, 1975, vol. 231, p. 360-381.

14. Cohen, L. « Successful Treatment of Hypercholesterolemia with a Combination of Probucol and Niacin », Conférence prononcée dans le cadre du congrès annuel de la Federation of American Societies for Experimental Biology, en avril 1985.

15. Publicité de Mevacor®, produit de Merck, Sharp & Dohme. *Journal of the American Medical Association*, 1987, vol. 258, p. 1884 A-H.

Index

Liste des tableaux

Table des matières

En préraration

Le livre de recettes de :

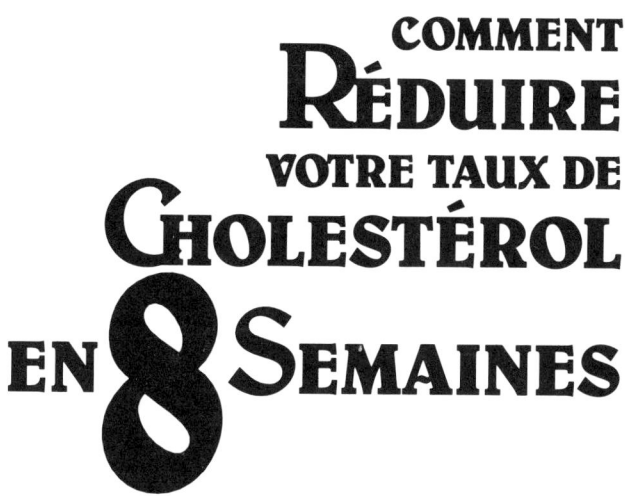

COMMENT
RÉDUIRE
VOTRE TAUX DE
CHOLESTÉROL
EN 8 SEMAINES

Robert E. Kowalski

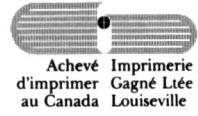

Achevé   Imprimerie
d'imprimer   Gagné Ltée
au Canada   Louiseville